고잔동에서 생긴 일

생긴일

폐유리섬유의 진실을 찾아서

폐유리섬유의 진실을 찾아서

고잔동에서 생긴 일

초판 1쇄 발행 2017년 8월 20일

지은이 | 임현술(대표저자), 김정란, 정해관, 김지용
펴낸이 | 김예옥
펴낸곳 | 글을읽다

16007 경기도 의왕시 양지편로 37(2층)
등록 2005.11.10 제138-90-47183호
전화 031)422-2215, 팩스 031)426-2225
이메일 geuleul@hanmail.net

본문 디자인 | 조진일
표지 디자인 | 홍지혜
ⓒ 임현술, 김정란, 정해관, 김지용, 2017

ISBN 978-89-93587-21-0 03510

고잔동에서 생긴 일

폐유리섬유의 진실을 찾아서

임현술 (대표저자)
김정란·정해관·김지용 지음

역학조사는 현장조사가 필수다. 현장을 원래 상태로 확보하려면 질병 (괴질)이 발생하는 즉시 현장을 찾아야 한다. 그런데 많은 전문의들이 현장에 잘 가지 않는다. 그 이유가 무엇일까? 대개는 현장을 경험한 적이 없어 현장에 가도 어떻게 해야 하는지를 모르기 때문이다. 오로지 책에서 배운 것에 의존해 문제를 해결하려고 한다. 이러한 태도는 현장에서 잘 통하지 않는다.

나는 예방의학을 전공한 사람으로 현장에 많이 가 보았다고 자부한다. 그런데 현장을 모르는 사람은 절대 모른다고 하지 않는다. 그러면서 다른 말을 한다. 나는 보았음에도 자신이 보지 못했으면 아예 그것이 없었다고 말한다. 그럴 경우 그 이유를 다 설명할 수 있어야 하는데, 내가 이야기한 것 중 한두 개 불완전한 것을 끄집어내 시비를 걸면서 아니라고 한다. 자신의 연구결과가 불완전함에도 나더러 맹종하라고 한다. 이것이 세상의 이치인가?

1995년 1월 10일(월요일), 밤 9시 텔레비전 뉴스를 보고 있는데 인천시 고잔동에서 지역 주민들이 유리섬유 때문에 각종 질병에 시달리고 있다는 내용이 나왔다. 가슴이 뛰었다. 유리섬유에 의한 피부질환을 국내에서 처음으로 보고했던 경험이 있어 고잔동 지역 주민들에게 도움을 줄 수 있을지 모른다는 생각이 섬광처럼 스치고 지나갔기 때문이다. 그 후 현장을 방문, 역학조사를 실시했고 지역 주민이 겪는 고통의 원인이 유리섬유로 추정된다고 학회에서 발표하기에 이르렀다. 하지만 그 후 서울대학교 의과대학 예방의학교실이 정부용역을 받아 연구를 진행한 후 내가 발표한 결과를 전면 부인했다.

그 지역을 다시 방문해 사비를 들여 재조사하고, 연구의 신뢰를 높이기 위하여 일본과 국내 여러 곳을 방문하여 정밀조사를 한 후 그 원인이 폐유리섬유에 기인한 것임을 또다시 보고했다. 그러나 내가 확신을 더해 가면 갈수록 이를 받아들이지 않기 위한 서울대학교 연구팀의 노력도 동시에 진행되었고 정부기관은 이를 모르쇠로 일관했다. 법정에서 합의에 의한 조정으로 어느 정도 인정을 받고 보상금이 나오기에 이르렀지만, 그 후에도 이를 무산시키기 위한 노력이 여러 차례 있었다.

인간적으로 또한 학자로서 나는 얼마나 고민을 거듭했는지 모른다. 진실이 외면되는 현실의 벽 앞에서 학문을 때려치우고 싶었다. 그런데 이제 정년퇴임을 앞두고 있다. 긴긴 진실과의 투쟁, 이를 정리해 책으로 남겨야 한다는 생각을 한시도 잊은 적이 없지만, 그동안 시간이 여의치 않았다. 그렇지만 이제 더 이상 미룰 수가 없다. 증언대에 선 듯한 마음으로 책을 내게 되었다. 막상 뚜껑을 열고 보니 그 많은 나날, 20여 년 동안이나 내 안에서 숨쉬어왔던 그 고뇌와 고통들을 다 표현하지 못했다는 아쉬움을 떨칠 수가 없다. 나에게 남겨진 업보라고 생각한다. 그래도 조금은 후련하다.

아래 내용은 당시 내가 메모해두었던 것이다. 지금보다 더 생생한 느낌이 들어서 그대로 살려본다.

과학자는 진실을 밝혀내는 일이 가장 중요하다고 생각한다. 그러나 진실을 밝혀내는 과정에서의 경험은 너무나 절망적인 경우가 많다. 그 가운데에서도 가끔씩 한두 가지 사실을 터득하며, 그것이 또 다른 절망과 희망을 양산하기도 한다. 어떻게 그 모든 고통과 희열의 시간들을 일일이 나열할 수 있을까?

인천시 고잔동. 포항에서는 먼 인천시까지 가서 연구를 진행하며 모든 일이 해결되었다고 생각하는 순간, 또다시 예기치 않은 절망감에 빠지는 일이 되풀이 되어 온 시간들. 이를 정리하고자 한다. 그 이유는 이후에 이런 일이 다시 일어나지 않기를 간절히 바라기 때문이다.

학자들의 절대적인 독선, 즉 외국의 지식은 신성불가침인양 모시며, 외국의 과학은 아무런 비판 없이 받아들이고, 자기보다 등급이 낮다고 생각하는 대학에 근무하는 학자 위에 군림하려는 자세는 지금까지 학문의 발전을 막아왔다. 이를 고발하지 않는 한 더 이상 한국의 과학 발전이 있을 수 없다는 판단에서 이 글을 쓴다. 내가 침묵할 경우, '우리나라의 학문적 업적이 얼마나 많이 짓밟혀 버려지고 무시될까'를 생각하니 양심의 종이 나를 흔들어 깨우는 듯하다.

비용도 거의 받지 않고 연구를 같이 진행하면서 도와 준 많은 분들에게 감사를 드린다. 지하수에서 처음 유리섬유를 관찰해주신 서울대학교 보건대학원 백남원 교수님(현 서울대학교 명예교수), 윤충식 연구원(현 서울대학교 보건대학원 교수), 고잔동 지역 주민의 지방종을 제거하여 보내 준 평화의원 임종한 원장(현 인하의대 교수), 동국의대에 동료로 근무하면서 물심양면으로 도와 준 공동저자 병리학교실 김정란 교수, 예방의학교실 정해관 교수(현 성균관의대 교수), 김지용 교수(현 강북삼성병원 삼성물산부속의원 원장) 등에게도 감사를 드린다. 또한 학문적 호기심을 가지고 무료로 섬유상 물질을 분석해 준 일본 나고야시 위생연구소 사카이 기요시 박사님, 일본 노동성 산업의학총합연구소 히사나가 나오미 박사님에게 뜨거운 감사를 드린다. 고잔동 사건에 대하여 법정 투쟁을 솔선수범하여 맡아 진행해 준 최원식 변호사, 당사자들과 인터뷰를 하면서 이 글이 완성되도록 도와 준 김예옥 선생에게 감사를 드린다. 힘들어 하면서도 항소까지 불사하며 법적 투쟁을 해 온 지역 주민들 또한 잊을 수가 없다. 그리고 이 연구가 진행되는 데 도움을 준 모든 분들에게 깊은 감사를 표한다. 마지막으로 저자가 세운 가설이 타당하다고 지지해주신 내 영원한 스승 서울대학교 보건대학원 김정순 명예교수님에게 존경과 감사를 드린다.

2017년 경주 공부방에서

대표저자 임현술

| 차례 |

서문 • 4

|1| 고잔동 사건은 이렇게 시작되었다

약자에 대한 관심을 논문으로 • 12
유리섬유 피부질환 국내 처음 진단 • 16
괴질환에 관한 뉴스를 접하다 • 25
고잔동 방문 • 27
우물에서 생긴 일 • 37
물속에서 유리섬유 발견하다 • 42
다량의 이물질 관찰 • 43
주민 피해, 학회에 처음 발표 • 45
엉뚱한 팀이 차지한 용역 • 49
꼬여가는 가운데 • 56
사라진 유리섬유 • 59
마음이 있어야 보인다 • 61
다시 고잔동으로 • 63
과학이 실종된 전문가들 • 78
일본에 분석을 맡기다 • 81
서울대 보고서의 문제점 • 84
한 날 한 자리에 • 87
일말의 양심에 기대어 • 97
"참여 교수들은 우리 손을 들어주었다" • 98
유리섬유 재분석 • 103
고의로 누락시킨 논문 • 112

그 하루 때문에 · 114
끝나지 않은 고잔동 · 117

| 2 | 고잔동 메모

| 3 | 고잔동 사건을 말한다

해가 뜨면 유리섬유가 무지개처럼 날렸다 · 236
하루를 넘긴 게 끝내 흠이었다 · 243
인정받기 힘드니까 미쳐 정신병원에서 죽거나⋯. · 256
모양은 엉성했지만 그래도 팔찌는 됐다 · 276
새로운 것을 발견하는 것의 경이로움 · 296
화려했다, 그러나 전문가는 없었다 · 312
법원까지 서울대 배지에 눌렸다 · 321

부록 · 325

* 일러두기

– 대표저자 임현술 교수의 글은 ※ 부분을 제외하고는 색을 쓰지 않았습니다. 세 공동저자의 글이
  나 인용문 등은 글자에 색을 넣어 구별했습니다.

– 서울대 연구진은 다른 호칭을 쓰기도 했습니다. 국립환경연구원 역학조사, 서울대팀, 서울의대
  연구팀 등은 모두 서울대 연구진과 동일한 팀입니다.

|1|

고잔동 사건은 이렇게 시작되었다

▌약자에 대한 관심을 논문으로

서울대학교 의과대학 본과 2학년 시절, 나는 '송촌'이라는 무의촌진료 동아리에 다니면서 열심히 농촌활동 및 진료활동을 보조하였다. 이때 어떻게 하면 사회적 약자의 건강을 위할 수 있을지 고민하고 또 고민하였다. 1978년 의대를 졸업하고 그해 의사면허를 취득하였다. 졸업 후 서울대학교 보건대학원에서 진로를 상담할 때 인턴을 마치면 지역사회에서 활동하고 싶다고 하였더니 예방의학 전공의로 등록해 전문의를 따는 것이 도움이 될 것이라고 하였다.

예방의학 전공의 4년 과정 중 2년은 강원도 춘성군과 춘천시 보건소장으로 근무하였다. 젊은 나이에 보건소장이 되어 열심히 일했는데, 일을 하면 할수록 여러 가지 한계가 있었다. 간혹 식중독이 발생하여 역학조사를 나가보면 간이상수도, 식품(돼지고기 등) 등이 원인인 경우가 많았다. 그에 따라 조치를 하고 교육을 하면 농민들에게 큰 도움이 되는 것 같았다. 그러나 역학조사를 할 때 현장에 늦게 도착하면 방역과장이 간이상수도를 미리 소독해 놓아서 올바르게 조사를 할 수 없었다. 처음에는 그 이유를 몰랐는데 소독이 안 되어 있으면 다른 위생 부서가 문제가 될 것 같으니까 동료애를 발휘한 것이었다. 그래서 그 후에는 무조건 빨리 갈 수밖에 없었다.

어느 날 호흡기 질환이 유행한다는 신고를 받고 서둘러 현장에 갔는데 아무런 흔적이 남아있지 않았다. 증상을 호소하는 사람도 없었다. 모두 완치되었다는 반응이었다. 이를 통하여 나는 한 가지 사실을 배웠다. 역학조사는 징후를 알게 되는 순간 되도록 빨리 현장에 가야 한다는 이른바 신속성에 관한 것이다.

전공의 4년차에는 보건대학원 역학교실의 김정순 교수님 밑에서 조교로 일하게 되었는데 김 교수님이 나에게 앞으로 무엇을 할 것인지 물어, 환경 및 산업의학을 하겠다고 응답하였다. 김 교수님은 이 분야를 제대로 하려면 환경 및 산업역학을 하는 게 필수라고 짚어주셨고 나도 전적으로 동의했다. 사회적 약자, 그중에서도 환경오염 피해자, 근로자, 농업인, 어업인, 임업인의 건강을 지키는 일이 가장 보람이 있을 것 같았다. 예방의학 전공의 시절에 품었던 사회적 약자를 위해 일해야겠다는 생각이 구체화되었고 그래서 환경 및 산업역학 공부를 열심히 해야겠다고 결심하였다.

1983년에 예방의학과 전문의 자격을 획득, 같은 해 군의관 훈련병을 마치고 4월 육군 대위, 군의관으로 임관하였다. 군의관 시절 원주 1군 사령부에서 예방의학 장교로 1년, 대구 국군군의학교에서 예방의학 과장으로 2년간 복무하였다. 군의관 시절에 소령으로 진급하였고, 박사학위를 취득하였다. 박사학위는 서울대학교 보건대학원 입학 자격(공무원 4급 이상 등)이 되지 못해 서울의대 예방의학 교실 윤덕로 교수님을 지도교수로 1986년 취득하였다. 1986년 4월 소령으로 제대했는데 군의관 시절 군인들에게 질병이 발생하면 신고도 제대로 하지 않고 적당히 해결하는 것을 보고 군인병도 연구해야겠다고 생각하였다.

내가 군의관으로 있을 때 김정순 교수님이 렙토스피라증을 국내 최초로 밝혔는데, 당시 원로 임상 전문의들로부터 임상도 모르는 사람이 렙토스피라증이라고 주장한다고 공격을 받아 교수님이 몹시 분개했다고 한다. 제대를 앞두고 있는 나에게 이 에피소드는 임상을 다시 할 것을 권유받는 계기가 되었다. 임상을 하면 환자를 치료하게 되므로 국민에게 도움이 될 것이며, 돈을 더 버는 것은 아니지만 역학을 더 잘하기 위함이라 생각하고 기꺼이 하겠다고 했다. 그러나 서울대병원 전공의로 합격할수 있을지 불투명한 가운데 취한 도전이었다. 다행히 서울대학병원 가정의학과 전공의로 합격을 하여 1986년 5월부터 근무를 시작했다. 이 시절 전공의들은 사회참여 의식이 높았는데 나는 오로지 내 일만 생각하였다. 10여 년 만에 임상을 다시 하니 다른 것은 생각할 겨를이 없었고 무엇보다 실천이 중요하다고 생각했기 때문이다. 전공의 시절에는 사회참여를 역설하다가 전문의가 되면 자기 이득만을 챙기는 씁쓸한 경우를 많이 보아왔다. 난 내가 집중해야 할 일이 또렷해 오로지 내 일만을 열심히하였다. 그래서 환자를 치료할 때면 환경력과 직업력에 관해 집중적으로물었다.

어느 날 상봉동 연탄공장 지역 주민이 조직검사를 통해 진폐증으로 진단되었다는 기사를 읽고 이런 일은 역학조사를 해야 하다고 언급하였다. 그 후 지역 주민을 대상으로 역학조사를 실시, 환경성 진폐증 환자를 추가로 발견할 수 있었다. 환경성 소음성 난청 조사에도 관심을 가져 김포공항 지역 주민을 대상으로 동료 전공의인 김지용 선생이 역학조사를 해좋은 결과를 발표하였다. 나는 매향리 지역 주민을 대상으로 조사를 실시해 논문을 발표하고 그 뒤 10년 후 법정 증언을 통해 소음에 의한 건강피해를 보상받는 데 기여한 바 있다.

1990년 3월 동국대학교 의과대학 예방의학 교실 조교수로 발령을 받아동국의대 포항병원에서 근무하기 시작하였다. 서울대학교 교수가 되지않는다면 차라리 현장에서 일하는 것이 낫다고 생각해왔던 바, 포항제철이라는 거대한 현장이 있는 포항병원에 발령을 받았을 때 날아갈 듯이 기뺐다. 그러나 교수들 대부분이 현실에 불만을 가지고 끝없이 불평만을 일삼았고 나도 자연스레 그 대열에 합류, 불만을 토로하곤 했다.

그런데 어느 날 회의가 들었다. '내 인생을 이렇게 소모해 버릴 것인가? 이런 내가 어떻게 사회적 약자의 건강을 위해 일할 수 있단 말인가? 모든 것을 바꾸자. 긍정적으로 생각을 바꾸고 내 일만 열심히 하자. 지역에서 일하려던 사람이 대학교수가 되었는데 무엇을 더 바랄 것인가? 더구나 포항이라는 현장이 내 손에 있어 수많은 근로자를 만나 상담할 수 있지 않은가? 하늘이 준 기회라 여기고, 그들을 돕기 위한 노력을 게을리하지 말자.'

그때 사회적 약자를 돕는다는 것의 의미를 다시 한 번 생각했다. '많은 이들이 진단을 제대로 받지 못해 보상도 받지 못하는 환경병, 직업병, 농어임인병, 병원 종사자 직업병, 군인병 등을 발견하기 위해 학술적으로 노력하자.' 대학교수이므로 학술적으로 접근, 되도록 많은 논문을 작성하고자 하였다. 사회적 약자에 대한 관심과 사랑을 논문이라는 그릇에 담아 대학교수로서 멋진 자화상을 만들어 가자는 내 인생 목표를 정하게 된 것도 그 즈음의 일이다.

'포항병원에서 만날 수 있는 직업병에는 어떤 것들이 있을까?' 포항 지역에 있는 유해물질을 하나하나 나열해 가면서 만날 수 있는 직업병 종류를 검토하고 그러한 사례를 만나 사람들을 도울 수 있기를 염원하였다. 그 외 신문이나 방송에서 질병(괴질)이 보도되면 그 지역을 직접 방문하여 내가 할 수 있는 최선을 다하자고 마음먹었다.

1996년 산업의학과 전문의 자격을 전공의 과정 없이 획득했다. 그 당시에는 산업의학 전문의 제도가 생기고 전문의 수를 늘리기 위하여 그에

준하는 과정을 마친 사람에게 면접시험을 치른 후 별도 과정 없이 주었기 때문이다. 산업의학과 전문의 자격은 환경 및 산업역학을 하려면 반드시 필요하다고 판단했고, 결과적으로 나는 예방의학 전문의, 가정의학 전문의, 산업의학 전문의 등 3개의 전문의 자격을 취득하게 되었다. 산업의학 전문의는 현재 직업환경의학 전문의로 명칭이 변경되었고, 산업역학도 직업역학 또는 직업병역학으로 명명되어 오늘에 이르고 있다.

▍유리섬유 피부질환 국내 처음 진단

※ 임현술, 정해관, 김지용, 정회경, 성열오, 백남원. 「승용차 내장재에 의해 발생한 유리섬유에 의한 건강 장해 1례」. 대한산업의학회지 1994;6(2):439~446에 게재된 논문을 진행과정을 추가하고 정리한 내용이다.

동국대학교 의과대학 부속 포항병원에 조교수로 발령을 받아 산업의학과(현 직업환경의학과)에 근무하고 있을 때였다. 주요 업무는 근로자를 대상으로 한 건강검진과 건강상담이었다.

1993년 10월 7일, 어떤 근로자가 개인적으로 상담을 하러 왔다. 40세 남자로 손이 가렵고 목이 따갑고 아파 그 원인을 유리섬유로 생각하고 있는데 이를 밝힐 수 있느냐고 물었다. 왜 유리섬유가 원인이라고 생각하는지 물었다. 나는 질병의 원인을 가장 잘 알 수 있는 사람은 환자 당사자라고 생각하고 있었다. 아니 환자 당사자가 밝히지 못하는 질병의 원인을 의사가 알아내기는 아주 어렵다고 생각하고 있었다. 그러므로 환자가 원인이라고 생각하는 것이 무엇인지 묻고 어느 정도 타당하면 그 원인을 밝히기 위하여 노력하는 게 의사가 마땅히 해야 할 몫이라고 여겨왔던 것이다.

아무런 가설 없이 진단명 또는 질병의 원인을 안다는 것은 쉬운 일이 아니다. 그래서 왜 그렇게 생각하느냐고 물어 보았고 아래와 같은 내용을 들을 수 있었다.

그는 1979년부터 자가운전을 시작하였다고 한다. 1993년 8월 하순경 ○자동차회사에서 제작한 소형 지프를 친척한테 사서 운행했는데 15일 지난 뒤부터 운전 시 손과 뒷목 부분이 가렵고 목이 따가우며 아프기 시작하였다. 시간이 갈수록 온몸이 따갑고 꺼칠꺼칠하게 되었으며 기침은 없었으나 흰 가래가 계속 나왔고, 눈이 항상 피로하고 충혈이 되었으며 눈물이 나고 눈곱이 자주 끼게 되었다고 한다. 운전 시 에어컨을 켜면 손이 더 가렵고 눈의 피로와 충혈이 더 심해졌다고 하였다. 또한 부인과 자녀가 같이 동승한 경우 이들도 기침을 하고 몸이 가려운 증상이 나타났다고 하였다. 그는 증상이 생긴 지 일주일 후부터 면 마스크를 쓰고 차를 운전하였더니 목의 증상은 다소 경감되었다고 한다.

9월 30일, 환자는 위 증상의 원인을 찾기 위해 차를 유심히 관찰한 결과 햇빛 속에 반짝거리는 조그만 물체가 차내 천장에 많이 떠다니는 것을 발견하였다. 그는 그 물체가 건강 장해의 원인이 될 수 있다고 생각하여 10월 4일 ○자동차회사의 서비스 센터에서 서비스 요원의 입회하에 차의 천장을 뜯어보니 다수의 반짝거리는 물체가 천장 내벽 바닥에 쌓여 있음을 확인하였고, 그 반짝거리는 물체가 유리섬유라는 이야기를 들었다. 서비스 센터에서 차 천장 내벽 바닥에 있는 내용물을 털어내고 다시 조립하였으나 확인을 위해 ㅎ화이버 주식회사 생산관리실에 문의하였다. 문의 결과 이 승용차의 덮개를 섬유강화 플라스틱을 사용하여 제조하였으며, 이 속에 유리섬유가 포함되어 있다는 회신을 받았다. 그는 자신의 증상이 유리섬유에 의한 것이라고 생각하고 운전을 중지하였는데, 그 후 손과 몸 전체의 따갑고 가려웠던 증세가 줄어들었으며 목이 아픈 증세나 가래도 줄어들게 되었지만, 10월 7일 자신의 증상과 징후에 대해 물어보고 유리섬유가 원인인지를 확인하기 위해 방문하였다고 응답하였다.

그는 현재 근무하고 있는 회사에서는 유해물질 등을 취급하지도, 노출되지도 않았으며, 10년 전인 1984년에 2개월간 연구 목적으로 유리섬유를 다룬 적이 있었다고 한다. 당시 개인보호구를 착용하고 취급하였으며, 유리섬유로 인한 증상은 없었다고 한다. 그래서 유리섬유에 대하여 알고 있었고 이 경험으로 차에서 반짝거리는 물질이 유리섬유일 수도 있다고 생각했단다.

그를 진찰해 보니 쌀알만 한 크기의 홍반성 구진이 앞가슴에 딱 하나 있는 것 이외에는 어떠한 특별한 징후도 발견할 수 없었다. 홍반성 구진을 손가락으로 만지니 가늘고 딱딱한 물체에 찔리는 느낌을 받았다.

유리섬유의 진단에 관하여 관련 서적을 찾아보았다. 책에서 보니 무좀균 염색법인 수산화칼륨 염색법으로 관찰할 수 있다고 기록되어 있었다. 그래서 같이 근무하고 있는 동료 피부과 전문의를 찾아 갔다. 피부 병변이 있는데 유리섬유에 의한 것인지를 확인해야 하니 무좀균 염색하는 방법으로 염색하여 현미경으로 관찰하면 된다고 설명하고 협조를 구하였다. 피부과 전문의는 상담자의 피부 중 홍반성 구진 부분을 약하게 긁어낸 후 가검물을 슬라이드 글라스에 도말하여 15퍼센트 수산화칼륨 용액을 떨어뜨리고 수 분 후 광학 현미경으로 관찰하였다. 나와 같이 30여 분간 관찰하였으나 어떠한 이상 물체도 관찰할 수 없었다. 병변에서 딱딱

하게 만져지는 물체가 있어 원인을 찾을 수 있다고 자신하였는데 낭패였다. 아는 만큼 보이는 것이기에 모르면 볼 수 없으므로 전문가에게 의뢰하여야 한다고 생각하여 슬라이드를 보관하였다.

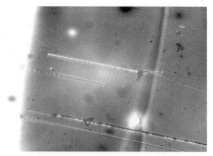

사진 1. 승용차 내 공기 중에서 관찰된 유리섬유 (광학 현미경 100배율).

그가 나를 방문한 것은 차를 수리한 지 3일이 지난 뒤였지만 혹시 몰라서 차내의 공기 중 유리섬유를 측정하였다. 승용차 실내의 앞뒤 4개의 좌석에 측정기를 각각 1대씩 설치하여 약 180분 동안 채취하였다. 공기시료 채취 시 차량의 운행 당시 상태를 재현하기 위하여 시동을 걸고 에어컨을 가동하였다. 또한 차량 내장재의 유리섬유 사용 여부를 규명하고자 차의 천장에 묻은 물질을 스카치테이프를 이용하여 채취하였다.

서울대학교 보건대학원에 근무하고 있는 산업위생 전문가인 백남원 교수가 그 시절 우리나라에서 유일한 석면 전문가라고 할 수 있었다. 그리고 백 교수 밑에서 석사 학위를 취득한 후 산업위생 전공자로 윤충식 선생이 같이 근무하고 있었다. 나는 동료 산업위생 전공자에게 피부병변 염색 슬라이드와 자동차 안에서 유리섬유를 측정한 시료, 차량 자체에서 반짝거리는 물체들을 가지고 백남원 교수에게 가서 유리섬유인지 또는 가능하다면 무엇인지를 확인해 달라고 부탁하였다.

백남원 교수 연구실에서 광학 및 위상차 현미경을 이용하여 채취한 시료의 섬유 농도를 측정하였으며, 석면과의 감별을 위해 편광 현미경으로 관찰하였다. 승용차의 실내 공기 중에서 채취한 시료에서 〈사진 1〉에서

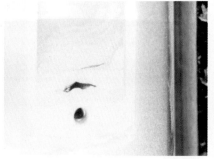

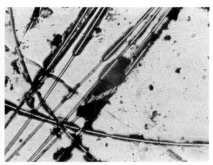

사진 2. 승용차 차량 자체에 포함된 반짝거리는 물체들
(광학 현미경 100배율).

사진 3. 승용차 자체에 포함된 유리섬유들
(광학 현미경 100배율).

보는 바와 같이 유리섬유를 관찰할 수 있었다. 석면과의 감별을 위해 각 시료를 편광 현미경으로 관찰한 바, 석면의 특징적인 소견인 각도에 따른 색도의 변화는 관찰되지 않았다.

위상차 현미경을 이용하여 측정한 공기 중 유리섬유의 농도는 좌·우측 앞좌석과 좌·우측 뒷좌석에서 아주 적지만 관찰할 수 있었다. 즉, 차내에 유리섬유가 있다는 것은 외부에서 들어오거나 내부에서 발생되었다는 것을 의미하는 것이다.

승용차 실내에서 측정된 유리섬유는 다른 사람이 차 안에 넣을 수 있다고 생각하여 차 옆에서 차량 안과 연결되는 곳을 드라이버를 사용하여 연 후 〈사진 2〉과 같이 반짝거리는 물체들을 관찰할 수 있었다.

반짝거리는 물체들은 〈사진 3〉에서 보는 바와 같이 유리섬유임을 확인할 수 있었다. 이 승용차는 철판 대신 유리섬유로 만든 신형이라는 이야기를 들었고 이 승용차의 덮개를 섬유강화 플라스틱을 사용하여 제조하였으며, 이 속에 유리섬유가 포함되어 있다는 회신을 받았다는 환자의 주장과 일치하였다.

피부에서 채취한 시료를 광학 현미경으로 관찰하였다. 석면과 감별을 위해 편광 현미경으로도 관찰하였다. 광학 현미경의 소견은 〈사진 4〉에서 보는 바와 같이 매끄러운 표면을 가진 원통형의, 굵기가 약 10㎛ 정도로 균등

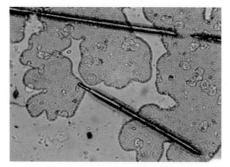

사진 4. 피부 병변에서 상피세포와 같이 관찰된 유리섬유 (광학 현미경 100배율).

하고 길이가 약 500~1000㎛인 유리섬유를 관찰할 수 있었다.

나와 피부과 전문의가 30여 분간 검사했어도 관찰하지 못한 유리섬유를 서울대학교 보건대학원에서 사진까지 찍어 오니 당황스러웠다. 그러나 전문가이기에 가능한 일이고 아는 사람만이 볼 수 있다는 사실을 새삼 절감할 수 있었다. 잘 모를 때는 전문가에게 맡기는 것이 정답이라고 생각했음은 물론이다.

이러한 견해를 현장에 맞춰 재조립하는 일은 바로 나와 같은 역학자의 몫이었다. 환자는 피부, 눈, 상기도 자극 증상이 유발되었는데 운전 시에만 증상이 나타나거나 악화되었다는 점, 승용차에 동승한 다른 사람들에게도 같은 증상이 유발되었다는 점, 내장재를 보수한 후 증상이 경감되었다는 점, 또한 차 내부 표면이나 공기 중에서 채취한 시료와 환자의 피부 병변 부위에서 채취한 시료에서 동일한 유리섬유를 발견할 수 있었다는 점에서 유리섬유에 의한 피부 질환이라고 추정할 수 있었다. 자동차의 덮개는 유리섬유 강화 플라스틱을 사용해 만들어졌고, 이 유리섬유가 승용차 내부로 유입되어 환자의 증상 및 징후가 발현된 것임을 확인할 수 있

었다. 차의 제조공정상의 문제로 인해 이 차에만 해당되는 결함으로, 운행 도중 차 덮개 부분의 내장재인 섬유강화 플라스틱에 균열이 생겨 이에 함유되어 있던 유리섬유가 누출되었을 가능성이 있는 것으로 판단되며, 차량 덮개의 유리섬유가 차량 내부로 유입된 경로는 에어컨을 통해 배출되었을 것이라고 추정할 수 있었다. 에어컨을 켜면 증상이 심해졌다고 진술했기 때문이다. 또한 차량을 이용하지 않으면 그 증상이 호전된다는 사실도 더욱 이 생각을 굳게 했다.

환자에게 승용차의 유리섬유로 인해 증상 및 징후가 발생하였다고 사진을 보면서 설명해 주었더니, 그 자료를 달라고 하여 복사해 주었다. 그는 승용차를 이용하지 않고부터 피부 증상과 인후통, 안과 증상은 경감하였으나 가슴 쪽의 근육통증은 계속되었고, 10월 20일경에는 숨이 차는 것을 느끼게 되었다. 11월 5일경 피부 증상 및 안과 증상은 거의 없어졌으나 기침과 가래(주로 아침)가 계속되어 내과 외래를 다녔으며 투약치료를 통해 1994년 2월 12일경부터 기침증상은 사라졌지만 가래가 가끔 나온다고 하였다. 자동차 회사에 내가 전해 준 자료를 제출해 설명하니 새로운 차량으로 교환해 주었고 치료비 등 모든 비용을 지불해주는 등 잘 해결되었다고 전해왔다. 다행이었다. 피해자는 모든 보상을 받고 만족해했으며, 나도 환자가 의뢰한 질병의 원인을 상호 신뢰 하에 명쾌하게 밝힐 수 있어 뿌듯하였다.

이 사건을 계기로 나는 유리섬유에 대해 알게 되었다. 자연 광물인 석면이 발암물질로 밝혀지자 석면의 대체품인 절연체로서 인조유리섬유가 새롭게 개발되어 60년 이상 사용되고 있다. 인조유리섬유는 그밖에도 방한재, 플라스틱 강화재, 여과재, 구조물, 직물 등에 많이 사용되어 중요성이 점차 커지고 있다. 통상적으로 인조유리섬유는 광물섬유, 유리섬유, 세라믹 섬유 등 3가지로 나뉜다. 이 중 유리섬유는 유리를 만드는 물질로부터 제조되는데 상업적으로 유리솜, 유리필라멘트, 특수 유리섬유의 세 가지 형태로 분류된다. 유리섬유에 의한 건강 장해는 급성과 만성으로 구분되며 급성증상으로는 피부, 눈, 상기도 자극 증상이 보고되어 있다.

유리섬유에 의한 피부자극 반응은 유리섬유를 제조하는 공정뿐만 아니라 유리섬유가 포함된 제품을 다루는 공정에서 근무하는 근로자들에게서도 자주 보고되고 있는데 가장 흔한 증상으로는 소양감(아프고 가려운 느낌)이다. 피부병변이 진행되면 전형적으로 일시적인 작은 적색의 구진이 나타나며 피부를 긁음으로서 각화현상이 나타나기도 한다. 근무 초기에 소양감을 호소하는 근로자들은 1주 내지 4주 후부터 소양감이 소멸되는 경우가 많은데 이는 유리섬유에 '단련'되기 때문이라는 임상 및 실험 보고가 있다. 그러나 노출을 며칠 멈추었다가 다시 노출되는 경우 다시 소양감이 야기되며 근무를 며칠 동안 하면 사라진다고 한다. 유리섬유로 인해 눈이 기계적인 자극을 받을 가능성이 많은데, 노출되는 형태는 공기 중 떠다니는 유리섬유나 유리섬유에 오염된 손을 각막에 대는 경우이다. 다량의 유리섬유에 노출되는 경우 상기도에 자극을 유발시키며 증상으로는 코나 목의 작열감이나 소양감, 기침, 비 울혈, 비염 등이 발생하며 노출을 멈추게 되면 증상은 없어진다고 한다.

유리섬유에 의한 건강 장해의 가장 중요한 치료는 노출 환경에서 벗어나는 것이지만 증상은 일시적인 경우가 많아 대부분의 환자들이 같은 조건의 환경에 노출되어도 재발하지 않게 된다. 스카치테이프나 반창고를 이용하여 피부의 유리섬유를 제거할 수 있으며, 노출이 되기 전에 연성 파우더를 노출 예상 부위에 도포하기도 하나 보호크림은 효과가 증명되지 않았다. 유리섬유에 의한 건강 장해의 예방은 근로자에게 피부자극이 있다는 교육을 하고 보호의는 꽉 끼는 것이어서는 안 되며, 매일 갈아입도록 하는 것이 좋다. 작업장에서의 샤워는 필수적인 반면, 공기호스 등을 이용하여 유리섬유를 제거하려고 하는 경우 오히려 피부에 함입시키는 결과를 초래할 수 있으므로 삼가야 할 것이다.

1988년 서울올림픽 때 유리섬유로 만든 의자로 인한 피부소양증이 문제가 된 적이 있었다. 그 시절은 의자를 만들 때 유리섬유가 완전히 의자 속에 함유되는 기술이 없어서 이러한 문제가 발생하였을 것이다. 또한 유리섬유를 제조하거나 취급하는 업체 주변 주민들이 유리섬유 가루로 인한 피부염, 인후증상, 호흡기 증상 등이 발생하였다거나 유리섬유를 불법으로 매립하여 환경오염을 시킴으로써 주민들의 건강피해 우려에 관한 민원이 발생한 사례도 있었고 유리섬유 공장 입주 시 주민들의 반대로 인한 민원 등이 기사화된 적도 있었다. 그러나 학술적으로 유리섬유에 관한 건강피해를 밝힌 것은 저자의 논문이 처음이었다.

이 연구는 그 후 고잔동에서 발생한 괴질의 원인을 밝히기 위한 지역 주민의 건강조사를 실시하는 계기가 되었음은 물론이다.

▌괴질환에 관한 뉴스를 접하다

동국대학교 포항병원에서 부교수로 근무하고 있던 1995년 1월 10일(월요일), 텔레비전 뉴스를 보고 있는데 인천시 고잔동의 주민들이 폐유리섬유 때문에 피부병, 지방종, 악성 종양(암) 등 각종 질환에 시달리고 있다는 보도가 나왔다. 순간 몇 가지 판단이 스치고 지나갔다. '피부병은 당연하다. 그렇다면 지방종은?' 유리섬유와 관련이 있을 것이라는 느낌이 들었다. '유리섬유가 몸에 들어가면 인체는 어떻게 반응할까? 유리섬유에 찔리면 아프므로 지방조직이 둘러쌀 가능성이 있지 않을까?' 막연한 생각이었다. 악성 종양(암)은 대상자 수가 적고 한국 의학 수준에서 밝히기가 쉽지 않을 것이라고 생각하였다. 내가 유리섬유에 의한 인체의 피해 사례를 밝힌 논문을 국내 최초로 썼기 때문에 고잔동에서 발생한 이 사태에 관심이 가는 건 자석의 이끌림과도 같은 것이었으리라.

역학자는 역학조사를 수행해야 한다. 다시 말해 역학자에게 역학조사는 필수적인 ABC이다. 그러나 내가 조사하기에는 포항에서 인천까지의 거리가 너무 멀다. '가까운 곳에 있는 교수가 역학조사를 하면 좋을 텐데….' 마침 뉴스에 나온 가정의학과 전문의인 임종한 의사를 알고 있어 여러 곳을 수소문해서 전화번호를 알아낼 수 있었다. 그는 인천에서 평화의원을 개원하고 있었다. 고잔동에서 발생한 건강 장해에 대하여 언급하면서 역학조사를 하면 재미있을 것 같은데 임 원장이 하면 좋을 것 같다고 제안했다. 하지만 그는 시간을 내기 어렵다며, 다시 연락을 하자고 하였다. 인하의대 예방의학교실에 근무하고 있는 홍△△ 교수에게 전화를 걸었다. 홍 교수는 4년 전부터 고잔동 괴질에 관해서 들었다면서, 별로 내키지 않는 것 같았다.

'내가 조사를 해? 너무나 힘들 거야. 거리도 거리지만 조사를 하면 여러 구설수에 오를 수 있어. 내가 전면에 나서서 책임지고 할 수는 없지.' 3~4일간 고민이 계속 되었다. 보도 내용을 잊어버리려 해도 잘 되지 않았다.

'괴질이 유행한다는데 가는 건 당연해. 역학자는 현장에 가서 역학조사를 해야 한다고 늘 생각해오지 않았나?' 퇴근 후 집에 가면 일이 손에 잡히지 않았다. 집사람이 날 보더니 "또 몸이 근지러워 안절부절 못한다"며 한마디 한다. 가지 않기를 바라는 눈치다. '무작정 가는 건 안 되지. 누가 와 달라고 의뢰를 한 것도 아니고 용역을 받은 것도 아닌데, 대학교수인 내가 감정에 이끌려 그 먼 곳을 무조건 찾아갈 수야 없지. 그렇담, 나는 왜 역학을 전공했을까? 이는 원인이 밝혀지지 않은 수많은 건강 장해의 원인을 밝혀 사회적 약자에게 도움을 주고자 함이 아니었나? 사회적 약자를 위하고자 한 내가 아니던가? 당연히 가야한다. 그러나 무조건 갔다가 원인도 밝히지 못하면 어쩌지…. 하지만, 적어도 피부질환만은 어렵지 않게 밝힐 수 있을 거야.' 내 마음은 두 갈래에서 끝없는 고민을 거듭하고 있었다.

그 무렵 하루는 꿈을 꾸었다. 생전 꿈꾸는 일과는 거리가 먼 내가 꿈을 꾼 사실도 매우 이례적이었지만, 꿈에 보인 사람의 의상은 더욱 충격적인 것으로 저승사자가 입을 법한 검은 옷차림이었다. 마치 고잔동에 가라고 지시를 하는 것 같았다. 참으로 희한했다. 그런데 그날 출근을 하니 서울에 위치한 동국대학교에서 1월 15일(일요일) 총장 선거가 있다고 했다. '그렇다면 그 전날 인천에 가서 역학조사를 하고 다음날 서울로 가서 총장 선거를 하면 되겠구나.' 섬광과도 같은 생각이 스치고 지나갔다. 마치 인천에 가도록 각본이 짜여진 것처럼 자연스레 일정을 정할 수 있었고, 일단

가기로 마음을 먹으니 날아갈 듯이 가뿐하고 희열감에 가벼운 흥분이 일었다. 동국의대 포항병원에서 작업환경측정기사로 근무하고 있던 정회경 선생에게 함께 가자고 하니 그럴 줄 알았다며, 기다렸다는 듯 웃으면서 쾌히 수락했다. 뉴스를 보고 "언젠가 역학조사를 하러 가자고 하겠구나."하고 생각하던 차라고 했다.

고잔동을 방문한 것은 누구의 뜻이었을까? 지금 생각하니 내 의지라기보다는 거부할 수 없는 어떤 힘이 나를 고잔동까지 이끈 것만 같다.

사전 조사 없이 뉴스에서 보고 들은 사항만을 가지고 설문지를 만들었다. 그날 가서 즉시 설문조사를 시작해야만 시간을 절약할 수 있다는 판단 때문이었다. 여러 번 역학조사를 한 경험이 있어 큰 문제없이 잘 만들어졌다고 생각하였다. 정회경 선생과 함께 공기와 물에서 각각 유리섬유를 측정할 계획이었고, 그에 따른 준비물을 하나하나 점검해 나갔다.

먼저, 유리섬유 제조회사가 있는 주변 지역이므로 공기 중의 유리섬유를 검출하기 위한 준비를 하고, 물에서의 유리섬유를 검사하기 위한 방안으로 검체통을 50여 개 가져가 물을 채취한 후 서울대학교 보건대학원 백남원 교수 연구실로 가서 유리섬유에 관한 분석을 의뢰키로 했다.

▌고잔동 방문

먼저, 평화의원 임종한 원장에게 전화를 걸어 근무지인 평화의원으로 갈 수 있는 교통편을 물었다. 또한 인하의대 홍△△ 교수에게 조사를 같이 하자고 연락을 했다. 포항에서는 나, 정회경 선생, 예방의학 전공의 지원자인 정철 선생 등 3명이 비행기를 타고 김포공항에 도착, 11시경 홍△△ 교수를 만나 평화의원으로 향했다. 또한 같이 근무하고 있는 정해관 교수도 박사학위 논문 심사 차 서울에 가므로 시간이 나면 도와주기로 했다.

평화의원에 도착하자 그동안 임종한 원장이 조사한 내용을 우선, 검토하기 시작했는데 피부병, 지방종, 악성 종양 등이 유리섬유와 관련될 가능성이 있다는 생각이 들었다. 유리섬유가 인체로 들어가면 유리섬유를 둘러싸고 있는 지방조직이 모여 지방종 형태를 이룰 가능성이 있다고 설명하자 함께 있던 사람들이 반신반의했다. 나는 우선 피부질환 병변에 대한 무좀균 염색법인 수산화칼륨 도말검사를 하려고 준비를 서둘렀는데, 임종한 원장은 선약이 있다고 해 같이 현장에 가지는 못하였다.

오후 4시경 피해지역에 도착했다.

우선 지역 전체를 살펴보았다. 이 지역은 인천시 외곽 농공단지에 위치한 주거지역으로 도로를 사이로 넓은 경작지를 마주하고 있었으며, 주거지역은 화약 공장 입구를 중심으로 발달되어 있었다. 문제가 된 유리섬유 제조공장은 20여 년 전인 1974년 9월부터 가동해 왔는데, 유리를 재료로 하여 유리솜을 뽑아내 파이프 커버 등 보온용 유리솜을 만드는 곳이었다. 연간 630만 톤 정도의 유리섬유를 생산하고 있으며, 40여 명의 근로자가 일하고 있었다. 최근 2년간은 유리섬유를 직접 제조하지 않고 제품 생산만을 하고 있었다. 생산된

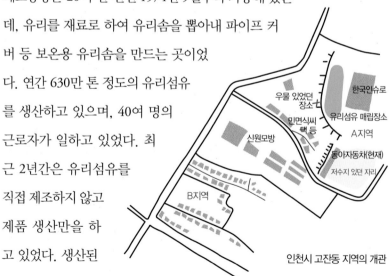

인천시 고잔동 지역의 개관

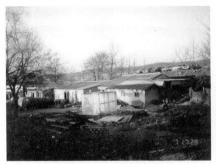

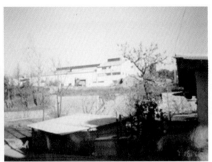

유리섬유 공장 건너편에 있던 5가구.
(A지역; 직접 노출지역으로 정한 곳)

유리섬유 공장과 A지역 주택들.

제품 중 불량품 등을 주거지역
과 인접한 공터에 계속 매립해
왔으며, 일부는 야적했다.

폐기물의 발생량은 연간 60
여 톤으로 1994년 당시 부지
내에 보관 중이던 폐기물은
500여 톤에 달했으며, 주민들

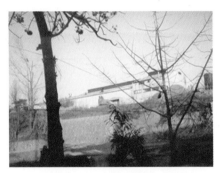

주민이 사는 곳에서 바라본 유리섬유 제조공장.
주거지역보다 고지대에 위치해 있었다.

이 건강 장해를 호소해 문제가 된 후 최근 매립한 폐유리섬유를 포함한 부
지 내 모든 폐기물을 집단 매립지로 옮겼다.

유리섬유 공장은 약 10m 정도 고지대에 위치하고 있었다. 공장의 경계
로부터 5~6가구의 주민(인천시 남구 고잔동 1통 1반)이 거주하는 지역 사
이에는 축대가 마주하여 유수지가 있었고, 주민 거주지역을 지나면 ㅅ휄
트 공장 등 여러 공장들이 있었다. 이곳을 지나면 30여 가구의 주민(인천
시 남구 고잔동 1통 2반)이 거주하는 지역이 있었는데, 유수지에는 ㅎ유리
섬유 공장, ㅅ휄트 등 인근 공장들이 각종 폐기물을 계속 투기해 왔다고

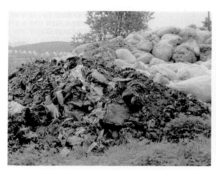
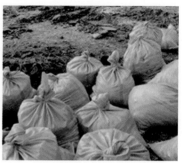

회사 담벼락 위에 쌓여 있던 폐유리섬유.　　　　처리하기 위해 포장해놓은 폐유리섬유.
©환경운동연합　　　　　　　　　　©환경운동연합

한다. 주민들은 야적한 유리섬유의 비산으로 인한 환경오염을 공장 가동 이래 계속 호소해 왔다고 한다. 최근 주민들의 호소가 많아진 이후 유수지를 매립하여 현재는 유수지에 저장된 물은 없었고 흙으로 덮여 있었다. 나는 공장의 경계에서 유수지를 지나 거주하는 5~6가구의 지역 주민을 고노출군으로 정하고 상당히 떨어져 있는 30여 가구의 주민을 저노출군으로 분류했다. 고노출군이 거주하는 지역은 A지역, 저노출군이 거주하는 지역은 B지역이라고 정했는데, 일반적으로 노출의 정도를 분류하는 작업이 쉽지 않은데 이곳은 노출 정도별로 고노출군과 저노출군으로 어느 정도 명확히 구별할 수 있어 다행이었다. 이 때문에 나는 역학조사의 신뢰성을 높일 수 있을 것이라고 생각했다.

　주민들은 고령자의 경우 주로 농업에 종사하고 있었으며, 생산 연령층은 인근 화약공장 등에 근무하는 경우가 있었고, 일부는 ㅎ유리섬유 공장에도 근무한 적이 있다고 하였다. 그러나 최근에는 ㅎ유리섬유 공장에 근무하는 주민은 없는 것으로 파악되었다.

　그 외에 주부들 중 일부는 부업으로 인근 개펄에서 수산물 채취 등에 종사하고 있었다.

나는 어렵지 않게 주민들을 만날 수 있었는데, 한 주민이 어제는 눈이 왔는데 오늘은 날씨가 좋아 다행이라며, 자신들은 여러 가지 괴질을 앓고 있다고 했다. 무슨 질환이냐고 묻자 피부질환, 호흡기질환, 지방종 및 각종 암이라고 했다. 유리섬유 제조공장 주변 특성상 비산먼지로 유리섬유가 날릴 것이므로 피부질환과 호흡기질환은 당연하다고 생각하였다. 고로, 피부질환의 확진을 위한 무좀균 검사용 염색을 굳이 할 필요는 없다는 생각이 들었다. 유리섬유가 날아다니는 환경에서 피부가 가려운 것은 당연한 것 아닌가? 시간도 촉박한데 이를 조사하는 것보다 설문조사를 하는 게 더욱 효율적이란 판단이 들었다.

공기 중에 함유된 유리섬유 양을 측정하는 일은 쉬운 일이 아닌 데다 어제 눈이 와서 공기는 맑아졌다. 더군다나 공장은 작업을 중단하고 있으며, 야적해 두었던 폐기물도 거의 없는 상태였다. 과거에는 유리섬유가 많이 날렸다고 추정되지만 방문한 당일은 거의 비산되지 않는 환경이었다. 과거 비산되었던 특성을 감안, 당연하다고 생각하여 현재의 환경에서 비산먼지를 별도로 측정하지는 않았다. 주민들은 비산먼지가 날려 피부나 옷에 묻어 반짝거린다고 호소했는데, 이는 지극히 당연한 결과였다. 또한 스카치테이프로 피부에 붙은 유리섬유를 제거하는 방법을 그들은 이미 알고 있었다. 어떻게 알았느냐고 물었더니 경험으로 알게 되었다고 한다. 이 방법은 의학서적에도 소개되어 있는 유리섬유 피부질환의 통상적인 치료 방법이었다. 가려움증을 유발하는 피부질환에 대해서는 특별한 조사가 필요치 않은 듯했고, 설문조사만으로도 충분하다는 판단이 다시 한 번 들었다. 또한 호흡기질환은 설문조사 이외에 다른 조사를 하는 것이 현실적으로 어려웠는데, 폐기능 검사와 흉부 방사선 촬영 등을 하기에는 역부족인 현실 때문이었다. 그러나 그들에게 호흡기질환은 분명히 있을 것으로 추정하였다.

피부질환이나 호흡기증상 외에 주민들이 주로 호소하는 증상은 피하 종양에 관한 것이다. 뉴스에서는 지방종이 많다고 보도했는데 여기서 피하 종양이라고 언급하니 얼른 이해하기 어려울 것이다. 그러나 의학적인 지식이 약간이라도 있다면 다르다. 피부에 혹 또는 덩어리가 만져지면 이를 피하 종양이라고 한다. 말 그대로 피부 밑에 있는 종양이라는 뜻이다. 피하 종양을 수술하여 병리학적으로 검사하면 여러 가지 질병으로 분류할 수 있다. 지방종, 결절종 등이다. 그러므로 병리학적 진단이 있기 전에는 피하 종양이라고 부르는 게 옳다. 피하 종양은 대개 양성 종양이며, 악성 종양(암)이 아니므로 크게 걱정할 필요는 없다. 미용상 문제가 되면 수술을 통해 제거하면 되고 내버려 두어도 크게 문제가 되지는 않는다. 즉, 피하 종양은 지방종을 포함한 넓은 의미의 피부 혹이다. 유리섬유와 관련해 피하 종양의 발생이 비산먼지에 의한 것이라면 이미 학계에 보고되었을 것이다. 왜냐하면 세계적으로 유리섬유 비산먼지가 날리는 곳은 많을 테니까. 만일 피하 종양이 유리섬유와 관련이 있다면 많은 양의 유리섬유가 인체 내로 들어가야 하고, 이 전제가 성립되려면 먹는 물을 통해 들어가야만 가능할 거라 추정, 나는 먹는 물에 관해서 알아봐야겠다는 촉이 돋았다.

먹는 물은 지하수를 수도관으로 연결해 받아 마시고 있었는데, 예전에는 지하수 수질이 아주 좋아 미군 부대에서도 가져갔으나 언제부터인가 가져가지 않는다고 했다. 과거에는 그렇지 않았는데 이제 물을 끓이면 밑

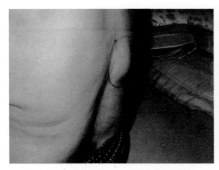

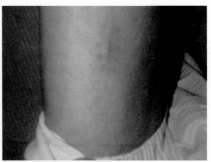

등에 있는 양성 종양, 두 개 중 하나만 보임. 등에 있는 양성 종양을 수술하고 남은 자국.

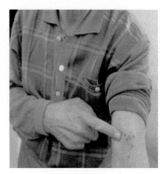

피부질환이 발생한 주민과 병변.
©환경운동연합

바닥에 많은 이물질이 보여 최근 현미경을 구입해 이를 조사하고 있다고 한다. '아! 먹는 물이 주범. 식수를 통해 노출될 수 있었겠구나!' 생각이 이에 미치자, 우리가 시급히 해야 할 일은 설문조사와 더불어 물을 채취하는 것이었다. 유리섬유 제조공장 50미터 이내에 5가구가 살고 있는 주변 지역(A지역; 고노출지역으로 정함)과 소규모 공단을 건너 200여 미터 떨어진 곳의 30여 가구(B지역; 저노출지역으로 정함)에 대하여 설문조사와 동시에 먹는 물 채취를 시작했다.

정회경 선생에게 각 가구마다 먹는 물을 깨끗한 검체통에 받아 백남원 교수님에게 전달해 유리섬유를 관찰, 분석해 달라고 부탁했다. 나와 홍△△ 교수, 정철 선생은 해당 지역의 각 가구들을 방문, 가구별 및 각 가구원에 대한 설문조사를 실시했다. 설문조사의 내용은 각 가구가 사용하는 먹는 물에 대한 내용, 각 가구원의 피부질환 및 호흡기질환 유무, 피하 종

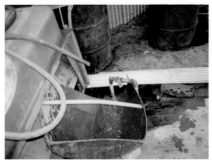
A지역 한 가구에서 지하수를
수도전에 연결한 상태.

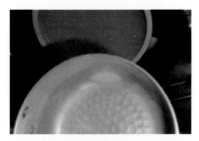
끓인 후 생긴 건더기.

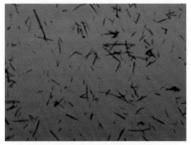
끓인 물에서 관찰된 섬유상 물질.
유리섬유가 아니다.

양 유무 등이었다. 다른 원인이 없는 피부질환은 유리섬유에 의한 것으로 간주했고, 피하 종양은 과거 수술한 흔적이 보이거나 현재 피하에 종양이 있는 경우 모두를 조사대상으로 간주했다. 같이 거주한 주민 중 20여 년 동안의 사망자 인적 사항 및 사망 시기, 사망 시 진단과 직업력 등에 관해서도 질문했다. 설문조사가 끝나자 우리들은 처음 방문한 집에 모였다.

설문조사를 해보니 고노출지역과 저노출지역은 물에 대한 의견이 달랐다. 고노출지역은 과거부터 물이 나빴다고 응답했고 샤워를 하면 피부에 묻어 있던 유리섬유가 씻겨나가 피부 가려움증이 호전된다고 응답하였다. 저노출지역의 경우는 물이 좋았는데 최근 나빠져 한 달 전부터 약수물을 떠다 먹는 사람이 늘었고 샤워를 하고 나면 가렵다고 응답했다.

이 차이는 무엇일까? 이미 언급한 바와 같이 근무 초기에 소양감을 호소하는 근로자들이 1주 내지 4주 후부터 소양감이 소멸되는 경우가 많은데 이는 임상 및 실험을 통해 유리섬유에 '단련'되기 때문이라는 한 보고가 떠올랐다. 그렇다면, 고노출지역은 장기간, 저노출지역은 최근 노출되었을 가능성이 있다는 생각이 들었다.

설문조사를 통해 단기간에 고노출지역 5가구, 저노출지역 27가구, 총 32가구를 조사하는 만족스러운 성과를 얻었다. 모든 주민들이 적극적으로 도와주어 단시간에 대부분의 가구를 조사할 수 있었는데 요즘은 상품권을 주면서 해도 쉽지 않은 현실이고 보면 순수했던 시절이었다는 생각마저 든다. 우리가 자체적으로 비용을 내면서 하고 있는 것을 안다면 당연한 일이라고 생각하였을 것이다.

저녁 무렵 정해관 교수와 최병순 교수(동국의대 예방의학교실)가 고잔동에 도착했다. 주민들이 이야기한 대로 물을 끓여 이물질을 광학 현미경으로 보니 섬유상으로 보이는 물체들이 가득 차 있는 것을 관찰할 수 있었다.

그런데 물을 끓이면 형태가 달라질 수 있으므로 이것이 유리섬유라고 단정할 수는 없었다. 끓이지 않은 맹물을 가지고 슬라이드에 놓고 현미경으로 보면 잘 볼 수가 없었다. 그래서 과거에 현미경을 보았던 경험에 착안해 맹물에 커버글라스를 놓고 라이터 불을 이용해 고정시킨 후 관찰하니 뾰족한 파편 같은 물체들이 가득 들어 있는 것을 관찰할 수 있었다. 끓여서 보거나 라이터 불을 이용하여 보거나 형태가 달라졌을 것은 당연한데 이때는 이를 정확히 인지하지 못했던 것이다. 나는 이것이 유리섬유 자체 또는 유리섬유가 장기간 지하수에 잠겨 있어 변형된 물질일 수 있다고 생각했다. 끓임으로써 없던 물질이 나타나니 그 물은 분명 변화가 있었고 그 변화는 유리섬유에 기인한 현상일 가능성이 높지 않을까?

정해관 교수가 광학 현미경을 보면서 불규칙적인 직사각형 형태가 유리섬유 같다는 의견을 제시했다. 그는 예리한 관찰력의 소유자로 눈썰미가 대단했고 그렇다면, 이건 최근에 유입된 유리섬유일지도 모른다며 나도 동의했다. 그렇지만, 엄밀히 말해 물에서 유리섬유를 관찰하는 일은 백남원 교수가 할 일이므로 우리가 확인할 필요는 없었다. 그러나 이 일은 후에 서울대 연구진이 용역을 받아 진행하면서 담당 교수가 물에서 유리섬유가 관찰되지 않자 물을 끓여 보게 된 빌미를 제공하였다. 서울대 연구진은 우리가 물을 끓여서 보았다고 논문에 기술했으나 우리는 이미 출간한 논문에서 물을 끓이지 않고 유리섬유를 관찰하는 표준 방법에 따라서 관찰했음을 기술했기에 나중에 사과문까지 받을 수 있었다. 이때는 물에서 유리섬유를 관찰하는 것이 그토록 어려울 것이라고는 생각하지 못하였다. 보는 방법을 하나하나 차차 알아 가게 될 줄이야!

학자는 각자 전공이 있다. 내가 공기나 물에서 유해물질을 분석하는 산업위생 부문의 전공자가 아니므로 그것은 나의 몫이 아니었다. 그 역할은 김지용 교수를 통해 해결할 수 있었다. 그는 의사지만 산업위생이 전공인 백남원 교수 밑에서 산업위생학을 전공하고 석사학위를 받았기 때문이다. 환경역학을 하려면 유해물질의 측정이 중요하다고 판단, 그에게 산업위생학 전공을 권유했고 산업위생학으로 석사학위를 받은 그를 통해 환경위생적인 지식과 경험에 기반한 도움을 얻을 수 있었음은 물론이다.

피하 종양에 관한 설문조사를 하는 중 어떤 주민은 이미 수술을 통해 제거했다고 응답했으나 피하 종양이 아직 남아있는 주민도 만날 수 있어, 평화의원에서 그 종양을 제거한 후 동국대학교 경주병원 병리과로 조직을 보내달라고 부탁했다. 병리 조직을 보면 무엇인가 단서가 될 만한 것을 알 아낼 수 있을 것이란 판단이 들었기 때문이다. 유리섬유를 둘러싸고 있는 지방세포일지도 모르는 것이었다.

오후 8시경 조사를 끝내고 저녁식사를 하면서 나는 홍△△ 교수에게 논문 작성을 제안했는데, 하지 않겠다고 했다. 그래서 내가 있는 동국대 학교에서 작성하기로 마음먹었다. 겨우 하루 동안 현장을 방문한 것치고 는 많은 성과를 올렸다는 뿌듯함에 학생 때 무의촌 진료지를 누비고 다 닐 때의 기분 좋은 흥분감도 살짝 스치고 지나갔다.

하지만 후에 이 만남이 오랜 세월 내 안에서 똬리를 튼 채 나를 놔주지 않을 줄은 미처 알지 못했다.

■ 우물에서 생긴 일

고잔동 사건을 처음 외부에 알린 사람은 주민 민면식 씨였다. 마을의 피 해 사진을 찍어 환경운동연합에 제보했고 환경운동연합은 1993년 7월 『환경운동』 창간호에 「저수지에서 생긴 일」이라는 제목으로 이 내용을 다 루었다. 제보할 당시만 해도 그는 단순히 저수지가 오염되어서 그렇겠거 니 하고 생각했다.

"현재 동아자동차 학원이 들어서 있는 부지는 원래 저수지였는데 한국 화약 소유였다. 고잔동 문제가 발생하자 골치 아프니까 팔아버린 것이다. 나중에 알고 보니 한국인슈로산업(주)이 그 저수지에 내다버린 폐유리섬 유와 유리섬유를 만들기 위해 보일러를 때던 기름 저장고 때문에 물이 오 염된 것이었다."

소래포구 문턱에 위치한 인천시 남동구 고잔동은 원래 야산으로 둘러 싸인 한적한 별장지대였다. 마을의 논 가운데에는 저수지와 '바가지우물'이 있었고 사방은 산으로 감싸여 있었다. 마을 사람들의 공동우물이었던 '바가지우물'은 물맛이 남달랐으며, 물이 쉬지 않고 솟아났고, 가뭄에도 마르지 않았다.

유리섬유 제조업체인 한국인슈로산업(주)이 야산을 밀어내고 바가지우물과 저수지 근처에 공장을 세운 것이 1974년. 그해 9월부터 공장을 가동해 연간 630만 톤의 유리섬유를 생산하고 있었다. "한국인슈로산업(주)은 1973년경부터 이곳에 들어와 유리섬유를 생산하기 시작했는데 공장이 가동되고 얼마 지나지 않은 1974년 12월경부터 우물에서 기름이 나오기 시작했다. 우리는 유전을 발견했다고 좋아했고, 얼마나 기름이 많이 나오는지 그것을 떠다가 곤로의 연료로 사용하기도 했다."

기름 때문에 우물물을 못 먹게 되자 집집마다 지하수를 파기 시작했다. 그런데 언제부터인가 물맛이 이상했다. 분명 처음엔 괜찮았는데 한참 먹다보면 맛이 이상하고 안 좋은 걸 느낄 수 있었다. "물맛이 떨떠름하고 송진 맛이 났다. 싱크대에 하얗게 건더기가 가라앉아 현미경으로 비춰봤더니 유리섬유인 것 같았다." 20년 동안 유리섬유 공장은 불량품을 공장 주변에 야적하면서 아래쪽으로 야금야금 먹어 들어오고 있었으며 바가지우물 부지까지 매입해서 그곳에 폐기물을 버리고 매립했다. 나중에 밝혀진 바로는 저수지에도 폐유리섬유가 다량 매립되어 있는 것으로 확인되었고, 배출된 불량품은 연간 60톤으로 1994년까지 폐기된 양은 500톤에서 700톤에 달했다(7백 평 공간에 10톤 트럭 150대 분량으로 폐유리섬유 쓰레기가 거대한 무덤을 만들고 있었다).

바가지우물을 먹은 가구는 민면식 씨 집까지 몇 가구 안 되었다. 민면식 씨는 "우리 동네는 사람이 얼마 살지 않았다. 그런데 나중에 서울대 연구진이 조사할 때에는 우물과 거리가 아주 먼 논현동 사람들까지 조사해서 결과를 희석시키려고 했다. 이곳 지하수를 마시고 한국인슈로산업(주)에 근무하는 경비까지 지방종이 났고 이 마을 3~4가구, 그리고 신원모방 너머에 10여 가구 사람들 중 우리 동네로 마실 와서 이 물을 마신 사람들까지 혹이 난 경우가 있었다. 나는 문제가 외부로 알려지기 훨씬 전부터 이미 어깨에 혹이 나와 있었는데, 나중에 내가 이야기하니까, 그동안 아랫집, 윗집을 포함해 동네사람들한테 이런 증상이 전부 있었는데 그동안 모두들 쉬쉬하고 있었던 거였다."라고 말했다.

마을주민들은 밥할 때가 되면 차를 몰아 4킬로미터 떨어진 인천시 수산동 약수터로 물을 받으러 다녀야 했다. 민면식 씨 부인 최금전 씨는 "유리섬유가 한참 물에서 나올 때는 물을 끓여서 가라앉혀 먹었다. 시집와서 그런 물을 처음 봤다. 솥단지 가에 하얗게 붙어있었고, 가라앉는 것도 많았다. 나는 그때 이 물은 먹을 물이 아니라고 생각해서 일체 먹지 않았고 아이들한테도 먹이지 않았다."라고 말했다.

마을주민들은 1991년부터 고잔동환경보전대책위원회(위원장 조재구)를 구성하고 정부와 한국인슈로산업(주)에 대책을 호소하고 있었다. 그럼에도 행정기관은 심각성을 외면했고 유리섬유 공장은 여전히 야적하거나 매립을 계속하고 있었다. 마을주민들이 당시 밝힌 피해사례를 보면 6명이 암으로, 23명이 주먹만 한 피하 종양으로 고생하고 있었고 전체 주민의 절반 이상이 탈모증, 피부병, 위장병, 호흡기병 등을 앓고 있었다.

위에 기술된 내용은 나중에 알게 된 것들이다. 시간이 충분하여 모든 것을 처음부터 자세히 알았더라면 더 수월했을까? 나는 포항에서 인천까지 오가는 동안 내가 필요한 정보만 묻고 듣고자 할 수밖에 없었다. 왜 그랬을까? 스스로 자문해본다.

고잔동 사건과 관련된 동국의대 교수들은 임현술, 김정란, 정해관, 김지용이었다. 나, 임현술은 총괄 역할을 수행했으며, 김정란 교수는 조직병리 조사, 정해관 교수는 역학적으로 이를 증거하는 역할, 김지용 교수는 환경위생 전문가로 유리섬유를 관찰하는 일을 수행했다. 우리 4명을 동국의대 연구진이라고 명명하자. 우리는 기초의학(예방의학, 병리학) 수업을 진행하면서 각각 포항병원과 경주병원에서 산업의학과(현재는 직업환경의학과) 또는 병리과 일을 병행하고 있어 매우 바빴다. 포항병원에는 나와 김지용 교수, 경주병원에는 김정란, 정해관 교수가 근무하며, 기초의학교실 일과 병원의 임상 일을 동시에 하고 있었던 것이다. 인천과 포항, 포항과 경주를 오가며 대학교수로서 또 진료의사로 분주한 가운데 연구는 물론, 간혹 용역도 해야 하는 빼곡한 일정을 헐어 시간을 내야 했고 지원금도 한 푼 없어 사비로 충당해야 했다. 나는 8년간 인천 고잔동에서 발생한 폐유리섬유에 의한 지방종 발생사건을 규명하기 위하여 부단히 노력했다. 협력하다가 때로 서로 마음이 상하는 일인들 없었을까. 그 긴 세월, 교수로서의 황금기를 고잔동의 진실을 파헤치기 위해 내 열정을 살라버렸다.

나는 유리섬유에 의한 피부질환을 처음으로 보고한 경험은 있었지만, 잘 알고 있지 못했고, 유리섬유 또한 백남원 교수가 연구실에서 보았기 때문에 내가 볼 수 있다고 생각하지 않았다. 따라서 고잔동 폐유리섬유에 대한 조사는 유리섬유에 대한 미천한 지식을 기반으로 뛰어들었던 모험과도 같은 작업이었는지도 모른다. 다시 말해 공기 중의 유리섬유와 물속의 유리섬유를 관찰하는 것이 근본적으로 얼마나 큰 차이가 있는지도 모르면서 진행되었던 것이다.

서울대 연구진도 모르기는 마찬가지였다. 외형상 막강한 용역팀을 구성하긴 했지만 그들 역시 단편적인 지식만을 가지고 진행해 위험한 변수가 도사리고 있었다. 역시, 최대 쟁점은 물에서 유리섬유를 관찰하는 일이었다. 우리는 간단한 광학 현미경과 편광 현미경으로 보기 시작했다. 크고 작은 착오는 있었지만, 마침내 전자 현미경을 사용하였다. 그리고 다른 모든 현미경을 통해서도 보고 유리섬유를 구별할 수 있게 된 반면, 서울대 연구진은 외국 교수가 훈수해 준 대로 주사전자 현미경으로만 보고자 했으니, 끝내 보지 못하게 되었던 것이다. 가장 쉬운 방법인 광학 현미경과 편광 현미경으로도 그들은 아무것도 관찰할 수 없었던 것이다. 본 적이 없었으니까.

서울대 연구진은 서울의대(예방의학교실과 병리학교실)와 인하의대, 단국의대, 서울대 자연대 교수 등으로 다양하게 구성되어 있었다. 이 구성을 어떻게 명명해야 할까? 다양한 학교로 구성되어 있지만 연구 책임자의 소속 학교에 준해 서울대 연구진이라고 해두자. 동국의대 연구진은 먼저 현장을 방문했다는 중요한 사실과, 역학조사 현장 경험이 많다는 장점은 있었지만, 경비 지원이 전무했고, 먼 거리와, 일상적인 업무병행으로 인한 시간부족 등의 문제를 안고 있었다. 또한 팀의 다양성 면에서도 서울대 연구진에 비해 열악했다. 따라서 두 연구진의 경쟁은 이를테면 '다윗과 골리앗의 싸움'인 격이었다.

▌물속에서 유리섬유 발견하다

정회경 선생이 채취해 서울대학교 보건대학원에 보냈던 고잔동 물에서 유리섬유가 관찰되었다는 연락이 왔다.

32가구에서 지하수 시료 33개를 50ml 폴리프로필렌 용기(병원에서 다양한 검체를 채취할 때 사용하는 용기)에 채취했다. 채취한 물은 여과지로 거른 다음, 미국 국립산업안전보건연구원 공정 시험법으로 전처리했는데, 이 방법은 여과지를 건조한 후 여과지 일부를 잘라 슬라이드글라스에 올려놓고 아세톤 증기를 쏘여 투명화시키는 방법이다. 투명화된 여과지 위에 트리아세틴을 점적, 커버글라스로 덮어 편광 현미경 하에서 검경하여 물속의 섬유상 물질 존재 여부를 확인한 후 석면과 감별했다. 그리고 위상차 현미경 검경을 통해 지하수 중 유리섬유의 농도와 크기를 측정하였으며 증류수를 공시료로 하여 보정하였다.

이러한 일련의 과정을 진행하는 동안 내 안에는 우리 팀이 세운 가설이 맞을 가능성이 높다는 생각이 고개를 들기 시작했다.

우리가 서울대학교 보건대학원에 의뢰해 물속에서 유리섬유를 관찰은 했지만, 나중에 유리섬유를 관찰하는 방법과 유리섬유의 특성 등에 관해 자세히 알고 다시 관찰하니 이때 서울대학교 보건대학원에서 관찰한 유리섬유 중에는 유리섬유가 아닌 것도 섞여 있었다.

유리섬유와 석면은 광학 현

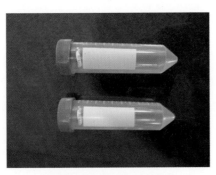

검체통. 이것에는 벽에 유리섬유가
붙지 않거나 붙더라도 적게 붙는다.

미경, 위상차 현미경, 편광 현
미경을 통해 모양과 편광에 반
응 유무 등을 이용, 관찰해 왔
는데 이러한 방법으로는 원소
의 구성 성분을 파악할 수 없
어 정확하게 확인할 수가 없었
다. 대략적으로 판단했다는 게

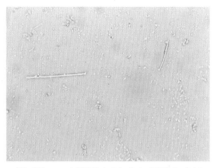

서울대학교 보건대학원이 물속에서 관찰한 유리섬유.

정확한 표현이리라. 섬유상 물질이 무엇인지를 알 수 있다면 대략 측정도
가능하지만 무엇인지 모른다면 투과 또는 주사전자 현미경을 사용해 섬
유상 물질을 관찰하고 에너지 분산 X-선 분석기를 통해 구성 성분을 파
악해야 한다. 만약 구성 성분을 알고도 물질의 종류가 파악이 안 될 경우
결정구조를 분석하기 위해서는 선택영역전자회절(selective area electron
diffusion, SAED)을 시행해야 한다.

▮ 다량의 이물질 관찰

포항에서 일상적인 일을 하고 있던 어느 날 경주병원에서 연락이 왔다.
평화의원에서 받은 환례 3명의 피하 종양 조직 표본을 병리과 김정란 교
수가 검사했는데 내 가설이 맞는 것 같다는 것이었다.

김 교수는 먼저 육안검사를 하고 조직 절편을 만드는 데 조직을 자를 때
유리를 자르는 듯한 감각과 모래알을 만지는 듯한 촉감이 느껴졌다고 한
다. 조직의 접착도말에서 편광에 이중굴절을 보이는 섬유상의 물질과 이
중굴절이 없는 섬유상의 물질이 관찰되었다. 통상적인 방법으로 조직에
대한 처리와 염색을 시행한 후 광학 현미경으로 관찰한 결과 이 조직은 모

두 특징적인 지방종이었다.

그러나 일반적인 광학 현미경 하에서 이 이물질은 주위 조직 내 이물 반응을 보이지 않고 투명해 이물질의 확인이 상당히 어려웠다고 한다. 편광 현미경으로 관찰한 결과 이 이물질은 이중굴절을 보였으며 1예는 굉장히 많은 양의 이물질이 관찰되었다고 한다. 이런 이물질은 고잔동의 폐유리 섬유에서 관찰된 섬유상의 물질과 광학 현미경 및 편광 현미경 소견이 상당히 유사해, 이 물질이 유리섬유일 것이라는 의견을 제시하기에 이르렀다. 나도 역학적으로 충분히 타당한 결과라고 동의했다.

그 후 경주병원을 방문해 현미경을 통해 본 첫 장면을 나는 결코 잊지 못한다. 내가 늘 생각해 왔던 상상 속의 단면이 눈앞에 펼쳐지는 게 아닌가. 늪에 빠져드는 것 같은 착각이 일었다. 그래서 그 장면이 지나간 후 현미경을 통해 다시 그 장면을 보고 싶었으나 찾아지지 않았다. 이상한 일이었다. 꿈은 결코 아니었는데 다시는 보여주질 않으니….

'결정적인 증거를 보고 싶을 때 그 증거는 단 한 순간만을 허락하는 건가?' 쓴 웃음이 났다. 하지만, 이 정도면 역학적으로 거의 증명이 된 셈이다. '이런 일은 빨리 발표해야 해.' 늦출 이유는 아무것도 없었고 나는 더

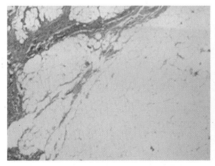

섬유조직이 지방세포를 둘러싸고 있는 지방종.

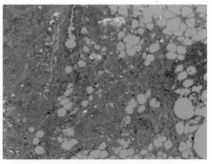

편광하에서 본 지방종 내 섬유조직에 함유된 이물질.
(무수한 흰색 빛나는 물질)

이상의 사례 발생을 막기 위한 예방조치를 취해야 한다고 생각했다.

결국, 1995년 2월 말경, 서울에서 개최된 대한산업의학회 학술대회에서 발표하기에 이르렀다. 한편, 병리학 교실의 김 교수는 자신이 관찰한 조직 슬라이드를 서울대학교 측에 보냈고, 그곳의 병리학 교수들도 모두 지방종 내에 이물질이 있다는 것에 동의했다는 의견을 전해왔다.

■ 주민 피해, 학회에 처음 발표

1995년 2월 산업의학회에서 처음 발표된 임현술 교수팀(동국의대 예방의학교실 임현술, 정해관, 김지용 교수, 산업위생 전문가 정회경 선생, 동국의대 병리학교실 김정란 교수, 인하의대 홍△△ 교수, 평화의원 임종한 원장, 서울대학교 보건대학원 백남원 교수)의 고잔동 역학조사는 커다란 반향을 몰고 왔다. 그도 그럴 것이 전문가가 학문적으로 접근해 결과를 내놓은 것이었기 때문이었고, 발표 내용은 주민들의 주장에 부합하는 민감한 것들이었다.

1995년 2월 대한산업의학회에서 발표한 주요 내용은 다음과 같다.

20여 년간 가동해 온 유리섬유 공장에 인접한 32가구 주민 152명(남자 71명, 여자 81명)을 대상으로 유리섬유 노출에 따른 건강 장해와 피하 종양의 발생 여부를 조사하기 위해 조직 내 유리섬유 분석, 지하수 분석, 설문조사, 병리학적 검사 및 과거 병력조사를 시행, 아래와 같은 결과를 얻었다.

피하 종양이 있었던 주민 중 3예의 피하에서 절제한 종양 조직은 과잉 증식된 지방조직(지방종)으로 섬유성 피막은 완전하지 않았다. 지방종을 이루는 섬유조직에서 편광 현미경 하 이중 반사 소견을 보이는 불규칙한 유리섬유 조각들을 다수 발견할 수 있었다. 피하 종양 조직 내 유리섬유의 농도는 환례 1의 경우 5.1~10.2fiber/mg wet tissue, 환례 2의 경우 25.8~184.9fiber/mg wet tissue, 환례 3의 경우 40.8~126.5fiber/mg wet tissue였다. 조직 내에서 관찰된 유리섬유의 길이는 지하수 속의 유리섬유에 비해 짧았다.

※ 처음에 언급한 것과 같이 당시 국내 병리과 교수들은 대부분 유리섬유를 알지 못하였다. 단지 섬유상 이물질이 있어 역학 소견을 참고하여 유리섬유라고 언급했는데 이후 이 섬유상 이물질이 무엇인지 정확히 알기 위해 원소 분석까지 해야 했다. 후에 우리 팀이 이를 분석하고 더욱 탐구해 활석이라는 사실을 밝혀내게 된다. 발표할 당시 우리가 유리섬유 조각이라고 언급한 것은 잘못된 것인데 그 당시는 이를 알지 못하였다.

지역 내 33개의 지하수를 수거하여 분석한 결과 유리섬유 농도는 13.7~95.9fiber/cc의 범위였으며 유리섬유의 길이는 50㎛ 이상이 90퍼센트였고 폭과 길이의 비는 1:20 이상이었다.

※ 유리섬유 농도라고 한 것에는 유리섬유와 섬유상 활석이 포함되었을 것이다.

유리섬유에 의한 장해로 생각되는 피부질환은 35예로 유병률은 23.0퍼센트였다. 피부질환의 유병률은 공장과의 거리 및 노출 기간에 따른 유의한 차이가 관찰되지는 않았다.

※ 유리섬유라고 언급하기보다 폐유리섬유라고 언급하는 것이 더 타당할 것이다. 회사에서의 생산제품은 유리섬유이지만 이를 폐기하여 건강 장해가 발생하였다면 폐유리섬유라고 언급해야 맞다. 따라서 이 책에서는 가급적 '폐유리섬유'라고 칭하고자 한다.

피하 종양은 모두 15예로 유병률은 9.9퍼센트였다. 피하 종양은 1예를 제외하고 모두 30세 이상에서 관찰되었으며, 유병률은 공장에 인접한 5가구에서 다른 가구에 비하여 유의하게 높았다. 노출 기간에 따라 증가하는 경향을 보였으나 유의하지 않았다.

※ 피하 종양은 피부에 있는 모든 종양을 포함한다. 피하 종양에는 지방종, 신경종, 섬유종 등 다양한 종류가 있다. 후에 여러 가지 피하 종양 중 본 증례들은 모두 지방조직으로 구성되었으므로 지방종이라고 언급하고 있다.

지난 10년간 지역 내에서 악성 종양으로 사망한 환자는 4명이었으며, 이 중 3명은 동일한 가구에서 발생하였고, 암의 종류는 위암 1명, 식도암 1명, 구강암 1명 및 위암 및 식도암 1명이었다. 위암으로 사망한 1명의 위 내시경적 조직검사 소견을 검토한 결과 샘암종이었다.

최종적으로 유리섬유에 의해 피부질환 등의 건강 장해가 발생하는 것을 관찰하였고 피하 종양은 유리섬유로 인해 발생할 가능성이 높다고 생각했는데, 악성 종양의 발생 가능성에 관해서는 상호관련성을 밝히지 못하였다.

그 후 텔레비전에 이 내용이 방영되었다. 지역 주민에게 학회에서 발표를 한다고 하니 그들이 방송 관계자에게 연락을 한 것이다. 특별히 답변하기 어려운 질문을 받지 않았고 대부분 좋은 발표를 했다고 칭찬해주니 기분이 좋았다. 예기치 않게 언론까지 나서서 다루어주니 성공적인 성과였음에 틀림없으리라. 그날 저녁 몇 명이 자축의 술을 마시고 전공의인 정철 선생과 함께 춤까지 추었다. 자타가 공인하는 음치이자, 몸치인 나로서는 파격 중의 파격이었다.

이틀이 지난 후 국립환경연구원(현 국립환경과학원)에서 대리와 파견 공중보건의(연세대 기생충학교실 출신) 2명이 포항병원을 방문했다. 나는 경주병원을 방문, 김정란 교수와 함께 슬라이드를 보여주고 이러한 슬라이드는 조작될 수가 없으며, 조작할 이유도 없다는 설명을 했다. 대리는 우리 팀의 이야기를 청취하고 국립환경연구원에 전화를 걸었다. 지역 주민에게 상수도 시설을 설치하도록 지시하는 것 같았다. 나는 우리가 가지고 있는 자료 중에서 복사할 수 있는 자료는 해주고 저녁도 대접했다.

※ 동국의대 경주병원을 방문하여 우리 팀의 자료를 검토한 국립환경연구원 대리를 10여 년이 지난 후 다시 만났다. 이때 나는 고잔동 사건을 언급하지 않았다. 그동안의 경험으로 논란이 된 사항을 관련자와 언급하는 것은 적절치 않은 일이라고 여기던 터였기 때문이다. 그가 먼저 이야기를 꺼냈다. 고잔동 사건이 어떻게 되었느냐고. 국립환경연구원은 인정하지 않았지만, 법정에서 어느 정도는 인정된 것으로 안다고 응답했다. 그는 장기간 중국에 체류해 몰랐다며, 어떻게 인정되지 않을 수 있느냐고 반신반의하였다. 나도 새삼 기가 막혔지만 더 이상 언급하지는 않았다.
2015년 10월 29일 열린 한국 환경보건학회 가을학술대회에서 세션의 좌장은 국립환경과학원 환경보건과 전 과장이었다. 그는 바로 과거 경주병원을 방문해 병리조직을 보고 의논한 적 있는 국립환경연구원 대리였다. 그 좌장이 발표자인 나

를 소개하면서 과거 고잔동 지역 주민 피해를 입증하였다고 소개했다. '이럴 줄 알았으면 녹음기를 준비했을 텐데'하는 아쉬움이 스쳐갔다.

▍엉뚱한 팀이 차지한 용역

1995년 3월 초 서울의대 예방의학교실에서 역학세미나 시간에 발표를 해달라고 해서 응했다. 대부분 긍정적으로 받아들이는 분위기였는데, 이때 서울의대 조○○ 교수가 주사전자 현미경으로 보면 어떨지 이야기를 꺼냈다. '아무런 경비도 받지 않고 포항에서 인천까지 가서 힘들게 역학조사를 수행했는데 주사전자 현미경까지 언급하다니….' 나는 당황스러웠다.

은사인 서울대학교 보건대학원 김정순 교수님에게 고잔동 폐유리섬유에 관한 이야기를 전하니 잘했다고 격려하며, 전적인 믿음을 표시해 주셨다. 용역이 발주되면 교수님께서도 참여할 의사가 있다면서, 그렇게 되기를 바란다고 했다. 추후 용역을 통한 연구가 진행되면 모든 게 순리대로 잘 될 것이라고 생각했다. 왜냐하면 김 교수님은 그 시절 국내 최고의 현장 역학조사가였기 때문이다.

동국의대에서 산업의학회에 발표를 하자 지역 주민들은 1995년 3월 23일 환경부 중앙환경분쟁조정위원회에 재정신청을 했다. 지역 주민들은 자신들이 확실한 피해자라는 주장을 담아서 진정을 했다. 동네 사람 도장을 받아서 209명 주민이 다 동참한 것이다. 고잔동 1통 1, 2반, 42가구였다. 환경부에 몇 명이 올라갔는데 대표자를 세우라고 해 민명복, 김선배, 공정자 씨를 대표로 세웠다.

이러한 내용을 우리는 알지 못하였다. 학자는 학술적으로, 연구를 통한 노력을 하여야 한다고 생각하여 보상 문제 등에 대하여는 등한시하고 있었기 때문이다.

동국의대가 자발적으로 나서서 학술적으로 주민들의 입장에 힘을 실어주자 가장 불편해진 곳은 국립환경연구원과 인천시였다. 4년 동안 주민들의 피해를 방치하다시피 하다가 언론에 보도되고 드디어 학자까지 참여하자 어떤 식으로든 조치를 취해야 하는 부담을 안게 되었다. 그래서 결국 연구용역을 발주해 조사를 벌이는 것으로 결론을 내렸다.

보통, 용역을 발주할 때는 상대방이 입찰에 응할 수 있도록 충분히 시간을 주는 게 일반적이다. 그런데 고잔동 건은 당시로서는 파격적인 1억 5천만 원의 대규모 프로젝트였음에도 공고 마감일이 열흘밖에 되지 않는 촉박한 결정이었다.

사전에 입찰한다는 정보를 알고 있던 서울대와 몇 개 대학만이 지원할 수 있었다. 동국의대는 사전에 아무런 정보를 얻을 수 없었고 시간이 짧아 준비할 수도 없었다. 아니 준비를 하지 않았다는 게 옳다. 당사자에게 용역을 줄 리 만무했고, 행여 당사자에게 준다면 연락을 할 텐데 아무런 연락이 없었다.

결국, 용역은 서울의대 조○○ 교수팀에게 돌아갔다. 맨 처음 역학조사를 실시한 동국의대 연구진이 제외된 이유는 조사의 객관성 때문이라고 했다. 그런데 조○○ 교수는 연탄가스가 전공으로 현지 역학조사를 실시한 경험이 적어 고잔동 건을 맡을 수 있는 적합한 전문가라고 보기는 어려웠다. 오히려 적임자는 서울대학교 보건대학원 김정순 교수로서, 용역에 참여하고자 했으나 제자인 임현술 교수와 연관되어 있는 현실 때문에 포기해야만 했다.

『인천일보』에 고잔동 관련 보도가 나가자 환경부는 유리섬유에 대한 역학조사를 미룰 명분이 약해졌고 급기야 용역을 준 것인데 서울대 의대 몫이 되었던 것이다.

객관성을 이유로 적임자에게 돌아가지 않은 정부용역이 어떤 결과를 낳는지 고잔동 사건은 잘 보여주고 있다.

나는 예상을 벗어나 조○○ 교수가 용역을 하게 되자 적잖이 당황스러웠다. 그러면서도 이토록 명백한 증거를 지닌, 확실한 내용인데 행여 어떤 문제가 생기리라고는 전혀 예상치 못했다.

처음에 같이 현장에 갔던 인하의대 홍△△ 교수에게서 전화가 왔다. 조○○ 교수가 같이 연구를 하자고 제안을 해왔다고 한다. 정부에서 객관성을 감안했을 것이니 내가 안하는 것은 당연한 결정이다. 조○○ 교수의 연구진에 홍 교수가 포함된 것은 다행이라는 등등의 말을 했다. 그러나 '처음으로 자기 비용을 들여가며 발 벗고 나선 사람을 제외한 채 연구팀이 구성되다니….' 씁쓸한 건 어쩔 수가 없었다. '하지만, 간판을 중시하는 우리나라에서야 당연한 일이 아니겠느냐? 이해하자. 이 나라와 이 땅에 사는 모든 사람의 행태를. 거기에 끼려고 하면 웃기는 일이 아니냐? 욕심을 이겨야만 진정한 승자가 될 수 있어…. 이해가 안 되는 결정이지만 내가 연구원에 끼려고 하는 그 짓거리만은 하지 말아야지.'하면서 이를 악

물었다.

행여 조사가 잘못될지도 모른다는 생각에 거의 작성한 논문을 마무리 짓기 시작했다. 첫 자문회의 때 조○○ 교수에게 전달해야 겠다고 생각했다. '우리 논문을 보면 시행착오를 줄일 수 있지 않겠는가. 유리섬유에 의한 지방종 발생은 우리 결과물이 되고 서울대 연구진은 악성 종양과의 관련성을 증명함으로써 그들의 결과를 내고, 지역 주민은 그들이 당해 온 고통을 보상받고 앞으로 더 이상의 고통을 받지 않으면 된다.'

나의 이런 생각과는 다르게 서울대는 동국의대가 발견했다는 유리섬유의 존재 여부를 밝혀내는 데만 초점을 두었다. 마을 주민들은 암이나 피부질환 등을 일으키는 원인이 유리섬유와 함께 유리섬유 공장 기름저장고에서 지하로 흘러들어간 기름 때문이라며, 그 원인도 밝혀줄 것을 요구하고 있었다. 그러나 기름 문제는 끝내 조사하지 않았다. 최고 전문가들로 자문단을 꾸린 서울대 연구진(연구책임자 서울의대 조○○, 인하의대 홍○○, 공동연구원은 서울의대 은○○, 유○○, 장○○, 서울대 자연대 김○○, 이○○, 홍□□, 인하의대 홍△△ 교수 등)은 1995년 5월 25일부터 12월 9일까지 조사를 벌였다.

이제 서울대(이하 서울대는 서울대 의대 조○○ 교수팀을 칭하는 것임)가 공을 넘겨받게 됐으니, 차분히 그 연구결과를 기다릴 수밖에 없었다. 나는 조사가 제대로 이루어질지 내심 걱정을 떨칠 수가 없었지만 애써 잘되겠지 하는 마음으로 스스로를 달래고 있었다. 주민들은 서울대가 조사한다는 사실에 환영했지만 동국의대가 참여하지 않은 것에 대해서는 의문을 달고 있었다.

용역을 수발하던 조○○ 교수가 어느 날 동국의대 포항병원을 방문했다. 논문을 거의 작성하여 그 자료를 복사해 주고 질문에 친절히 응답해 주었다. 지방종 조직검사는 보여달라고 하지 않아 경주병원은 방문하지 않았다. 내가 가서 보자고 할 수도 있었지만, 조 교수는 병리학자가 아니므로 보지 않으려 할 것이라고 생각했다. 물론, 보아 봤자 달라질 것도 없었다는 사실을 후에 알게 되었지만 말이다.

조○○ 교수가 나에게 자문 교수를 해줄 수 있느냐고 제안해 그러겠다고 했다. 그 후 1차 자문회의에 참석했다. 그러나 나에겐 말할 기회를 거의 주지 않았다. 사회자가 지방종의 원인이 물, 공기 중 무엇인지 짧게 말해 달라고 해 물이라고 답변했다. 나는 속으로 연구진에게 도움을 주려고 자 별 질문을 다 한다고 생각했다. 물이라고 하면 공기에 대하여 등한시하면 되므로 연구하기가 쉽다. 임종한 원장은 물, 공기 등 다양한 가능성을 이야기하였고 주민들도 여러 가지를 언급하면서 과거 지하수에서 석유가 나왔으므로 다른 유해물질에 대해서도 조사해야 한다고 주장했다.

지역 주민들이 서울대 연구진을 불신하는 의견을 제시하며 왜 최초 보고자가 연구원에 포함되지 않았는지에 대해 물었다. 나는 서울대 연구진에 섬유상 물질을 분석할 수 있는 산업위생기사가 없어 걱정이 되는 한편 지역 주민을 대상으로 한 조사는 주민의 협조가 절대적이라고 생각해 손을 들고 어렵게 발언권을 얻어냈다. 서울대 연구진은 훌륭한 역학조사를 할 것이며 그러기 위해서는 주민들이 열심히 협력해 주어야 한다고 말했다. 속으로는 눈물이 나왔다. '남은 치사하더라도 나는 비열해지지 말자.'

조○○ 교수는 거의 말이 없었다.

1차 자문회의가 끝나고 서울대 연구진에 포함된 인하의대 홍○○, 홍

△△ 교수와 맥주를 마시는 자리에서 나는 "조사 때 위내시경을 임의로 실시해 한 명이라도 위암을 확인하면 의미가 있지 않겠느냐? 홍△△ 교수가 하게 되어 정말 기쁘다. 내 몫까지 열심히 해달라." 등등 많은 말들을 했다.

그러나 동국의대 연구진은 내게 우려를 표명했다. 정해관 교수가 일본에 지방종을 보내 다시 확인을 해야 한다고 하길래 나는 "서울대에서 그것을 못 보겠느냐? 그들도 업적이 있어야 일할 맛도 날 테니 기다리자. 경비도 없고 국내에서 해결될 일을 외국에 너무 의지하는 것도 사대주의 근성이 아니겠느냐. 그리고 용역을 받은 팀에서 해야지 용역도 없이 어떻게 할 수 있겠느냐"며 사실상 거절했다.

4월 말경 조○○ 교수가 제자와 포항에 왔다가 나한테 연락을 했다. 조○○ 교수는 백남원 교수에게 보낸 2곳의 물에서 유리섬유가 나왔으니 가설을 증명하기 쉬울 것 같다고 언급하면서 유리섬유를 모르는 사람이 마구 말을 해 미안하다고 했다. 나는 미안하다는 그의 언급에 다행이라고 여겼다. '아! 연구가 잘 진행되겠구나. 이제 이 일은 잊어버려야지.' 짧은 안도감이 스쳤다.

그 후 2차 자문회의가 있다는 연락이 왔으나 참석하지 않았다. 왜냐하면, 1차 자문 시 자문료가 5만 원밖에 입금이 되지 않았던 사실에 적잖이 당황스러웠고, 항공료 여비에도 못 미치는 비현실적인 대우는 나더러 더 이상 참석하지 말라는 뜻으로 받아들이게 했다. 이런 대우를 감내하면서까지 그들의 요구에 응해야 하는 이유도 찾지 못했다.

담담하게 지내려고 노력했다. 7일 후 홍△△ 교수에게 연락을 하니 모두들 부정적이었다는 대답이었다. 즉, 물과 병리 조직 모두에 유리섬유가 없다는 것이다. 자신만 끓인 물에서 섬유상 물질을 많이 관찰해 사진도 찍고 구성성분을 확인하기 위한 준비를 하고 있다고 했다. 후에 홍△△ 교수가 자신이 본 것은 칼슘 화이버이며, 이것이 지방종을 만든 것 같다고 했는데 당황스러웠다.

홍 교수는 나한테 왜 물을 끓여서 보았느냐고 물었다. 유리섬유가 보이지 않아 과거 끓인 물에서 뾰족한 물질을 본 기억이 났기 때문이라고 했다. 우리는 백남원 교수한테 보내 물속에서 유리섬유를 보았다고 말하며, 끓이면 달라질 수 있으므로 백남원 교수에게 보는 법을 배운 후 보라고 제안했으나 이미 내 말은 소용이 없었다. 그는 자기 생각대로 연구를 진행해 나갔다.

※ 고잔동을 처음 방문하였을 때 물을 끓이거나 맹물을 커버글라스에 놓고 라이터 불을 이용해 고정시킨 후 관찰하니 뾰족한 파편 같은 물체들이 가득 들어 있는 것을 볼 수 있었다. 우리는 이물질이 있으므로 서울대학교 보건대학원 전문가가 보면 된다고 생각하였는데 나에게 상의도 없이 물을 끓여 잘못 본 것이다. 오호 통재라! 이 모든 일이 하늘의 뜻인가!

2차 자문회의가 부정적으로 논의되었음을 알게 되자 정해관 교수가 논문을 찾아보고 유리섬유인지 정확하게 파악해 보자고 제안했다. 즉, 투과전자 현미경을 통해 섬유상 물질을 관찰한 후 그 형태를 기록하고 에너지분산 X-선 분석기(EDXA)로 원소 구성 성분을 분석, 석면섬유와 비석면섬유로 구별하고 비석면섬유는 무엇인지를 알아내자는 것이었다. 투과전자 현미경은 고전압의 전자 빔을 발사, 조직을 투과하게 하여 수십만 배

이상으로 확대하여 관찰할 수 있는 현미경이다. 전자 현미경을 이용한 에너지 분산 X—선 분석기는 미지의 시료의 화학 조성을 분석하기 위한 장비로서, 시료에서 발생되는 특정 X선을 에너지의 형태로 검출하고 증폭하여 스펙트럼 형태로 관찰한다. 그렇게 시료의 원소 성분을 분석하여 무슨 물질인지 파악할 수 있다. 이러한 작업을 할 수 있는 곳이 전 세계적으로 10여 군데인데 그중에 한 곳이 일본에 있으니 정해관 교수는 거기에 조직 표본을 보내서 지방종 내에 있는 것이 무엇인지 알아야 한다고 했다. 전에는 이를 거절했지만 2차 자문회의가 부정적으로 되어 간다고 하여 나도 적극적으로 도움을 받자고 하였다. 일본으로 지방종 조직 표본 3개와 대조군으로 동국의대 경주병원 병리과에서 지방종으로 절제술을 받고 포르말린에 고정된 조직과 파라핀 조직이 보관된 8예를 일본 나고야 대학 실험실로 보냈다. 연구비가 없는 사정을 언급하고 도와 달라고 부탁하였다.

▌꼬여가는 가운데

모든 것이 부정적으로 흘러가는 가운데 홍△△ 교수는 끓인 후 발견한 칼슘 화이버가 지방종의 원인일 것이라고 언급했고, 서울대 병리과에서는 자신들이 검사한 지방종에서 이물질을 관찰할 수 없다고 하였다. 세계보건기구(WHO) 자문단(존스 홉킨스 보건대학원 위생 전문가) 2명도 초청해 서울대 자연대 김○○ 교수 연구실에서 전자 현미경을 통한 유리섬유를 관찰했는데 발견하지 못하였다고 한다.

조○○ 교수에게 과거 2개의 지하수 표본을 통해 백남원 교수 연구실에서 유리섬유가 관찰되었다고 이미 말한 적이 있다고 했더니 하나는 일부러 유리섬유를 넣어서 보낸 것이었고 하나는 공기 중에 들어가 오염되었을 것 같다며 위엄에 가득 찬 표정으로 이야기하고 있었다.

나는 슬라이드를 보며 반짝거리는 이 이물질이 유리섬유가 아니고 무엇이겠느냐고 언급했다. 나중에 알았지만 반짝거리는 것을 유리섬유라 단언한 나를 보고 비웃었단다. 유리섬유는 편광에 이중굴절이 되지 않으므로 반짝거릴 수 없는데 반짝거린다고 했다나?

나는 역학자이므로 역학적 추론에 익숙하다. 유리섬유를 내가 본 적이 없으니 무지할 수밖에…. 의욕이 앞선 내 무지가 빚어낸 씁쓸한 에피소드다.

또한 유리섬유는 끓이면 더 잘 보일 수도 있지 않을까? 환경오염은 특별한 사항이므로 일반적 사항을 특별한 사항에 적용해 해석해야 하지 않을까? 새로운 환경이 초래되어 물속의 유리섬유가 전부 녹을 수 있지 않을까?

다음에 우리 팀 전문가와 서울대 연구진 전문가가 만나 의논하기로 했고, 검체 슬라이드는 우리 것과 서울대 것을 병리과에서 같이 보기로 했다.

참담하였다. 그러나 정신을 차려야 한다. 지역 주민에게 지하수를 떠서 보내 달라고 요청했다. 지역 주민은 지하수를 떠서 페트병에 담아 여러 차례 보내 주었다.

그런데 이를 본 김정란 교수도 유리섬유가 보이지 않는다고 했다. 전에 슬라이드에 있던 섬유상 물질도 분명히 있었는데 이제는 보이지 않는다는 것이다. 유리섬유는 장기간 저장되므로 이렇게 쉽게 녹거나 사라질 수 없다. 과거에는 있었는데 현재는 없다? 상상할 수 없는 일, 그건 매직이었다.

나와 정해관 교수는 일본을 방문했다. 나고야 대학에 가서 투과전자 현미경 전문가를 만나 전처리를 하는 방법과 섬유상 물질에 대한 것 등에 관해 들을 수 있었다. 그는 우리가 보낸 표본들을 분석하고 있는 중이란다. 조직 내 섬유상 물질은 실리콘과 마그네슘으로 구성되어 있어 유리섬유는 아닐 거라고 언급하였다. 우리들은 잘 부탁한다는 말을 남기고 귀국하였다.

김지용, 정해관 교수가 존스 홉킨스 보건대학원 위생 전문가 2명과 만나 이야기를 나누었다. 그들은 우리가 관찰한 것은 유리섬유가 아니라고 했다. 유리섬유는 여과지의 중앙에 모이는데 우리가 관찰한 것은 여과지의 가장자리에 위치하고 있고 유리섬유는 편광 현미경 검사에서 이중굴절이 되지 않는데 우리가 관찰한 유리섬유는 이중굴절이 된다고 했다.

이 이야기를 듣고 나는 유리섬유가 여과지의 가장자리에 위치하는 것은 지하수를 여과지에 부을 때 중앙에는 물이 쏟아져 가장자리로 이동했을 가능성이 있다고 생각한다고 언급하였다, 미국 전문가는 공기 중에서 포집해 유리섬유를 관찰하면 중앙에서 관찰이 가능하였을 것이라고 언급했다. 이중굴절에 관해서는 우리 모두 전문가가 아니므로 무엇이라고 언급할 능력이 없었다.

※ 유리섬유가 여과지의 어디에서 관찰되는지 명확하지 않아 내 추론이 맞는지 모른다. 일반 유리섬유가 이중굴절이 되지 않는다는 것은 맞다. 우리가 관찰한 것은 일반 유리섬유가 아닌데 우리는 일반 유리섬유로 생각한 것이었다. 우리가 관찰한 이중굴절이 되는 것은 유리섬유가 아니고 활석이라는 것을 후에 알게 되었다.

어느날 조○○ 교수 방을 방문했는데 말도 섞지 않고 나가달라고 했다. 모멸감이 몰려왔다. 기가 막혔다. 적어도 난, 그가 찾아왔을 때 최선을 다해 응했고 거의 다 작성한 논문까지 전해 주었는데 문전박대까지 당하다니…. 하지만, 그건 엄연한 사실이었다.

▌ 사라진 유리섬유

서울대 연구진이 물속에서 주사전자 현미경으로 유리섬유를 관찰하였으나 발견하지 못했다고 한다. 서울대팀은 조직에서도 이물질이 없다고 한다. 또한 지방종이 많은 것은 가족력에 기인한 것이 아닌지 모르겠다고 언급했다.

나는 과거에는 물속에 유리섬유가 있었는데 현재는 왜 없는지 이상하다고 말했다. 유리섬유는 실리콘과 칼슘으로 구성되어 있는데 우리가 보낸 조직 내 이물질은 실리콘과 마그네슘으로 구성되어 있어 구성 성분이 왜 변화했는지 그 이유를 모르겠다며 참 이상한 일이라고 했다.

지역 주민들이 물속에 있는 유리섬유를 촬영했다고 비디오를 보여 주었다. 유리섬유를 연구하는 연구실을 방문, 물속에 있는 유리섬유를 촬영했다고 한다. 김정란, 정해관 교수는 유리섬유 같다고 했고, 서울대 연구진도 반박을 하지는 않았다. 그러나 이미 때는 늦었다. 주민들은 어디서 촬영했는지 끝까지 언급하지 않았다. 아마 교수의 연구실에 조교와 같이 몰래 가서 촬영했기 때문에 언급하면 안 된다고 생각하였는지…. 알 수가 없다.

그런데 나는 약간 화가 났다. 국내에서도 물에서 유리섬유를 볼 능력이 있다면 이런 경우 도움이 될 텐데. 학자란 무릇 자기 전공과 연관이 없으

면 무조건 참여하지 않는 게 원칙일까? 그런데 나는 늘 괴질이 있으면 무
조건 가야한다 여겼고, 그것을 좋아했으니, 무지한 내가 한심한 것인지….

4차 자문회의가 끝난 후 주민과 대화를 나누면서 몇 가지를 알게 되었
다. 지역 주민 중 지방종이 많은 가구에 대하여 국립환경연구원에서 일가
친척들을 대상으로 지방종 유무를 조사하였으나 지역에 거주하지 않은
일가친척 중에서는 발견하지 못하였다고 한다. 그리고 노출이 적은 B지
역에 거주하는 피하 종양이 있는 사람도 A지역의 지하수를 많이 먹었다
는 것이다. 분명히 무엇인가 있다.

4차 자문회의에 참석하고 경주로 오면서 김정란 교수가 "주민들이 촬
영한 비디오는 유리섬유가 맞는 것 같다. 서울대 병리과의 조직 표본에는
이물질이 있는데 아주 소량이었다. 나도 서울대 조직 표본을 먼저 보았다
면 없다고 했을 것이다. 오염이라고 생각했을 듯하다. 그런데 동국의대의
표본 중 하나는 이물질이 아주 많았다. 그래서 다른 2개에는 소량이었지
만 이물질이 있다고 확신할 수 있었다. 서울대 조직 표본에도 이물질이 있
는데 그 수가 적을 뿐이다. 왜 적은지는 잘 모르겠다."고 말했다.

김 교수는 지역 주민이 페트병에 지하수를 담아 보내 주어 관찰하였지
만 유리섬유를 발견하지 못하였다.

그때 김지용 교수가 페트병 벽면을 긁어 보자고 하였다. 벽면을 긁은 시
료에서 다량의 유리섬유가 관찰되었다. 김정란 교수는 산업위생 전문가
가 아니어서 벽면에 유리섬유가 붙을 수 있다는 것을 알지 못하였다. 즉,
모든 것은 볼 수 있는 능력을 가진 사람이 정확한 방법으로 현장에 존재
하고 있을 때 관찰할 수 있다는 것을 다시 한 번 확인할 수 있었다.

1995년 12월 22일 서울대 연구진은「인천시 고잔동 주민의 유리섬유 건강피해에 관한 역학조사」라는 제목으로 그동안의 조사결과를 발표하기에 이른다. 내용을 요약하면 지하수에서도, 주민들의 지방종 조직에서도 유리섬유가 검출되지 않았으며 주민에게 집단으로 지방종이 발생한 것은 사실이지만 그 원인이 유리섬유 때문이라고 볼 수는 없다는 것이었다. 한마디로 동국의대의 조사결과를 전면 부인하는 것이었다.

▌마음이 있어야 보인다

서울대 연구진 보고서를 통해 알 수 있는 바가 있었다. 이들은 피하 종양이 관찰된 9명이 절제에 동의하여, 종양절제술을 시행, 병리조직학적으로 진단했다. 9인 중 1통 1반이 4명이었고 이 중 3명이 지방종, 1명이 결절종이었다. 하지만 결절종이라고 생각한 한 명도 우리가 확인하니 지방종이었다. 그러니까 1통 1반은 4명 모두 지방종인 셈이었다. 1통 2반의 1명도 지방종으로 되어 있었는데 다시 확인하니 결절종이었다. 1반과 2반의 조직병리 검사가 바뀌어 기술된 것이다. 1통 3반은 석회화된 표피낭종 1명, 1통 4반은 혼합종 1명, 2통 1반이 지방종 1명, 2통 2반이 결절종 1명이었다.

즉, 노출지역일수록 지방종이 많은 것이다. 우리가 검사한 3명도 지방종이었으므로 지방종으로 재구성하여 연구를 진행할 수 있었다. 모든 암은 단일 암으로 조사하는 것이 인과관계, 즉 원인을 파악하는 데 가장 도움이 되기 때문이다. 그래서 피하 종양을 지방종에 한정하여 연구하고 분석하기 시작했다.

우리가 처음에 조사한 A지역(고노출지역)과 B지역(저노출지역)의 주민에 대한 면접조사와 조직병리 검사 결과, 과거 및 현재 지방종이 있는 사람이 모두 12명이었다. 이 중 7명은 임상적 및 병리학적으로 지방종으로 진단받은 것을 확인하였으나 나머지 5명은 과거 피하 종양을 제거한 환자로 당사자의 기술 소견이 지방종과 합치, 지방종으로 간주하였다. 지방종 12예 중 9예가 공장에 인접한 A지역에 거주하는 주민으로 A지역 유병률은 42.9퍼센트였다. 나머지 3예는 B지역에 거주하고 있었으며, B지역 131명 중 3예이므로 유병률은 2.3퍼센트이었다. 통계적으로 유의하게 A지역 유병률이 높았다.

지방종이 발견된 증례의 연령은 모두 30세 이상이었고 남성은 5명, 여성은 7명이었다. 이들의 이 지역 거주기간은 모두 10년 이상으로 증례들 중 1예를 제외하고는 모두 공장 설립 이전부터 이 지역에 살던 사람들이다. 피하 종양의 발병 시기는 모두 1990년 이전이었는데 1980년대 중반이 가장 많았다. 2개 이상의 지방종이 있는 경우도 3예에 달하였다. 지방종의 발생 부위는 특정 부위에 국한되지 않고 매우 다양했다. 특기할 사항으로 B지역에서 지방종이 발생한 3예는 모두 중년 이상의 여성으로 낮시간 대부분을 A지역에 있는 한 가구에 놀러와 지내면서 음식을 같이 먹거나 물을 마셨다고 하였다. 또한 12예 중 7예는 A지역에 거주하는 한 가족에게서 발생하였다. 이 가구에서 부모는 1985년과 1987년에 각각 지방종이 발생했으며 아들 4명 및 딸 1명에게서 지방종이 1983년부터 1987년 사이에 발생했다. 그러나 결혼 후 분가하여 출산한 자손들과 다른 곳에 사는 가까운 친척들에게서는 피하 종양이 발견된 예가 없었다. 자녀들의 경우 모두 이 지역에 거주할 때 지방종이 발생하였으며, 이곳을 떠난 후에는 지방종의 크기가 더 커지지 않았다고 하였다. 이 가족의 가계도는

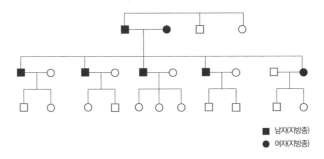

사례	연령/성	지역	거주기간	종양발생연도	부위
1	69/남	A	1961-1995	1987	대퇴부
2	67/여	A	1961-1995	1985	등
3	47/남	A	1961-1994	1985	후두부
4	43/남	A	1961-1988	1985	옆구리
5	40/남	A	1961-1990	1983	어깨
6	37/남	A	1961-1992	1987	이마
7	34/여	A	1961-1986	1983	대퇴
8	59/여	A	1986-1995	1990	발등
9	52/여	A	1959-1995	1989	손등
10	79/여	B	1971-1995	1980	좌반, 등, 둔부
11	81/여	B	1973-1995	1990	어깨, 것등
12	53/여	B	1971-1995	1985	흉부, 대퇴부

■ 남자(지방종)
● 여자(지방종)

주민의 지방종의 발생 부위(위) 및 민영복 씨 가계도.

위와 같다.

모든 것이 명확해졌다. 이 지역에서 지방종이 발생한 12명은 모두 A지역의 지하수 물을 마셔 왔다는 것이다.

▌다시 고잔동으로

서울대 연구진은 물에도 없고 지방종에도 없으니 유리섬유와 지방종은 관련이 없는 것으로 결론지었다. 그렇다면 우리는 우리가 관찰한 것이 무엇인지를 설명해야만 한다. 우리는 주민들의 질환이 유리섬유와 관련되어 있다는 것은 너무나 명백한 사실이어서 누가 조사를 한다 해도 같은 결론에 도달할 수밖에 없을 것이라 장담해 왔는데, 서울대 연구진의 결과는 청천벽력이었다. 설마 했던 일이 현실이 될 줄이야….

우리는 더 이상 손을 놓고 있을 수만은 없었다. 과거 우리가 가지고 있던 물속 자료를 다시 보기 시작했다. 역시나 우리 눈에는 무언가가 보였다. 지방종에서도 무엇인가가 역시 있었다. '때로는 물속에 무언가 있기도 하고 없기도 한 사실…. 그 원인을 찾아내야만 한다. 해결의 키는 현장이다.'

그래서 1996년 1월 초 동국의대 연구진(임현술, 김정란, 정해관, 김지용 교수) 4명은 현미경을 가지고 고잔동을 방문하였다. 모든 문제의 실마리는 현장에 있기 때문에 현장에 가야함은 당연하지만 여건상 그제서야 처음으로 4명이 함께 현장에 간 것이다. 이제 결론은 서울대 결과와는 무관하게 우리가 내야만 한다. 역학조사에서 가장 중요한 것은 현장이다. 현장을 벗어나면 증거가 사라질 위험이 높기 때문에 나는 현장을 최우선시 해왔다. 늘 현장에 답이 있었다. 뒤에 안식년을 맞아 미국의 역학조사 방법을 연구할 기회가 있었는데 나는 그때 내가 추구해온 방식과 미국에서 하는 방법이 동일한 것임을 확인할 수 있었다.

현장에서 나는 정말 재미있는 이야기를 들을 수 있었다. 유리섬유 제조 공장이 들어서자 바가지우물에서 석유가 나오기 시작했다고 한다. 그래서 유전이 발견된 줄 알고 이 석유를 집집마다 채취해 호롱불 등에 이용했다고 한다. 그러던 중 이것이 회사의 폐기물로 오염된 결과라는 것을 알고 주민들이 회사에 항의하자, 유리섬유 회사가 그 우물을 사버렸고, 회사 담벼락의 흰 선이 우물물이 있던 자리라고 한다. 그 후 회사 담벼락에 폐유리섬유를 쌓았고 폐기물의 무게 때문에 담벼락이 무너지면서 우물에까지 폐기물이 들어가 우물이 함몰되어 없어졌다는 것이다. 이것은 유리섬유가 마구 투기되어 왔다는 것을 증명해주는 이야기이다. 거기만 파보면 알 수 있는데, 왜 파보지 않았는지 모르겠다. 이제 와서 우리가 파서 본들 무슨 소용이 있을까? 아! 그렇게 우물에 들어가고 연결된 지하수까지 오염시켜 주민의 펌프 물까지 오염시킨 거로구나. 과거 1차 자문회의 때 주민들이 기름에 대해서도 조사해 달라고 주장한 이유이기도 했다. 그때는 무시해 버렸는데….

드디어 고잔동에 가서 지하수를 직접 다시 봤는데 정말 물속에 유리섬유가 있었다. 그런데 김정란 교수는 조직에서 본 것과는 다르다고 했다. 굉장히 굵은 유리섬유란다. 김지용 교수는 다시 한 번 섬유상 물질이 중간에 모인다고 하면서 두 가지 종류의 섬유상 물질이 있다고 했다. 이때는 일반적인 유리섬유는 편광에서 이중굴절 되지 않는다는 사실 때문에

편광에서 이중굴절 되지 않는 섬유를 확인하기 위해 노력했으며, 그 결과 이중굴절이 되지 않는, 즉 빛나지 않는 섬유를 발견했다. 그래서 물속에 유리섬유가 있는 것은 명확하다고 생각했다. '이제는 이를 과학적으로 증

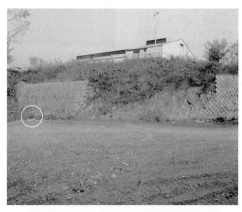

위쪽 유리섬유 공장의 담벽이 폐유리섬유로 무너져 우물이 없어졌다. ○ 표시가 '바가지우물'이 있던 자리.

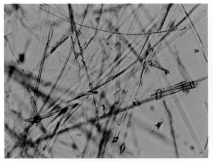
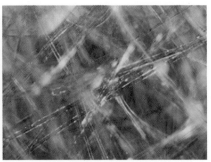

폐유리섬유.

편광 하의 폐유리섬유.

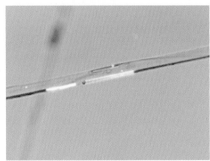
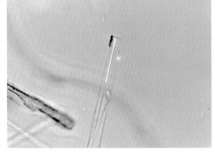

편광 하에서 본 폐유리섬유에는 두 가지 물질이 있었다. 유리섬유와 그 속에 포함된 빛나는 물질(활석).

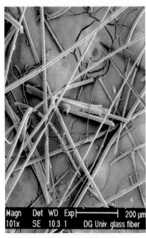
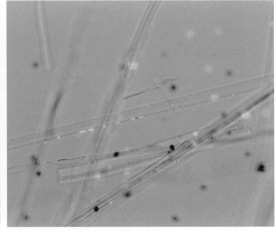

폐유리섬유의 전자 현미경 사진.

편광 하에서 본 폐유리섬유에는 두 가지 물질이 있었다.
유리섬유와 그 속에 포함된 빛나는 물질.

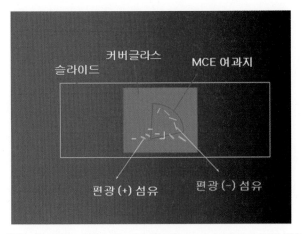

편광(+)섬유 : 편광 하에서 이중굴절을 보임.
편광(-)섬유 : 편광 하에서 이중굴절을 보이지 않음.

고잔동의 폐유리섬유는 편광이 되는 것과 되지 않는 두 가지 물질로 구성되어 있었다.

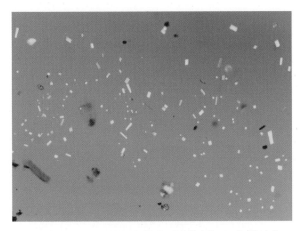

고잔동 주민이 마시는 물을 여과한 후 편광 현미경으로 검경한 사진.
편광에 하얗게 변하는 다수의 섬유상 물질이 발견되고 있다.

명해야만 한다. 섬유상 물질을 보는 것부터 배우면서 하자.'

공장에서 폐기된 유리섬유를 가지고 와서 관찰하면서 그 폐유리섬유가 조성이 다르거나 굵기가 다른 두 가지 이상의 물질로 구성되어 있다는 사실을 알게 되었다. 즉, 편광 하에서 이중굴절이 되는 섬유상 물질과 이중굴절이 되지 않는 섬유상 물질로 구성되어 있다는 사실이다. 이중굴절이 되는 섬유는 물을 여과했을 때 여과지 가장자리에 위치해 있었다. 존스 홉킨스 대학 교수들의 이야기가 맞는 것 같은 대목이다. 우리 중에서 산업위생 전문가인 김지용 교수는 처음 방문 때 빠져서 유리섬유를 보지 못했다.

공장에서 가장 인접한 가구 중 지방종이 발생한 3가구의 지하수를 대상으로 채취 시간 및 보관 시간에 따라 분류하였다. 대조군으로는 피하 종양이 발생하지 않은 주변 지역의 수돗물 2개소, 경주지역 지하수 2개소, 증류수 3개를 이용하였으며 각 분석 단계마다 공시료를 3개씩 만들어 보정하였다.

지방종이 발생한 3가구의 지하수는 시간에 따른 차이를 살펴보기 위하여 각 가구마다 지하수 펌프를 계속 가동시킨 뒤 1.2ℓ 폴리에틸렌 병에 매 4시간마다 48시간 동안 총 12개의 시료를 채취하였다. 3개소 모두 채취 당시 거의 석 달간 지하수 펌프 가동을 하지 않은 상태로, 한 가구의 지하수는 펌프가동 시작부터 시료를 채취하였으며, 다른 2군데의 지하수는 6시간 이상 틀어 놓은 뒤부터 시료를 채취하기 시작하였다. 펌프 가동에 따른 이물질의 발생을 살피기 위하여 48시간 동안의 채취가 끝난 후 지하수의 펌프를 틀었다가 잠그는 동작을 1분간 3회 연속하여 행한 뒤 다시 한 차례 시료를 채취하였다. 또한 보관 상태에 따른 발견 성상의 차이를 알아보기 위해 각 시기별 채수 시 같은 방법으로 1.2ℓ 폴리에틸렌 병에 채취하여 7일간 상온 보관하였다. 시료를 담을 용기는 채취하기 전에 대상 지하수로 3번 이상 헹군 뒤 시료를 채취하였다.

분석은 정확성을 기하기 위해 산업위생 전문가 1인과 병리학 전문의 1인이 시료 채취된 여과지를 관찰하기 전에 우선 현장에서 구한 유리섬유 시료를 충분히 관찰하고, 그 형태학적 특성을 학습한 후 시행하였다.

또한 채취된 시료를 관찰하는 데 있어서는 여러 명이 관찰할 수 있는 현미경(multihead microscope)을 이용하여 두 전문가가 동시에 동일 현미경 시야상 이물질을 관찰하면서 두 명이 모두 동의한 경우에만 섬유상 물질로 인정하였다. 우선 광학 현미경으로 섬유상 물질을 관찰한 뒤 의심스러운 소견에 대해 슬라이드에 표시를 한 뒤 편광 현미경으로 섬유상 물질의 이중굴절 여부를 관찰하

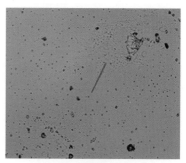

물속의 비결정성 섬유상 물질.
광학 현미경 사진

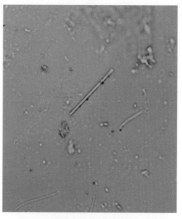

물속의 이중굴절이 없는 비결정성 섬유상
물질. 편광 현미경 사진.

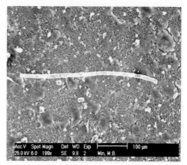

물속의 비결정성 섬유상 물질.
전자 현미경 사진.

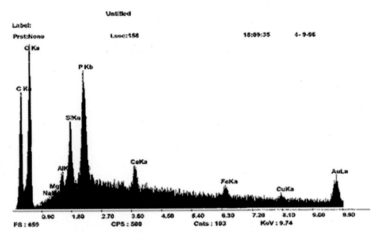

주요 구성 성분인 규산칼슘, 유리섬유로 추정.

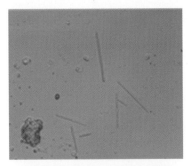

물속의 결정성 섬유상 물질. 광학 현미경 사진.

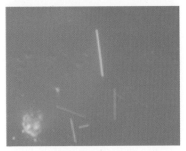

위 사진을 편광으로 보면 이중굴절이 생긴다.
편광 현미경 사진.

였다.

또한 발견된 섬유상 물질의 물리 화학적 성상을 관찰하고자 주사전자 현미경(Scanning Electron Microscope, SEM) 및 에너지 분산 X-선 분석기(EDXA)를 이용하여 관찰하였다. 주사전자 현미경으로 관찰하기 위하여, 시료가 채취된 여과지에 전기 전도성을 주었다.

지하수 내 섬유상 물질을 확인하는 데 있어 채취 시간이나 보관 시간 등의 조건에 따라 차이가 생기는지를 살펴보기 위하여 지하수를 시간

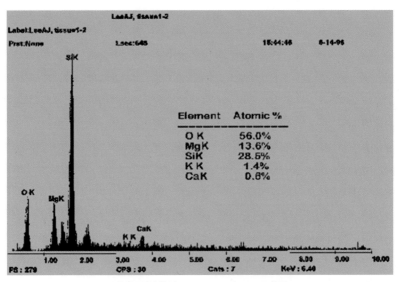

Element	Atomic %
O K	56.0%
MgK	13.6%
SiK	28.5%
K K	1.4%
CaK	0.6%

성분 분석상 활석(magnesium silicate)으로 추정.

별로 채취하였으며 또한 7일간 보관한 시료와 비교하여 살펴본 결과 다음과 같은 결과를 얻었다.

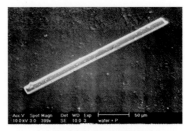

물속의 결정성 섬유상 물질(활석). 전자 현미경 사진.

지하수를 분석하는 데 있어 펌프 가동 시간에 따라 여과된 지하수 내 구성 성분이 상당히 다양하였으며, 섬유상 물질의 검출도 역시 시간에 따라 변화가 심하였다.

편광에 이중굴절이 음성인 칼슘 실리케이트 섬유상 물질(이것이 유리섬유임)은 유리섬유와 유사한 화학적 구성을 갖고 있었으며, 굵기가 아주 다양하였다. 드물게는 폐유리섬유와 비슷한 굵기부터 그동안 문제가 되었던 섬유상 물질과 비슷한 굵기와 길이를 가진 물질이 관찰되었다. 굵기의 차이는 최대 5~6배이었다. 그러나 이번 사건의 주범으로 채취 즉시

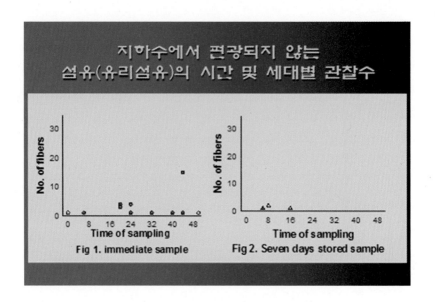

지하수에서 편광되지 않는
섬유(유리섬유)의 시간 및 세대별 관찰수

Fig 1. immediate sample

Fig 2. Seven days stored sample

실시한 검사에서는 여과지에서 관찰되었으나 7일간 방치한 뒤 실시한 경우에는 관찰되지 않아 여과지를 이용하여 채취 용기 바닥을 훑어 검사한 결과 다수가 관찰되었다.

편광에 이중굴절이 양성인 마그네슘 실리케이트 물질(이것이 활석임)은 채취 즉시와 7일간 방치 후 관찰에서 같은 양상으로 관찰되었으나 주사전자 현미경에서는 관찰하기 힘들었다. 이는 물리적 특성상 여과지에서 분리가 잘 되며 전처리 과정에서 손실이 많았기 때문이라고 생각된다.

즉, 폐유리섬유(유리섬유와 활석으로 구성되어 있음)로 오염된 물에서 유리섬유와 활석이 발견되었는데 유리섬유는 대부분 시간이 지나면 페트병에 붙고 활석은 붙지 않는다는 사실을 알아냈다. 즉, 물속에는 두 가지 종류의 섬유상 물질이 있었다.

위의 내용으로 논문을 써서 한국산업위생학회지에 투고를 했는데 수정이 필요하다는 의견서를 받게 되었다. 일반적으로 논문을 심사한 심사자를 알지 못하게 되어 있는데 심사가 종결된 후 심사자가 섬유상 물질 분석 전문가라고 생각하고 전문가의 의견이 중요하다고 생각되어 여러 통로로 알아 본 후에야 다음과 같은 의견을 얻을 수 있었다.

의견서

본인은 한국산업위생학회지에 투고한 김지용 교수의 「시료 채취 조건 및 검사방법에 따른 지하수 내 섬유상 물질 검출양상에 관한 연구」를 게재 심의하는 과정에서 다음과 같은 사항을 지적하여 보완을 요청한 적이 있습니다.

즉, 과거 상기 논문의 게재를 심의하는 과정에서 김지용 교수가 언급하였던 채수용기의 섬유상 물질 축적에 대한 사실을 실험 관찰 외에 타 관련문헌을 인용하여 확실한 사실증명을 해줄 것을 요청하였습니다. 이같은 사실은 수중의 석면에 대한 전문가로 알려진 채트필드(Chatfield) 등의 연구보고서에서 수중의 섬유상 물질을 채수할 때 통상적으로 사용하는 플라스틱(폴리에틸렌, polyethylene) 용기 내벽에 섬유상 입자가 부착되기 때문에 폴리테트라플로오르에틸렌(PTFE) 용기를 사용할 것을 권장하고 있기 때문입니다.

논쟁이 되고 있는 인천 고잔동의 지하수 내 유리섬유 검출과 관련하여 사용한 용기가 통상적으로 사용하는 폴리에틸렌 용기일 경우는 상기의 문제점으로 인하여 분석 결과치를 달리할 수 있을 것으로 판단됩니다. 이같은 원인에 대해서는 보다 상세한 연구가 요구되는 사항으로 보이며, 앞으로도 수중의 섬유분석을 위해서는 전문적인 지식과 경험을 갖춘 전문가의 분석이 요구되는 한편, 용기 선택에 있어서도 신중을 기해야 할 것으로 생각합니다.

1999년 3월 15일

의견인 관동대학교 이공대학

건설,환경,시스템 공학부 환경전공 교수

채트필드 등의 연구보고서는 뒤에 언급할 예정이다. 섬유상 물질 중 벽에 부착되는 종류가 있다는 것은 이미 검증된 내용인데 이를 우리가 처음인 것같이 발표하였다는 것이다. 그러므로 우리가 직접 가서 보거나 빠르게 보면 보일 수 있고 검체통(폴리프로필렌 용기)을 사용하면 벽에 부착되지 않으므로 관찰할 수 있었지만 페트병에는 붙기 때문에 볼 수 없었던 것이다. 또는 이중굴절이 되는 섬유만 볼 수 있었던 것이다. 존스 홉킨스대에서 온 교수들도 이 사실을 모르고 있었기 때문에 이를 고려하지 않고 물을 보아 유리섬유를 볼 수 없었던 것이다. 이 시절 이미 알았고 논문을 수정, 제출하여 게재가 되었지만 1999년 이를 확인하여 위의 의견서를 소개했다. 의학이나 산업보건 분야의 전공자여서 공학 분야를 잘 몰라 생긴 실수라고 생각한다. 이 사실은 서울대 연구진이 물에서 유리섬유를 관찰하지 못한 사실을 명확하게 설명해 주는 것이다. 서울대 연구진은 페트병에 물을 떠 간 뒤 1주일 이상이 지나 유리섬유를 관찰하였으니 대부분 벽에 붙어 관찰하기 어려웠을 것이다.

우리가 고잔동을 방문하여 물속에서 편광으로 이중굴절 되는 섬유와 되지 않는 섬유를 발견하고 이에 대하여 어느 정도 기법이 익숙해졌을 때인 1996년 2월 23일(금), 중앙환경분쟁조정위원회로부터 우리한테 회의에 참석해 달라는 연락이 왔다.

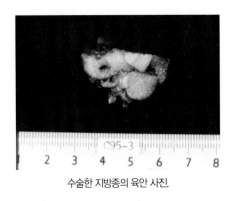

수술한 지방종의 육안 사진.

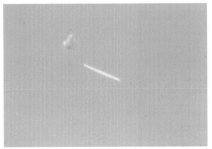

조직 접착도말(touch print)상 결정성 섬유상 물질.
편광 현미경 사진.

조직 접착도말(touch print)상 비결정성 섬유상 물질.
편광에서 이중굴절을 보이지 않아
하얗게 변하지 않았다. 편광 현미경 사진.

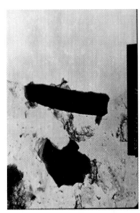
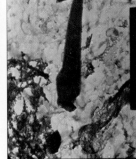

조직 내 결정성 섬유상 물질의 투과전자 현미경 사진.

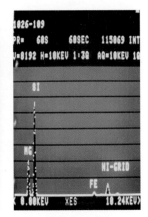

성분 분석상 활석(magnesium
silicate)으로 추정.

지방종 조직의 섬유상 물질 분석

Group	Name	Age	Sex	Total fiber	Asbestos fiber	Non-asbestos fiber	Mg+Si fiber
Case	Lee JS	79	2	71.82	21.12	50.7	27.46
	Lee AJ	52	2	499.15	4.42	494.74	419.64
	Min MS	40	1	6.73	0.34	6.73	1.35
Control	Lee AJ	54	2	2.69	0.48	2.21	0.88
	Son JI	60	1	1.4	0.21	1.18	0.29
	Kim YS	40	1	7.64	0.36	7.28	5.41
	Kim KR	71	2	6.95	0.41	6.55	2.32
	Kim KS	57	1	4.2	0.1	4.2	1.8
	Yu JS	49	1	1.91	0.02	1.91	0.3
	Kim CH	43	2	33.41	0.64	32.78	16.23
	Huh SY	41	2	0.66	0.01	0.66	0.08

unit: million fibers per gram dry weight

직업적 노출력이 없는 주민의 조직 내 비석면 섬유상 물질 농도

Area	Year	Subiects	Tissue	Concentration o nasbestos fibe (million fibers/g d.)	Method of analysis
This Study	1996	3 cases 8 controls	Lipoma	184.1(55.3) 7.1(3.5)	LTA-AEM1)
Nagoya, Japan	1992	34 males 19 females	Lung	69.0(47.6)# 35.0(18.2)	LTA-AEM
Cardiff, UK	1991	56 males	Lung	12.6	WD-LTA-AEM3)
Japan	1990	12 patents	Lung	9.4	LTA-TEM
London, UK	1988	44 males 12 females	Lung	24.6	WD-AEM2)
Vancouver, Canada	1985	14 males	Lung	4.7	WD-AEM4)
San Francisco, USA	1983	11 males 9 females	Lung	0.96 1.15	WD-AEM

지방종 조직 섬유상 물질의 원소 구성

Element composition	#1(Lee JS) No.	#1(Lee JS) (%)	#2(Lee AJ) No.	#2(Lee AJ) (%)	#3(Min MS) No.	#3(Min MS) (%)	Total No.	Total (%)
Mg+Si(chrysotile)	9	26.5	1	0.9	0	0.0	10	6.3
Mg+Si	13	38.2	95	82.6	2	20.0	110	69.2
Si+Fe(+Ne, Mg)	1	2.9	0	0.0	0	0.0	1	0.6
P+Fe	5	14.7	13	11.3	0	0.0	18	11.3
P+Fe(+Ce)	0	0.0	0	0.0	6	60.0	6	3.8
Al+Si	2	5.9	1	0.9	0	0.0	3	1.9
Fe+Cr	1	2.9	1	0.9	0	0.0	2	1.3
P+Fe+Cr	0	0.0	1	0.9	0	0.0	1	0.6
Si	0	0.0	1	0.9	1	10.0	2	1.3
Al	1	2.9	0	0.0	0	0.0	1	0.6
Fe	1	2.9	1	0.9	1	10.0	3	1.9
Cr	1	2.9	1	0.9	0	0.0	2	1.3
Total	34	100.0	115	100.0	10	100.0	159	100.0

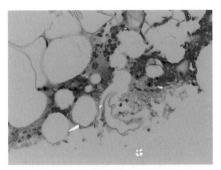

두 번째 환자(Lee AJ)의 지방종 검체에서 편광에 이중굴절을
보이는 결정성 섬유상 물질. 이 이물질도 전자 현미경을
이용한 EDXA분석에서 활석으로 확인됨.
편광 현미경 사진.

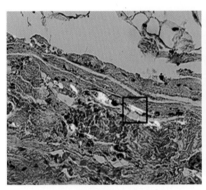

이중굴절되는 결정성 섬유상 물질.
편광 현미경 사진.

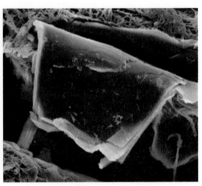

조직 내 결정성 섬유상 물질을 확대한
투과전자 현미경 사진.

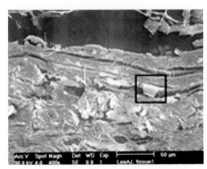

조직 내 결정성 섬유상 물질. 위쪽의 광학 현미경
사진에서 □ 내에 있는 부위를 □로 표시하였고,
위 오른쪽 사진은 같은 부위를 확대한 것이다.
주사전자 현미경 사진.

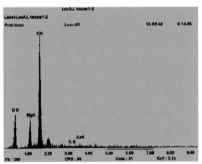

활석으로 추정되는 섬유상 물질의
EDXA를 이용한 분석

▌과학이 실종된 전문가들

1996년 3월 7일(목) 오후 2시 중앙환경분쟁조정위원회가 열렸다. 이것이 열리게 된 이유는 전에 언급하였듯이 1995년 3월 23일 고잔동 주민들이 중앙환경분쟁조정위원회에 그동안의 피해를 보상하고 폐유리섬유 처리문제를 해결해줄 것을 요구하는 재정신청을 하였기 때문이다. 나는 물속에 편광으로 이중굴절 되는 섬유상 물질과 되지 않는 섬유상 물질 등 여러 슬라이드를 가지고 갔다. 이를 보면서 설명하려고 했기 때문이다. 그런데 혹시 슬라이드 영사기가 없을지 몰라 물어보았더니 있다고 했다. 슬라이드 영사기는, 사진을 빛에 비추어 보는 상당히 큰 기구였다. 사실 포항에서 그것을 가지고 가기에는 너무 무거웠다. 있다고 하는데 가지고 갈 필요가 있을까?

그런데 막상 가보니 환경분쟁조정위원회는 슬라이드 영사기가 없다고 하면서 어떤 자료도 보려고 하지 않았다. 분명 있다고 했는데…. 나를 부른 것은 형식적인 것이었다. 나에게 이야기할 기회도 주지 않고 지방종이 물에 의한 것이냐고만 물었다. 그렇다고 했다. 물속에 없다는 것은 존스 홉킨스 대학 교수들의 의견 등으로 이미 판정이 난 것이다. 한 명의 교수가 약간 긍정적으로 의견을 제시하였지만 역부족이었다. 끝나고 나오는데 나와 같은 전공인 어떤 교수가 자신과 자기 부인도 지방종이 있다고 하면서 비웃는 것이었다. 보여 달라고 하니 보여 주지는 않고 어깨에 있다고 했다. 과학이 실종된 위원회라고 생각했다. 나는 그 뒤 정부의 여러 위원회에서 전문가로 일하면서 이런 억울한 일이 없도록 하기 위해 노력했다. 가지고 간 자료를 보지도 않고 결정하는 무성의한 태도, 해도 너무한다는 생각이 들었다. '누구를 위한 자리인가?'라는 의구

심이 일었다.

나중에 알아보니 서울대가 관련성을 부인하는 조사결과를 내놓자 환경분쟁조정위원회는 주민들의 피해보상 청구를 기각했단다. 그러면서 주민들의 정신적 피해에 대한 위자료로 2천1백 40만 원을 지급해야 한다는 단서만을 붙였다.

단지 정신적 스트레스만 인정했을 뿐, 피부 증상 및 호흡기 증상도 일체 인정되지 않았으니 기가 막힐 뿐이었다. 피부 증상은 너무나 뻔하고 무좀균 검사만 하여도 확인이 쉽게 되는데…. 더구나 서울대 연구진 보고서에서도 대조 지역 주민에 비해 피부 증상이 유의하게 많았다. 호흡기 증상도 당연한 것이었다. 아주 미세한 유리가루가 날리는데 피부 증상과 호흡기 증상이 있는 것은 너무나 당연한 일 아닌가? 피부 증상 때문에 주민들이 스카치테이프를 이용하여 유리섬유를 제거하는 치료까지 하고 있었다. 시간이 없고 여건이 미비해 확진 검사를 하지 않았던 것이 마음에 걸렸다. 그러나 확진 검사를 하였다한들 과연 무엇이 달라졌을까? 그들은 증거조차 보지 않았을 것이다. 단, 이의가 있으면 60일 이내에 소송을 하라고 적혀 있었단다.

이에 대한 1996년 4월 2일자 『경향신문』 기사를 소개한다.

지난해 말 인천시 남구 고잔동 지역의 유리섬유 피해에 대한 역학 조사 결과 인체피해와는 무관하다고 결론이 내려졌지만 정신적 피해는 배상해야 한다는 결정이 나왔다.

환경부 중앙환경분쟁조정위원회(위원장 손永吉)는 2일 인천시 남구 고잔동 65번지 일대에 거주하는 金仙培씨(56.女) 외 2백8명이 한국인슈로산업㈜(대표 劉秉昊)을 상대로 낸 유리섬유로 인한 피해배상신청에서 인슈로 측은 주민 25명에게 모두 2천1백40만원을 지급하라고 결정했다.

金씨 등은 신청서에서 "인천시 남동구 논현동 한국인슈로산업(주)에서 발생한 유리섬유로 위장장애, 괴종양, 호흡기질환, 피부질환 등의 인체 및 정신적 피해를 보았다"며 피해배상금으로 29억 6천여 만원을 배상하라고 주장했다. 이에 분쟁조정위는 인슈로 측이 폐유리섬유를 장기간 야적하며 관리부실 등으로 유리섬유가 야적장으로부터 최대 1백47m까지 날아가 주민들에게 불편을 끼쳤다며, 야적장으로부터 1백47m 이내에 거주하고 있는 25명의 신청인들에게 정신적 피해에 대한 배상금으로 2천1백40만 원을 지급하라고 결정했다.

그러나 분쟁조정위는 인체피해 부분에 대해서는 지난해 말 서울대 연구진의 역학조사 결과 고잔동 지역 지하수와 인체종양조직에서 유리섬유가 검출되지 않았고 주민들과 인슈로 근로자에 대한 건강검진에서도 특이한 질병이 발견되지 않았다는 결론에 따라 유리섬유와 인체피해는 무관하다며 기각했다.

인천 고잔동 유리섬유 사건은 유리섬유로 단열재를 생산하는 한국인슈로가 지난 74년 조업을 시작한 후 주민 일부에게서 위장 장애와 괴종양 등이 발생, 그 원인이 유리섬유로 인한 지하수 오염이라는 주장에 따라 작년 5월부터 6개월여 간 서울대 연구진이 중심이 돼 역학조사와 주민건강검진을 실시, 인체피해와 무관하다는 결론이 났었다.

■ 일본에 분석을 맡기다

이미 언급한 바와 같이 일본에 분석을 맡겼다. 정해관 교수가 제안한 대로 투과전자 현미경을 통해 섬유상 물질의 수와 종류를 파악하는 것이 우리 일이 되고 말았다. 전 세계적으로 믿을 만한 투과전자 현미경을 볼 수 있는 곳이 유럽 등 4개 소가 있는데 그중 일본이 들어 있었다. 일본인으로 한때 산업안전연구원에서 자문을 하던 히사나가 선생이 있었는데, 이분을 통해 자신이 졸업한 나고야 대학의 병원에서 이 일을 전담하고 있는 사카이 선생을 소개받을 수 있어, 우리는 그곳으로 시료를 보냈다.

"고잔동에 다녀온 후 정말 이제는 제대로 해야겠다는 생각을 했다. 정해관 교수와 자주 이야기하면서 아이디어를 내기 시작했다. 결국 조직에서 섬유상 물질이 나오면 그 농도를 파악해야 한다고 생각해서 그것을 할 수 있는 사람을 찾다가 일본학자들에게까지 갔다. 히사나가 나오미 박사는 역학과 관계있는 분이고 사카이 기요시 박사는 섬유상 물질의 농도를 측정하는 사람이다. 그분들과 접촉해서 일본에 가서 섬유상 물질의 농도를 측정하고 그래서 계수가 나온 것이다. 저만큼 차이가 날 것이라고는 생각지 못했다. 그리고 우리나라에 당시 주사전자 현미경이 별로 없으니까 수원의 현대자동차 연구소에 가서 보고 포항공대 산업과학기술연구소의 도움으로 주사전자 현미경을 보면서 제대로 연구를 하게 되었다."(김정란 교수)

"서울대 연구진은 주사전자 현미경으로 봤는 데도 확인을 못했다고 하니까 우리도 주사전자 현미경을 보러 다녔다. 기흥에 있는 현대계열 산하

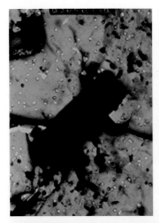
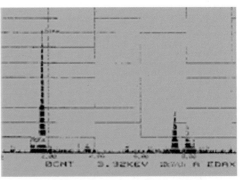

투과전자 현미경 사진과 에너지 분산 X-선 분석기를
이용한 성분 분석.

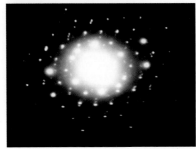
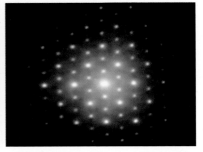

투과전자 현미경 하에서 본 선택영역 전자회절 소견.

의 연구소에 가서 주사전자 현미경으로 봤고 서울대에 가서도 보고자 했
는데 시간이 너무 짧아서 볼 수 없었다. 그러다가 일본에서 유리섬유와
석면을 보는 히사나가 교수와 연결이 되어 두 차례 일본 나고야 대학에
갔다. 처음에는 임현술, 정해관 교수가 갔고, 두 번째는 김정란, 정해관,
김지용 교수가 가서 검증했다. 우리가 발견한 것이 뭔지를 광물학적으로
감정했고, 그것이 조직에 어마어마하게 들어있는 것도 확인했다. 그것을
바탕으로 포항공대 전자 현미경실에서 다시 주사전자 현미경을 빌려 확
인했다. 그렇게 거의 1년 정도 자비를 들여 했다. 연구결과가 쌓이니까

왜 우리는 봤는데 서울대 연구진은 못 봤는지, 또 우리가 발견한 결과도 왜 상충되게 나왔는지 알게 되었다."(정해관 교수)

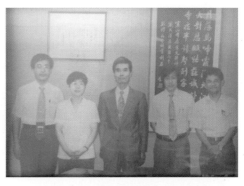

나고야 대학을 방문한 연구진. 왼쪽부터 정해관, 김정란, 나고야시립연구소장, 히사나가 나오미 교수, 사카이 기요시 박사(1996년. 김지용 교수 촬영).

동국의대가 현장에 가서 지하수를 다시 확인하니 여전히 유리섬유가 많이 보였고 실험실에서 봤던 것보다 크기도 훨씬 컸다. 이 과정에서 새롭게 밝혀진 사실은 편광 현미경을 사용했을 때 반짝반짝 빛나는(이중굴절이 되는) 이물질은 유리섬유가 아니라 활석이라는 것이다. 고잔동 유리섬유 물질에는 유리섬유(규산칼슘)와 활석(규산마그네슘, 탈크)이 함께 들어있었고 마을 주민들의 지방종에서 본 것은 활석이었다. 유리섬유는 시간이 지나면 녹는 성질이 있는데 활석은 천연물질(광석)이라 몸에 그대로 간직되어 있었다.

김정란, 정해관 교수는 이제 조직에 들어있는 유리섬유에 대한 섬유상 물질의 농도를 파악(섬유상 물질의 수를 세는 것)해야 한다는 결론을 내리고 주사전자 현미경이 있는 곳을 분주히 찾아다녔다. 그렇게 연구한 끝에 비로소 폐유리섬유에 들어있던 광물질이 무엇인지, 조직에 들어있던 섬유상 물질의 양이 얼마나 되는지 구체적인 수치를 밝힐 수 있었다. 52세 여자의 규산마그네슘 수치는 건조직 1g당 4억2천만 개, 81세 여자는 5천 1백만 개, 40세 남자는 7백만 개였다. 대조군으로 보낸 8명은 가장 많은 사람이 1천 6백만 개였다. 김정란 교수는 4억 2천만 개가 있는 52세(여)의 지방종 조직을 보아 조직 내 이물질(섬유상 물질)을 관찰하는 방법을 알아냈고 다른 2명의 지방종에도 그러한 물질이 있다는 것을 알게 된 것이다. 52세 여자의 조직에 굉장히 많이 포함되어 있었고 이 수치 덕분에 동국의대가 확신을 갖고 고잔동 문제에 접근할 수 있었다.

▌ 서울대 보고서의 문제점

우리 동국의대 연구진이 1995년 이 연구의 예비조사 결과를 발표한 이후 서울대 연구진은 동일한 대상에 대하여 고잔동의 지방종은 유리섬유와 무관하며, 물속에서 유리섬유를 발견하지 못하였다고 주장하였다. 서울대 연구진은 이 조사와 동일한 지역을 대상으로 한 주민 조사에서 다수의 피하 종양을 확인하였고 이 지역의 지방종 유병률이 타 지역에 비하여 현저히 높음을 재확인하였다. 또한 수술을 통하여 직접 제거한 9예의 피하 종양 중 'A' 지역에 해당하는 주민들 4명은 모두 지방종이었던 반면 타지역 주민은 5명 중 1명만이 지방종이었고 나머지 4명은 다른 종양이어서 이 지역의 지방종 군집을 다시 한 번 확인하였다. 이 중 지방종으로 확인된 이 지역 주민 4명 중 2명은 조사 시 병력에 의하여 지방종을 의심한 사례였다. 그러나 서울대 연구진은 주민들의 건강 장해 중 가장 크게 대두되었던 지방종이 많은 이유에 대하여 아무런 해석을 하지 않았다.

또한 건강조사에 있어 대조 지역 주민들의 선정 과정에서 선택바이어스가 작용하였다. 즉, 조사 대상 지역의 주민 중 80퍼센트 이상이 수검에 응한 반면 대조 지역의 주민은 15~50퍼센트 정도만이 응하였으므로 이들 대조 지역의 피검자들은 질병을 가지고 있는 사람들이 선별적으로 포함되었을 가능성을 매우 높으나 이에 대한 검토가 없었다. 따라서 대조 지역과의 일반적인 건강조사는 선택바이어스가 귀무가설(설정한 가설이 진실일 확률이 극히 적어 처음부터 버릴 것이 예상되는 가설) 쪽으로 강하게 작용하였을 가능성이 높다.

서울대 연구진의 물속 섬유상 물질 조사는 시료 채취 방법, 보관 방법 및 전처리 방법에 따라 물속에서 발견되는 섬유상 물질이 매우 크게 변동됨에 대한 고려가 전혀 없었다. 더구나 수질 내 섬유상 물질을 확인하기 위해서 광학 현미경으로 먼저 관찰하지 않은 채, 처음부터 고배율의 전자 현미경을 이용하여 관찰함으로써 광학적 특성에 따른 섬유상 물질의 차이를 인지하는 데 실패하였을 뿐 아니라 지하수 내 규산마그네슘 섬유의 특성상 많은 섬유들이 시료 주변부에 존재하는 바, 이를 검출하는 데에도 실패하였다. 아직 지하수 내의 섬유상 물질에 대한 표준적인 검사 방법이 제시되지 않고 있어 지하수의 특성에 따른 섬유상 물질의 검사 방법에 대한 많은 검토가 필요함은 미국 환경청(United States Environmental Protection Agency, EPA) 보고서 (Chatfield et al. 1983) 등을 통하여 제시된 바 있다.

※ Chatfield EJ, Dillon MJ, Riis P, Stott R. Asbestos fiber determination in water samples: Preparation techniques, improved analytical method and rapid screening in Project Summary. EPA-600/S4-83-044, 1983
이 연구는 수중 석면을 검출하기 위한 정성분석과 정량분석에 대한 미국 환경청 프로젝트의 일환으로 시행되었는데 석면을 유리 용기나 폴리에틸렌 용기에 오래 보관하는 경우 내벽에 고착되기 쉬워 분석에 큰 오류를 범할 수 있어 이에 대한 대책을 세우는 것을 그 목적으로 한 것이다. 용기 내벽에 고착되기 쉬운 원인으로는 물속의 박테리아 등이 분비한 유기물질 등에 의한 것이라고 밝히고 있다. 따

라서 분석을 쉽게 하기 위해서 채취 용기를 유리나 폴리에틸렌 재질보다는 폴리테트라플루오로에틸렌polytetrafluoroethylene, PTFE 용기를 사용할 것을 권하고 있다. 채취 후 용기를 자외선 조사를 하여 용기 내벽에 부착을 시키는 유기물질의 영향을 최소화하고 초음파를 통해 그 수중 분포상태를 일정하게 유지시킨 뒤 분석하는 방법을 권고하고 있다.

우리 동국의대는 광학 현미경 및 편광 현미경을 이용하여 다수 시료에 대한 광범위한 관찰을 통하여 폐기물 중에 존재하는 이물질을 발견했다. 또한 이를 전자 현미경으로 다시 확인하는 방법을 사용하여 보다 포괄적이고 객관적인 방법으로 검사하여 다수의 섬유상 물질을 발견할 수 있었다.

반면 서울대 연구진은 폐유리섬유에 대하여 극히 제한된 양의 시료에 대한 전자 현미경 검사만을 시행하였으므로 일반적인 유리섬유의 성분을 확인하는 이상의 결과를 얻을 수 없었다.

조직에서 관찰된 이물질은 서울대 연구진의 예는 그 지역을 떠난 지 8년 이상이 지난 주민을 대상으로 이루어져 조직 내 이물질의 양이 상당히 적었기 때문에 서울대 연구진이 실시한 통상적인 조직절편을 관찰하는 방법으로는 관찰이 불가능하였다고 생각한다. 더구나 서울대 연구진은 지방종에 대하여 일반 광학 현미경만을 시행하였고 따라서 지방종 조직 중에서 발견되는 약간의 이물질을 확인하였음에도 이물질에 대한 언급을 전혀 하지 않고 유리섬유가 없음만을 보고하였다. 조직 중에 포함된 유리섬유는 그 광학적 특성상 통상적인 조직검사 절편 상에서 발견하는 것은 매우 힘들다. 동국의대 연구진에서 시행한 정량적인 방법을 시행한다면 이물질을 검출할 수 있을 것이다.

따라서 서울대 연구진의 조사연구는 고잔동 지역에서 제기된 문제가 기존의 문헌적 범위를 벗어나는 수준에서 제기되었음에도 불구하고 조사의 범위와 대상을 선정함에 있어 사실에 근거하기보다는 문헌적 지식에만 충실하였고, 제시된 사실의 확인을 위한 검사의 시행에 있어 각 검사의 제한점과 범위를 사전에 충분히 감안하지 못하고 관행적인 검사 결과에만 의존하였으므로 다수의 새로운 사실을 확인하는 데 실패하였다고 생각한다.

▌한 날 한 자리에

1996년 10월 25일 대한예방의학회 추계 학술대회에서는 보기 드문 장면이 연출되었다. 서울대 연구진과 동국의대 연구진이 나란히 고잔동 문제를 발표한 것이다. 서울대 용역팀은 「인천시 고잔동에서 제기된 유리섬유에 의한 건강피해 역학조사」로 조○○ 교수, 동국의대 연구진은 「유리섬유공장 인근 주민에서 발생한 지방종에 대한 연구」라는 제목으로 정해관 교수가 발표했다. 좌장은 동국의대 학장인 김두희 교수님이었다. 나는 다혈질적인데 반해 정해관 교수는 침착한 데다 전자 현미경을 직접 보고 검토했기 때문에 발표자로 나선 것이다.

서울대 연구진은 기존의 입장대로 고잔동 주민들의 건강 장해와 유리섬유는 관련성이 없다는 것이었고, 동국의대는 활석이 포함된 폐유리섬유가 지하수를 오염시켜 주민들의 몸에 들어가 지방종을 일으켰다는 것이었다. 조○○ 교수가 아무것도 관찰하지 못하였다고 발표한데 반하여 정해관 교수는 조○○ 교수의 연구가 무엇이 잘못되었는지 논리적으로 조목조목 지적하면서 증거 사진 등을 제시하였다. 동국의대 연구진이 서울대 연구진을 완전히 제압했다고 생각한다. 학자들은 동국의대 연구진의 노력에 열띤 호응을 보냈고 조○○ 교수는 진땀을 흘려야 했다.

김두희 교수님이 너무 객관적인 입장에서 좌장 역할만 해 좀 섭섭했던 게 사실이지만, 아마 같은 동국의대라 우리 편을 들기 어려웠기 때문일 것이다.

이날 과거 중앙환경분쟁위원회에서 자신과 부인이 지방종이 있다고 나한테 희롱을 서슴지 않던 교수까지 정해관 교수에게 수고했다고 거들었다. 많은 동료들이 다른 심포지엄에 참석하느라 못 들었다고 아쉬워했고 전체 회원들이 듣도록 했어야 한다는 의견이 나오기도 했다. 동국의대 연구진은 대구경북 지역에 소속되어 있어서 대구경북 지역 의대 예방의학교실 교수들과 만찬 후 재차 단합대회를 했는데 우리한테 이구동성으로 수고했다고 하며, 우리의 발표가 과학적인 근거에 기반한 신뢰성이 돋보였다고 응원을 보냈다.

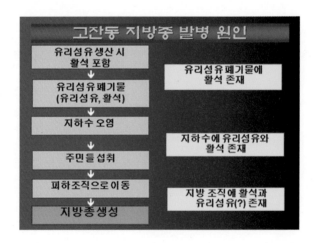

결 론

□ 고잔동 지역 높은 지방종 유병률
- 지하수와 조직 내 유리섬유 존재
- 규산 마그네슘(활석) 존재
  유리섬유 폐기물
  지하수
  지방종 조직
□ 유리섬유 폐기물에 함유된 활석에 의하여 지방종 발생

※ 2010년 8월 경 나는 EBS 「명의」에 출현하였다. 이때 고잔동 사건도 소개되었다. 그 후 좌장이었던 김두희 교수님이 이메일을 보내 주셨다.

메일 제목: 시청소감
임 교수 축하드립니다. 오늘 저녁 10시 「명의」 재방송을 잘 시청하였습니다. 어느 누가 그만큼 해내겠습니까. 참 잘 하셨습니다. 공연히 내 어깨가 으쓱해지더군요. 교육방송이지만 많은 사람들에게 도움이 되었으리라 생각됩니다.
고잔동 유리섬유 관련 학회발표 시 좌장으로서 조○○ 교수와 서로 입장이 난처할까 하여 후진들이 판단할 것이라고 한 것은 임 교수의 결과를 인정하고 한 말이었습니다. 늦었지만 양해바랍니다. 감사합니다.

성운

성운은 김두희 교수님의 호다. 13년 만에 좌장의 솔직한 고백을 들으니 기분이 날아갈 듯했다.

"두 연구가 같은 자리에서 동시에 발표된 건 큰 이슈가 되기에 충분했다. 그 후 논문을 내고, 출판하고, 재판으로 넘어갔는데 서울대 연구진은 그쪽의 소견을 바탕으로 우리의 연구는 정통적인 방법이 아니라는 입장

을 견지했다. 우리 쪽은 새로운 문제를 보기 위해서는 새로운 시각과 방법으로 접근해야 한다고 주장했다.

학술적으로는 그렇게 평행선을 달리다 끝이 났고 논문 출판에서는 병리학회지를 포함하여 국내 학회지에 세 번 나갔다. 국내 저널도 그렇지만 해외 저널에 내기 위해 많은 신경을 썼는데 여의치가 않았다. 그 이유는 몇 가지가 있다. 새로운 문제가 나올 때 그것을 뒷받침할 사실들이 확고해야 하는데 한 번의 에피소드라는 한계와 이중 게재 문제가 발목을 잡았다."(정해관 교수)

여전히 세상은 변하지 않는다.

지금 현재도 시간은 이렇게 흘러가고 있다.

1996년 12월 5일자 『시사저널』에 기사가 났다.

※ 1996년 10월 5일 국회 환경노동위원회 홍준표 국회의원의 비서관에게서 고잔동 건으로 연락이 왔다. 여러 가지를 준비해 서울 해당 국회의원 방으로 갔다. 비서관을 만나 기다리는데 홍준표 의원이 방에 들어왔다. 비서관에게 설명하라고 했다. 나는 포항에서 이렇게 멀리까지 왔는데 대화도 안 해주면 어떻게 하느냐고 항의를 했다. 홍 의원은 잠시 멈칫하더니 내 이야기를 들어주었다. 이야기를 듣고 그는 저널에 기사화하면 좋을 것 같다고 이를 소개하겠다고 했다.

그 후 『시사저널』 기자가 경주를 방문, 대화를 나눴다. 국회의원 비서실에서 잡지사에 연락을 했을 것이다.

기사는 '괴종양을 일으키는 죽음의 물 마셔 왔다-임현술 교수팀, 인천 고잔동 괴질은 물속 유리섬유 탓'(정희상 기자)이라는 제목으로 소개되었다. 이 기사를 소개하고자 한다.

한국 의학계에서 코페르니쿠스가 되겠다고 나선 의료팀이 있다. 동국의대 임현술·정해관 교수(예방의학)와 김정란 교수(병리학)가 그들이다. 임현술 교수팀이 연구 대상지로 잡은 곳은 인천광역시 남동구 고잔동에 있는 한 마을이다.

94년 이들은 이 지역 주민이 집단으로 원인 모를 피부병·종양과 암에 시달리고 있다는 소식을 듣고 현장에 달려갔다. 주민들에게 집단 발생한 괴종양은 지방종양으로 11명에게서 발견되었고, 위암·식도암 등 암환자가 4명, 그밖의 질환 5명이었다. 약 4개월에 걸친 역학조사 결과, 임현술 교수팀은 고잔동 피해 주민 주거지 부근에 있는 유리섬유 단열재 생산업체인 (주)한국인슈로산업이 20년간 불법 매립한 유리섬유 성분이 지하수에 스며들어 이를 마신 주민들에게 종양이 발생했다고 발표했다.

임교수팀은 유리섬유와 관련한 연구에 이미 노하우를 가지고 있다. 임현술 교수는 94년에 한국 의학계 최초로 공기 중의 유리섬유가 인체에 미치는 영향을 역학조사해 관련 산업체의 공정을 바꾸게 한 적이 있었던 것이다(공정을 바꾼 적은 없음). 즉, 승용차 내장재에 포함되어 있던 유리섬유로 인해 운전자가 호흡기·피부 질환을 앓는다는 논문을 사례와 함께 발표하자, 정부가 관련 자동차회사에 유리섬유를 내장재로 쓰지 않도록 조처한 바 있다(이런 적은 없고 환자가 치료비와 차량을 보상받았다고 들었음).

환경부 주관 조사에선 유리섬유 검출 안 돼

임교수팀이 이번에는 지하수에 들어 있는 유리섬유 폐기 물질이 인체에 지방종양을 일으킨 원인이라고 보고하자 관련 학계와 환경부는 발칵 뒤집혔다. 정부는 즉시 관계기관 대책회의를 소집한 뒤 역학조사를 다시 실시하기로 의견을 모았다. 역학조사에 들어가기 전인 지난해 5월에는 고잔동 일대에 상수도를 보급했고, (주)한국인슈로산업으로 하여금 매립된 폐유리섬유 7백여 톤을 모두 파내 옮기라고 지시했다.

환경부가 주관하는 역학조사는 95년 6월부터 12월까지 6개월간 실시되었다. 당시 역학조사 용역은 서울대 연구진(연구책임자 조수헌 교수)이 맡았다.

각계 인사를 자문단으로 위촉하고, 큰 돈(3천 3백만 원)을 들여 세계보건기구(WHO) 자문관 2명까지 초청했다. 1996년 2월 최종 발표된 역학조사 결과는 임교수팀의 1차 보고와 달리 지하수와 주민의 지방종양 조직에서 유리섬유가 검출되지 않았다는 내용이었다. 유리섬유가 매립된 이 지역의 주민에게 집단으로 지방종양이 발생한 것은 사실이지만, 그 원인이 유리섬유 때문이라고 볼 수는 없다는 결론이다.

이 발표는 그간의 논란을 잠재우는 듯했다. 환경부가 이례적으로 거액(1억 5천만 원)을 연구비로 댄 데다 역학조사를 한 사람들도 권위 있는 연구진으로 인식되었기 때문이다.

이 결과에 따라 환경부 중앙환경분쟁조정위원회는 피해 주민들이 낸 피해 보상청구를 기각했다. 그러나 어찌된 일인지 주민이 입은 정신적 피해에 대한 위자료로 2천여만 원을 지급해야 한다는 단서를 붙였다.

주민의 피해 상황에 변한 것은 아무것도 없었지만 학계의 문제 제기와 반론 속에 묻혀 고잔동 주민의 집단 질환은 잊히는 듯했다. 그러던 이 문제가 다시 불거져 나온 것은 지난 10월 말이다. 임현술 교수팀이 재조사를 통해 추가 연구 결과를 발표한 것이다. 그 내용은 '고잔동 주민이 마셔온 지하수에는 유리섬유가 들어 있고, 나아가 규산마그네슘(Si-Mg) 성분이 함유되어 있으며, 주민들 몸에 난 지방종양 조직에서도 다량의 규산마그네슘 섬유가 확인되었다'는 것으로 요약된다.

임교수팀은 이를 세계 최초의 연구 결과라면서 국내는 물론 국제 학술대회에 잇달아 보고했다. 이들은 규산마그네슘 성분을 지하수와 인체에서 확인하는데 1년 넘게 걸렸는데, 그것도 한·일 양국 의료팀의 협동 연구 결과다. 임교수팀은 이번 연구를 일본 나고야위생 연구소 및 일본 노동성 산업의학총합연구소 연구진과 공동으로 수행했다.

임교수팀의 추가 연구 발표로 고잔동 주민의 괴질 문제는 얼핏 국내 의학계 내부의 자존심 대결 양상으로 비화한 것처럼 보인다. 그러나 이 논쟁의 내막에는 진실을 밝혀내려는 공방이 자리 잡고 있다.

임현술 교수팀은 이번 연구 결과에 대해, 지하수에 들어 있는 유리섬유의 규산마그네슘 성분이 인체에 축적되어 지방종양을 발생시키는 한 원인이 됨을 세계 최초로 입증해낸 '세계 의학 연구상의 업적'이라고 강조한다. 아울러 이를 국제무대에 내놓고 검증받겠다는 자신감을 보이고 있다.

현재 고잔동 주민의 집단 종양과 관련해 국내에서 불붙은 쟁점의

핵심은 '과연 주민이 마신 지하수에 폐유리섬유가 들어 있는가, 아닌가'이다. 지난해 역학조사를 한 서울대 연구진은 지하수에서 유리섬유가 발견되지 않았다고 강조한다. 그러나 임교수팀은 지금 당장 고잔동 지하수를 검사해도 유리섬유와 규산마그네슘 섬유 성분을 확인할 수 있다며, 지하수 현미경 사진과 성분 분석표를 제시했다. 아울러 주민의 종양 조직에 다량으로 들어 있는 규산마그네슘 섬유 성분도 사진으로 제시했다.

학술 논쟁 뒤에는 주민들의 고통이…

이번 연구에서 물속에 들어 있는 폐유리섬유를 확인하는 방법을 국내 최초로 체계화할 수 있었다는 정해관 교수는, 서울대 연구진이 지난해 고잔동 지하수에 유리섬유가 없다고 발표한 이유에 대해 이렇게 설명한다.

"지난해 역학조사팀은 현미경 장비를 이동할 수 없는 여건에서 현장 지하수를 떠다가 연구실에서 검사했다. 우리도 당시 물을 공수해 다 검사해 보았는데 유리섬유가 발견되지 않은 경우가 많았다. 1년여에 걸친 온갖 연구 끝에, 바로 지하수에 함유된 유리섬유의 특성을 아무도 몰랐다는 결론을 얻었다. 보관하던 지하수를 버리고, 용기의 벽과 바닥을 긁어 검사해 보니 거기서 유리섬유가 다량 검출된 것이다. 그래서 이번 발표는 지하수 속의 유리섬유를 검출해 내는 표준 방법을 제시했다는 의미도 있다."

어쨌든 이번 연구 결과가 발표되자 환경부와 지난해 역학조사를 벌인 서울대 연구진은 무척 당혹스런 처지가 되었다. 환경부의 경우 지난해 역학조사를 토대로 이 사건을 이미 끝난 문제로 보아왔기 때문에 임교수팀의 추가 발표는 큰 도전이 아닐 수 없다.

이에 대해 지난해 환경부 용역을 맡은 서울대 연구진 연구책임자 조수헌 교수는 "당시 우리의 결론은 나름대로 편견을 갖지 않으려고 노력한 것이었는데, 임교수팀이 추가 연구를 통해 지하수에 폐유리섬유가 들어 있다고 하니, 그분들을 모셔다 지질·공학 등을 전공하는 전문가들과 함께 자리를 마련하겠다"라고 밝힌다. 지하수에 유리섬유가 있느냐, 없느냐가 연구 결과의 근본 차이이기 때문에 임교수팀과 새로 공동 조사할 용의가 있다는 것이다.

조수헌 교수는 나아가 지난해 발표한 역학조사 결과에서 유리섬유 노출 지역 주민에게 지방종양이 유난히 많다는 사실을 확인하고도 그 원인을 언급하지 않은 이유에 대해, 연구 범위를 벗어난 과제였기 때문이라고 밝혔다.

당시 환경부로부터 용역 받은 역학조사 과제가 임교수팀의 1차 연구 결과를 검증하는 데 초점이 맞춰졌기 때문에 주민에게 지방종양을 집단으로 일으킨 원인을 규명하는 것은 별도 연구 과제였다는 해명이다.

이로 미루어볼 때, 환경부는 이 사건을 전문가의 도움을 빌려 종결하려 했지만 임교수팀의 계속된 연구와 문제 제기로 뜻을 이루지 못한 셈이다. 임현술 교수팀은 이 문제를 국제의학 무대로 계속 끌고 나가고 있다. 지난 9월 23일에는 스웨덴 스톡홀름에서 열린 세계산업보건정기학술대회에 이 결과를 발표했다. 이어서 10월 20일 헝가리 부다페스트에서 열린 '21차 세계 병리학회 및 12차 세계환경

병리학회'에도 이를 보고했다. 세계 각국 의료계가 이 결과를 충격적으로 받아들이며, 추가 공동 연구를 제안해 오고 있다는 것이 임교수팀의 설명이다.

어쨌든 소강상태에 빠져 있던 고잔동 주민의 괴질 사건이 임교수팀의 연구 결과 추가 발표로 다시 부각되면서 시름에 잠긴 피해 주민들은 무척 고무된 표정이다. 인천시와 환경부는 현재 20여 년간 매립되어 있던 고잔동 현장의 폐유리섬유 7백여 톤을 이미 파헤쳐 치운 상태다.

현재 주민대책위원회를 이끌고 있는 민영복 씨는 어항에 지하수를 넣어 2년째 금붕어를 키우고 있었다. 그는 "주민들의 피해 증거가 명백한데도 전문가들의 주장이 엇갈려 아무런 대책도 마련하지 못하는 현실이 너무 안타깝다. 동물 실험이라 생각하고 지하수로 금붕어를 키우는데, 며칠 못살고 죽거나 기형이 되어 저렇게 비실거린다"라며, 학술 논쟁 탓에 뒷전으로 밀려난 자신들의 처지가 답답하다고 토로한다.

결국 국내 의학계 내부의 미묘한 갈등으로 번진 고잔동 주민의 집단 종양과 유리섬유 문제는 현재진행형인 셈이다. 이 지역은 현장 주민들이 겪는 고통이나 환경 관리의 난맥상은 뒷전으로 밀린 채 유례없는 학술 논쟁으로 장기간 방치되어 있다. 그나마 이곳의 진실을 규명해 세계 최초의 사례를 만들겠다는 임교수팀에 대해 2차 역학 조사를 벌인 서울대 연구진이 '열린 자세로 다시 공동 조사를 벌일 용의가 있다'고 입장을 밝힌 것은 이 사건의 전망을 그다지 어둡지 않게 해주는 징표로 받아들여진다.

고잔동 주민의 괴종양과 유리섬유를 둘러싼 논쟁 전개에 대해 국회 환경노동위원회 홍준표 의원(신한국당)은 "고잔동 문제의 진실 규명과 조속한 해결을 위해 현장 재조사를 추진하고 추가 대책 마련을 강구하겠다"라고 밝혔다. 이래저래 고잔동 유리섬유 문제는 세계 의학계의 눈길을 집중시키는 초점으로 다시 떠오르게 되었다.

■ 일말의 양심에 기대어

　나는 처음에 나와 함께 고잔동 현장에 갔다가 뒤에 서울대 연구진에 합류한 인하대 홍△△ 교수에게 1996년 말 아래의 편지를 써서 공동조사를 제안했다. 물론 결론적으로 받아들여지지 않았다.

　홍△△ 선생에게!

　마음고생이 많았던 올해가 지나갑니다. 새해를 맞이하여 행복이 함께하기를 기원합니다. 몇 가지 부탁이 있어 이렇게 글을 씁니다.

　고잔동에 관하여 우리는 양성 종양의 원인은 밝혀졌다고 생각합니다.

　그리고 홍 선생이 이 사실을 가장 잘 알고 있는 한 사람이라고 생각합니다. 왜냐하면 조직 내의 규산마그네슘(활석)을 밝히기 위하여 역으로 추적하는 과정에서 유리섬유와 물속의 규산마그네슘을 찾아냈다는 것을 홍 선생은 분명히 알기 때문입니다. 다음으로 문제되는 사항은 악성 종양과의 관련성 유무입니다. 그러나 그 조사를 우리가 수행하기에는 여러 가지 어려움이 있습니다. 실험할 능력이 없으며 인천은 포항과 멀기 때문입니다.

그래서 홍 선생이 단독으로 그 조사를 하기 바라며 필요하면 함께 해도 괜찮다고 생각합니다.

우리는 지금도 비가 온 후 지하수에서 많은 유리섬유를 볼 수 있다고 생각합니다. 우리가 유리섬유를 많이 본 물은 대개 비가 온 후 채취한 물이라고 생각합니다. 아마 홍 선생도 비가 온 후 물을 채취하여 유리섬유를 관찰한다면 실험에 필요한 유리섬유와 활석을 얻을 수 있을 것이라고 생각합니다.

고잔동은 인천에 있습니다. 당연히 홍 선생은 이를 연구하여야 합니다. 본인과 고잔동 주민을 위하여….

연구를 수행하면서 우리가 도울 수 있는 일이 있다면 기꺼이 돕겠습니다.

우선 비가 온 후 유리섬유가 많은지 확인해 보십시오. 그리고 그 후 조사 방향을 함께 토론해 보십시다. 비가 온 후 유리섬유가 많다면 연락 주십시오. 편광 현미경에 레진이 붙은 유리섬유도 있어 몇 개만 주사전자 현미경으로 확인하면 됩니다.

우리는 서로 부족한 부분을 채워 주면서 일을 해야 합니다. 모든 연구의 방향은 홍 선생이 잡아가도 좋습니다.

서로 신뢰를 접지 맙시다. 우리는 국민의 건강증진을 위하여 노력을 해야 한다는 사실을 잊지 않고 있으니까요.

■ "참여 교수들은 우리 손을 들어주었다"

꺼져가는 고잔동 문제를 살린 우리 동국의대의 연구결과에 당황한 것은 서울대만이 아니었다. 환경부도 똑같았다. 환경부는 서울대를 감싸고 있었다.

『시사저널』 등 언론에 이 이야기가 나가고 드디어 환경부로부터 연락이 왔다. 한 번 모임을 갖자고 하였다. 1997년 5월 21일(수) 환경부는 고잔동 건에 대한 발표회를 한다면서 동국의대 연구진과 서울대 연구진을 불렀다. 환경부 6층 소회의실에서 열린 모임에 환경부 폐기물과 안○○ 국장, 토양보전과 국장, 환경보건연구원 강○○ 부장, 인천시 관계자, 서울대 연구진으로 조○○, 김○○, 이○○, 홍□□, 장○○ 교수, 주○○(서울대 예방의학교실 전공의) 선생이 참석하였다.

우리는 슬라이드를 비추면서 내용을 발표하였다.

아무런 질문도 없었다. 자신들이 관찰하지 못한 바를 사진을 찍어 발표하는데 무엇이라고 할 것인가? 오히려 우리가 그들에게 알고 싶은 바를 물었다. "유리섬유를 제조할 때 유리섬유와 함께 혹시 활석을 동시에 사용하는지요?" 우리가 관찰한 폐유리섬유에는 유리섬유 속에 활석이 함입되어 있어 그럴 것 같은데 제조공정을 모르므로 물어 보았다. 서울대 공대 홍□□ 교수는 유리섬유는 유리섬유와 활석을 혼합하여 제조되기도 하는데 이 공장에서는 유리솜을 제조하며 혼합하여 만든 것 같다고 언급하고는 바쁘다며 회의장을 떠났다. 우리가 물속에서 본 것이 유리섬유가 맞느냐고 질문하였더니 서울대 자연대 이○○ 교수는 우리가 물속에서 본 것이 유리섬유가 맞다고 언급하고 회의장을 떠났다. 서울의대 병리학과 장○○ 교수는 동국의대의 조직 슬라이드에는 무엇인지 모르지만 이물질이 있다고 언급하였다. 당연하다. 우리가 이물질이 무엇인지를 알기 위하여 일본, 포항 공대, 현대자동차, 서울대 공대 등 여러 곳을 돌면서 활석이라는 것을 알아냈으니까. 서울대 자연대 김○○ 교수는 자신은 해양

조사를 하는 사람인데 조○○ 교수와 고등학교 동기라 부탁을 받아 이 연구를 수행하고 존스 홉킨스 대학교에서 1시간 쯤 보았는데 없다고 하였다고 응답하였다. 즉, 물속 유리섬유를 관찰하는 전문가는 아니라는 고백이었던 셈이었다. 언제 검사를 하였는지, 어디에 물을 떠왔는지 물으니 페트병에 떠왔단다. 물을 떠온 지 7일 이상이 지난 후 검사한 것 같다고 하였다. 현재도 페트병이 보관되어 있단다.

결국 모든 참여 교수가 우리 손을 들어 준 꼴이었다. 대부분 교수가 바쁘다면서 자신들의 발표를 마친 후 바로 자리를 떴다. 나중에 조○○ 교수와 전공의만 남은 것 같다. 찾은 유리섬유는 공기를 통해 날아와서 들어갔을 것이라고 하면서.

우리는 완승했다. 진실을 반박할 용기도, 무기도 그들에게는 있지 않았다. 우리는 환경부에 전문가 공동 심포지엄을 요청했다. 그러나 국장들이 회의실을 들락날락하더니 할 수 없다고 했다. 아마 윗선에 보고하면서 의논을 거듭하는 것 같았다. '이런 나라가 다 있구나….' 나는 치가 떨렸다. 공동 심포지엄도 하지 않겠다니. 공무원들은 자신이 맡은 일이 잘못되면 진급 등에 제한이 있어 절대로 인정하지 않는 것일까? 조○○ 교수와 주○○ 전공의는 한마디 말도 하지 않고 있었다. 서울대 연구진에게 공동 심포지엄을 열자고 하였다. 그러나 할 수 없다고 한다. 아니 왜 할 수 없단 말인가? 학계의 전문가를 모시고 공동으로 평가를 받자는 것인데.

하는 수 없이 서울대 자연대에 보관된 페트병을 다시 관찰해 보자고 제안하였다. 잠시 논의를 한 후 환경부로부터 그러자는 응답을 받았다.

그 자리에서 나는 조○○ 교수에게 한 가지를 물었다. "연구를 잘 수행하라고 우리가 논문을 미리 작성하여 보냈고, 거기에는 우리가 유리섬유를 관찰한 방법이 있다. 우리는 끓이지 않고 보았는데 왜 우리가 끓여서 보았다고 하느냐?" 나는 이에 대한 확인서를 보내달라고 했다. 후에 사과문이 왔다.

수신: 동국의대 예방의학교실 임현술

발신: 서울의대 조○○

날짜: 1997년 5월 22일(목)

제목: 예방의학회지에 게재된 본인 논문의 참고문헌 인용에 오류가 있음

내용: 본인 및 12인의 공저인 예방의학회지 제30권 1호(1997) 임현술 등(1995)이 지하수를 가열하였을 때 다수 발견하였다는 내용이 잘못되었

수신 • 동국대학교 의과대학 예방의학교실
임현술 교수님 탐어보시기 바랍니다.
팩스번호 (0542) 43-0069 (탐내실대)
발신 • 서울대학교 의과대학 조○○
연락처 • 팩스 • 02-747-4630 전화 • 02-740-8323
날짜 • 1997년 5월 22일 (목)
제목 • 예방의학회지에 게재된 본인 논문의 참고문헌 인용에 오류가 있음

 내용

안녕하십니까?

본인 및 12인의 공저인 예방의학회지 제30권 1호(1997) 게재 논문 "인천시 고잔동에서 제기된 유리섬유에 의한 건강피해 역학조사"의 내용 중 82쪽 오른쪽 하단 부위의 "…… 한편 임현술 등(1995)이 지하수를 가열하였을 때 다수 발견하였다는 …" 내용에서 "임현술 등(1995)"의 문헌 인용은 잘 못되었음을 인정합니다. 사과드립니다.

안녕히 계십시오

＊ FAX 번호가 확실하지 않아 못 받는 가능성도 우려되어
FAX의 복사본은 우송합니다. 1997. 5.26. 조○○

음을 인정합니다. 사과드립니다.

조○○ 교수는 사과문을 직접 보내주는 것으로 끝이었다. 논문을 철회하거나 학회지에 이러한 내용을 통보하지 않았다. 어쩔 수 없으므로 사과문만 우리에게 주고 모두 발뺌을 한 셈이다.

경주에서 서울 과천청사까지 4명이 방문하여 장시간 발표와 의견을 제시하였는데 회의비 등 어떠한 경비도 지급되지 않았다. 이때 국민을 위해 일할 경우 경비를 지불하지 않는 게 통례였는지…. 끝난 후 식사하고 가라고 하였으나 경주까지 가는데 시간이 늦어 헤어졌다. 모멸감에 눈물이 나올 것 같은데 동료가 있어 울 수도 없었다.

2008년 발간된 『국립환경과학원 30년사』에 실린 「유리섬유에 의한 피부질환 역학조사」에 대한 글을 보게 되었다.

※ 유리섬유에 의한 피부질환 역학조사

1994년 산업보건학회 가을학회에서 인천 고잔동 한국인슈로산업(주) 인근에 거주하는 주민들에게서 집단적으로 피부에 혹(종양)이 발생하였다고 보고하였다. 그런데 한국인슈로산업(주)에서 덤핑으로 처리한 폐유리섬유가 지하수를 통해 몸으로 유입되어 혹이 생겼다는 주장이 있었다. 이에 따라 과학원은 괴종양이 발생한 주민들을 대상으로 설문조사와 환경조사를 실시하여 지하수에서의 규소농도가 정상수준임을 보고하였다.

이후 언론과 민간단체가 '고잔동 주민들은 20년 동안 유리섬유로 오염된 공기와 지하수로 인하여 괴종양, 위장 장애 및 피부질환을 앓아왔다'고 주장하였다. 이 사건의 해결을 위해 1995년 세계보건기구에 유리섬유 전문가 지원을 요청하는 한편, 서울대학교 의과대학에 학술용역을 발주하여 역학조사를 실시하였다. 조사결과 불법 폐유리섬유는 지하 암반을 뚫고 지하수를 오염시킬 수 없을 뿐만 아니라 지하수의 흐름이 주민들에게 영향을 주지 않은 것으로 나타났으며, 언론에 보도된 지하수 중 유리섬유 사진은 과포화칼슘으로 밝혀졌다. 그리고 종양세포와 지하수에서도 전자 현미경 조사결과 유리섬유가 발견되지 않았고, 환자−대조군 연구결과에서도 유리섬유와 종양 발생의 인과관계가 성립되지 않는 것으로 나타났다. 주민들은 민사소송 및 분쟁조정위에 제소를 하였으며 피부염, 세탁물 오염 등 생활의 불편을 준 바가 인정이 되어 거주지 거리에 따라 5~50만원 수준의 보상이 이루어졌다.

세계보건기구에서 온 유리섬유 전문가는 고잔동에서 페트병에 떠온 물을 7일 후 관찰하여 페트병 벽에 붙은 유리섬유를 관찰할 수 없었다. 불법 폐유리섬유는 지하 암반을 뚫고 지하수를 오염시킬 수 없었는지 모르지만 바가지우물에 직접 투입되어 오염될 가능성을 간과하였다. 지하수의 흐름이 주민들에게 영향을 주지 않은 것으로 나타났다고 하였으나 A지역(고노출군)과 B지역(저노출군)은 서로 혼합되기 어려워 B지역이 최근 물이 이상해졌다고 인지하게 된 것이라고 생각하였다. 언론에 보도된 지하수 중 유리섬유 사진은 과포화칼슘으로 밝혀졌다고 하였으나 이는 서울대 연구진이 물을 끓여서 관찰한 것이고 동국의대 연구진은 물을 끓이지 않고 관찰하여 별도의 것이었는데도 이렇게 기록되어 있었다.

▌유리섬유 재분석

국립환경연구원에서 공문이 왔다. 인천 고잔동 유리섬유 재분석 실시 건이었다.

가. 일시 : '97. 8. 1. 오전 10 : 30

나. 장소 : 국립환경연구원 환경보건부장실

다. 회의안건 : 재분석 실험방법 및 일정 협의

라. 참석대상 : 조○○ 교수, 임현술 교수, 국립환경연구원 관계관

마. 기타 : 지방에 거주하는 회의 참석자에게는 실비의 여비를 지원하고자 하니 7월 30일까지 참석여부를 알려주시기 바랍니다. 끝.

환경부 모임에 여비 지불이 없다고 항의하니까 이번에는 주겠다고 한다. 코미디가 따로 없다. 이 나라는 원칙이라는 게 없고, 항의를 해야만 겨우 들어주나?

혼자 회의에 참석했다. 갈 이유가 없다고 생각하였으나 물속에 유리섬유가 있다는 것이 인정되는 좋은 결과가 있을 것이라 생각하여 가기로 하였다. 더구나 지연되는 이유를 우리에게 덤터기 씌울지 모른다고 생각하였다. 물속의 유리섬유에 대해서는 중요하게 생각지도 않고 조직 내 이물질을 증명하는 것만이 과제로 되어 있었다.

그 회의에서 합의된 사항이다.

1. 서울대에 남은 시료를 김○○ 교수, 김지용 교수가 분석한다.

2. 서울대는 인체 내 지방종을 분석한다.

3. 나고야 대학과 접촉할 수 있도록 도와 달라. 국립환경연구원에 연락하기로 함.

나고야 대학의 연락처를 알려 주었는데 결국 서울대는 슬라이드를 보내지 않았다고 한다. 장○○ 교수가 동국의대 조직 표본에는 이물질이 있다고 하였는데 조 교수는 이것도 부정하는 것이었다. 장 교수가 환경부에서 공식적으로 이야기한 것인데. 당황스러웠다.

1997년 8월 4일, 국립환경연구원에서 독촉 전화가 왔다. 서로 언성을 높였다.

나고야 대학에 서울대 조직 표본을 보내 확인하는 것은 시간을 끄는 것일 뿐 의미가 없다. 그들의 조직은 1개 이외는 이물질이 거의 없으며 그 이유는 그 지역을 오래 전에 떠났기 때문이다. 우리에게는 조직 내 많은 이물질이 있는 표본이 있다. 그런 것도 모르고 조○○ 교수가 원한다니 모든 노력을 다해 얻어 주려고 하는 국립환경연구원의 편향적인 태도가 기가 막힐 뿐이었다.

김정란 교수에게 동국의대 조직 표본을 조○○ 교수에게 보내자고 하니 자신은 절대로 조 교수와 상대하지 않겠다고 한다. 환경부에서 다른 연구팀이 다 인정을 하였는데도 조○○ 교수는 아니라고 한다. 나도 상대하고 싶지 않다.

1997년 8월 5일, 서울대 자연대 해양학부에서 페트병 벽면에 부착된 유리섬유를 확인하는데 김지용 교수만 갔다. 다른 사람은 바쁜데다가 산업위생 전문가는 김지용 교수였기 때문이다.

오후에 김지용 선생과 연락이 되었다. 초음파를 이용해 페트병 벽면에 붙어 있는 물질을 떼어내 주사전자 현미경으로 관찰하였다고 한다. 대학원생이 진행했는데 현미경도 낡고, 너무 건더기가 많아 관찰할 수 없었다고 한다. 과거에도 건더기가 많으면 관찰이 어려웠다. 밀가루 반죽 속에서 유리섬유를 찾는 꼴이니 단시간에 가능하겠는가.

우리도 보게 되기까지 얼마나 힘들었는데 보고자 하지도 않고 볼 능력이 없다면 과연 보일까? 우리에게는 모든 자료가 다 있어 이를 확인하면 되는데. 해양학과에서 수질 속의 유리섬유를 전문적으로 본다고 하니 기가 막힌 노릇이다.

8월 6일, 주사전자 현미경을 빌리는데 제한이 있어 고작 1시간가량만

본다는데 김지용 선생은 바빠서 갈 수 없다고 했다. 그러라고 하였다.

1997년 8월 5일, 김지용 교수가 김○○ 교수 연구실을 방문하여 8시부터 서울대 자연대 해양학부에서 시행하는 고잔동 지하수 중 섬유상 물질 재분석을 참관하였다. 참관 후 김지용 교수가 국립환경연구원에 보낸 내용이다.

서울대 자연대 전자 현미경 재검

일정 시간 정해짐. 페트병 벽을 초음파로 녹여 반죽을 만듦. 전자 현미경만으로 관찰함. 볼 수 없는 사람이 볼 수 없는 방법을 이용해 조교만 보는데 그는 유리섬유가 무엇인지도 모름. 우리 방법으로 보는 것은 허용 안함. 단지, 존스 홉킨스에서 배운 방법으로 볼 수밖에 없었을 것이다. 다른 방법으로는 볼 줄을 몰라 볼 수가 없었기 때문이다. 조○○ 교수와 고등학교 동기인 해양학부 교수는 바닷물을 다루는 사람인데 바닷물도 물이므로 물에서 유리섬유를 보는 일을 맡게 되었다. 다른 방법은 배운 적이 없어 전문가만 다루는 전자 현미경으로 보기만을 고집한 것이리라.

수신: 김○○ 교수님
참조: 국립환경연구원 최○○ 연구관
발신: 김지용
분량: 5쪽(표지 및 첨부물 포함)
제목: 고잔동 지하수 중 섬유상물질 재조사 결과보고서에 대한 의견

본인은 1997년 8월 5일 08:00부터 서울대학교 해양학부에서 시행하는 「고잔동 지하수 중 섬유상 물질 재분석」에 참관하였으며 8월 8일 이에 대한 결과(이하 「재조사 보고서」로 약함)를 전송 받았습니다.

본인을 비롯한 동국의대 연구진은 금년 5월 환경부에서 주최한 회의석상에서 동국의대 연구진이 제시한 「지하수 중의 유리섬유 검출」에 대하여 서울대 해양학과 김○○ 교수팀(이하 「서울대 측」이라고 약함)의 재조사 제의에 따라 서울대 연구진이 시행한 전처리 및 분석방법과 관련해 다음과 같은 의견을 제시한 바 있습니다.

1. 우선적으로 서울대 측에서 보관하고 있는 지하수 용기에서 필터 페이퍼 스크래치(filter paper scratch)로 유리섬유의 존재 여부에 대해 확인하고,

2. 다음으로 신선한 지하수를 채수한 다음

   1) 즉시 필터하여 서울대 측에서 한 방법으로 스크린(screening)하여 지하수 속의 유리섬유의 존재 여부를 확인하되

   2) 2개의 샘플을 동시에 취수하여 하나는 그냥 7일간 보관하고 또 하나의 시료는 EPA(Environmental Protection Ageny, 미국 환경청) 페이퍼에서 제시한 대로 오존(ozone)과 UV 라이트(light) 처리를 하여 세균 번식을 완전히 억제한 다음 역시 7일간 보관하고 이 둘을 동일한 방법으로 처리하여 그 결과를 비교해 보고

   3) 각 샘플병(sample bottle)의 바닥과 벽을 긁어 유리섬유의 부착 여부를 확인하고

3. 위의 단계에서 모두 유리섬유가 확인된다면 1), 2) 과정을 보다 잘 디자인하여 정량적으로 측정하자는 것입니다.

상기에 제시된 동국의대 연구진의 의견은 현재도 변함이 없으며 이번에 시행된 「재조사」 과정 및 「재조사 보고서」를 검토한 결과 아래와 같은 의견을 표명하는 바입니다.

1. 연구 설계상의 문제

1) 동국의대 연구진의 가장 중요한 결론 중의 하나인 규산마그네슘(magnesium silicate) 섬유를 보기 위한 고려가 전혀 되지 않았습니다. 이는 서울대 측의 기존 「최종보고서」는 물론이고 「재조사 보고서」상에서도 「섬유상 입자 분류」 속에 포함되어 있지 않습니다. 서울대 측이 규산마그네슘 섬유를 보고자 하였다면 동국의대 연구진이 이미 수차 천명한 대로 주사전자 현미경 전처리 시 매우 섬세하게 준비되어야 하고 광학 현미경으로는 매우 손쉽게 확인할 수 있다는 점이 연구설계 및 결과 분석에 반영되었어야 합니다. 또한 지하수 속에 포함되어 있을 수 있는 석면 등도 분류에 전혀 포함되어 있지 않아 지하수와 관련한 건강문제를 보고자 하는 연구의 취지에서 볼 때는 서울대 측에서 사용한 섬유상 입자 분류기준의 타당성에 대하여 의문을 가지게 합니다.

2) 유리섬유에만 국한하여 생각할 때 「재조사」에 사용된 시료는 이미 2년 가까이 장기간 보관된 시료로, 유리섬유는 상당량이 용해되어 그 수와 크기가 줄어들었을 가능성을 고려해야 한다고 생각합니다. 동국의대 연구진이 제안한 방법은 매우 간단하면서도 명확하고 쉬운 방법이므로 '우선적으로' 보관된 시료를 이와 동일한 방법으로 관찰하여 일단 유리섬유 및 규산마그네슘 섬유를 정성적으로 확인할 것을 권유한 것입니다. 그럼에도 불구하고 서울대 측이 많은 시간과 비용이 들 뿐 아니라 상당한 시

간상의 제약을 무릅쓰고 오랫동안 보관한 시료의 주사전자 현미경 관찰에만 의존하여 결론을 내리려는 것을 이해할 수 없습니다.

　3) 문제가 된 지하수 내에서 유리섬유 및 규산마그네슘 섬유 자체에 대한 정성적 확인을 한 번도 못한 상태에서 처음부터 정량분석에만 집착하는 것은 납득하기 곤란합니다. 과학적 분석과정은 특별한 사유가 없는 한 단계적으로 시행되어야 한다는 것은 기본적인 상식에 속하는 것으로 알고 있습니다.

　2. 시료 전처리에 관하여 본인은 전처리 과정에 참여하지 못하였기에 이 과정 중 발생할 수 있는 문제점에 대하여는 언급할 수 없습니다. 그러나 서울대 측이 준비한 주사전자 현미경 시료는 연구의 목적상 유리섬유를 관찰하기에는 여과된 이물질의 양이 많아 주사전자 현미경의 특성을 고려할 때 정성 및 정량분석을 하는데 부적절한 시료라고 판단되었습니다. 이를 위해서는 여과량을 당시 사용한 것에 비하여 크게 줄여야 한다고 보는데 「재조사 보고서」에 그 결과를 보정 없이 그대로 제시하고 이를 토대로 해석한 점은 객관성에 대하여 의문을 가지게 합니다.

　3. 전자 현미경 검경에 관하여 본인은 8월 5일 08:40~09:30까지 50여 분간 주사전자 현미경(SEM) 검사에 참관하였습니다. 서울대 측에서 예약한 주사전자 현미경 사용 시간이 1시간에 불과하여 극히 제한된 시간 동안 검경을 속행할 수밖에 없었습니다. 상호 상반된 결과에 대한 재분석이라는 측면을 고려할 때 전자 현미경 검경을 위해서는 충분한 시간이 소요된다는 점이 감안되었어야 할 것입니다. 본인이 참관한 검경 이후 서울대 측에서 더 많은 시간에 걸쳐 검경을 하였다고 하더라도 보고서의 내용을 보았을 때 참관 당시의 소견과 내용적으로 크게 달라진 부분이 없음을 확

인할 수 있었습니다. 따라서 「재조사」에서 시행된 주사전자 현미경 검경은 극히 불충분하였다고 생각합니다.

4. 분석 결과 해석에 관하여

1) 주사전자 현미경 검경 참관 시 EDXA 결과 Fe 이온이 대부분 검체에서 20~40퍼센트 이상 검출되었다는 사실을 검사 실무자와 같이 확인한 바 있습니다. 그러나 이에 대해 결과 보고서에서는 전혀 언급이 되지 않고 있습니다. 만일 수질 오염 등을 고려하여 Fe를 EDXA 결과 해석 시 제거하였다면 이에 대한 근거가 제시되지 않았으며, 다른 성분들의 해석은 어떠한 처리 및 해석과정을 거쳐 나왔는지에 대한 언급이 없어 화학조성에 따른 유형분류의 타당성에 의문이 제기됩니다.

2) 서울대 측의 「재조사 보고서」에 제시된 결과를 볼 때 '현재까지의 분석 결과 유리섬유로 확인된 섬유상 입자는 관찰되지 않았고 부유섬유상 입자의 재조사 결과, 이전 조사와 거의 일치되게 나타나고 있다'고 하였으나 초음파 전처리 전과 후 및 벽면에 부착되어 있는 섬유상 물질의 수와 성분이 전혀 다름을 보여주고 있습니다. 또한 97년 7월 8일 검사 결과와 96년 10월 12일 검사 결과도 전혀 다름을 알 수 있습니다. 서울대 측의 결론은 제시된 자료와 명백히 상반됩니다.

3) 참관 이후 분석 결과를 살펴볼 때 서울대 측에서 사용한 전처리 방법이 표준화되지 않았으며, 본인들이 유리섬유를 검출할 수 있었던 시료 전처리 방법과 광학 현미경을 이용한 검사방법을 양측 결과의 객관적 비교를 위한 방법으로 우선 시행할 것을 요구하였으나 반영되지 않았습니다.

결론적으로, 첫째, 명실상부한 「재분석」을 위해서는 전자 현미경 검경 등을 포함한 최초 분석에 비하여 더 많은 시간과 노력이 기울여져야 함에도 불구하고 「재분석」은 충분한 시간과 노력이 기울여졌다고 인정하기 힘듭니다.

둘째, 분석 인력이 연구의 목적에 맞는 전문적인 지식과 경험이 결여되었다고 판단되며, 이는 연구설계, 전처리 과정, 검경 및 결과 해석 등에서 전반적으로 확인되고 있습니다.

셋째, 지적한 바와 같이 단시간에 걸친 부분적이고 불충분한 분석 결과를 토대로 결론을 내릴 경우 객관적이지 못할 뿐 아니라 오도된 결론을 내릴 가능성이 높습니다.

넷째, 사전 상호 의사교환을 하였음에도 「재조사」의 설계 및 진행 과정에서 동국의대 연구진의 의견은 전혀 고려되지 않았다는 것을 재확인하는 바입니다. 동국의대 연구진이 제시한 간단하면서도 명확한 전처리 및 검사방법은 받아들여지지 않았으며, 이에 대한 고려도 전혀 하고 있지 않다는 회답을 들었습니다. 따라서 서울대 측은 「재조사」를 시행함에 있어서 본인이 단순한 참관자로만 있기를 원한 것으로 받아들일 수밖에 없습니다.

이러한 사항들을 고려하였을 때 동국의대 연구진은 서울대 측에서 시행된 「재분석」에서 제시된 결과에 대하여 수긍할 수 없으며, 전반적으로 연구설계, 전처리, 검경, 분석 및 결과해석의 신뢰도와 정확도가 떨어진다고 판단하였습니다. 따라서 연구의 목적에 적합한 전문적인 지식과 경험을 겸비한 제3의 연구진에게 시료의 채취, 전처리 및 분석을 의뢰하는 것이 타당하다고 생각합니다.

동국대학교 의과대학 예방의학교실

조교수 김지용

▌고의로 누락시킨 논문

대한예방의학회 추계 학술대회에서 서울대 연구진은 자신들에게 허구가 있을지도 모른다고 생각하는 것이 타당할 것이다. 그럼에도 예방의학회지 30권 1호 1997년 3월호에 「인천시 고잔동에서 제기된 유리섬유에 의한 건강피해 역학조사」라는 제목으로 자신들의 연구 결과를 실었다.

동국의대 연구진도 역학조사를 중심으로 「폐유리섬유에 노출된 주민에서 발생한 지방종」이라는 제목으로 대한예방의학회에 논문을 제출하였다.(김정란 교수는 병리학적 소견을 중심으로 대한병리학회지에 논문을 늦게 제출하였는데 1999년 11월에 실렸다. 김정란, 임현술, 정해관, 김지용, 사카이 기요시, 히사나가 나오미. 「활석을 포함한 지방종: 병리학적 및 물리화학적 연구」. 대한병리학회지 1999;33(11):1024~1032)

그러나 우리의 논문은 1년 이상 언급이 없었다. 당시 대한예방의학회는 조○○ 교수가 편집위원장을 맡고 있었다. 나중에 확인한 바에 의하면 우리의 논문이 심사를 통과하였는데도 처리를 하지 않고 시간을 끌고 있었다고 한다. 그러다 외부기관에서 학회지 감독을 나와 '왜 통과한 논문을 1년 이상 연락을 하지 않았느냐'는 지적을 받고서야 뒤늦게 우리에게 연락을 해왔다.

그런데 우리는 연락이 하도 오지 않는 데다 대한예방의학회는 조○○ 교수가 편집위원장이어서 논문을 역학회지에 제출하였다. 아래의 경위서는 한국역학회지에 투고한 경위를 대한예방의학회에 보낸 내용이다.

경 위 서

1999년 12월 9일 대한예방의학회 예방의학회지 편집위원장께서 보내신 「폐유리섬유에 노출된 주민에서 발생한 지방종」에 대한 원고 심사 내용 통보를 접하고 저자들은 당혹감을 느꼈습니다.

1998년 연세대 원주의대에 위 원고를 접수하여 1998년 8월 29일 접수증을 받은 후 두 분의 심사위원이 재심사로 심사결과를 보내, 그에 대한 심사의견을 1998년 11월 18일 보낸 후 아무 소식이 없다가 1999년 10월 초 연세대 원주의대 김○○ 교수가 위 원고가 어떻게 되었느냐고 연락이 와서 재심사 답변 후 소식이 없다고 응답하니 다시 재심사에 대한 답변 내용을 보내라고 하여 보내면서 어떻게 된 것인지 통보가 되어야 다른 곳에 투고할 수 있지 않느냐고 물었습니다.

1999년 10월 28일 추계 예방의학회 학술대회에서 김○○ 교수가 재심사에서 게재 불가가 되어 게재를 하지 않기로 결정되었다고 이야기하여, 정확히 통보가 되어야지 다른 곳에 투고할 수 있지 않느냐고 하며 다른 잡지에 투고하겠다고 하였습니다.

다른 잡지에 투고할 수 있게 되어 제가 할 수 있는 대로 가장 빠르게 1999년 11월 1일 한국역학회에 투고하여 게재가 가능하다는 통보를 받고 이미 완성된 원고를 제출한 상태입니다. 그러므로 예방의학회에 더 이상 교정 논문을 보낼 수 없게 된 것을 이해하여 주시기 바랍니다.

편집위원장의 업무가 많아 힘들다는 사실은 알지만 되도록 논문 심사가 조기에 이루어져 너무나 오랫동안 소식이 없는 일이 없기를 바랍니다.

저자들은 편집위원장과 관련된 논문일 수 있어 지연되는 이유를 확인하지 못하고 늘 소식이 오기를 애타게 기다리고 있었습니다.

예방의학회지의 무궁한 발전을 기원합니다.

1999년 12월 13일

동국의대 예방의학교실 교신 저자 임현술

1999년 12월 한국역학회지에 논문이 게재되었다.

(임현술, 정해관, 김지용, 김정란, 사카이 기요시, 히사나가 나오미. 「폐유리섬유에 노출된 주민에서 발생한 지방종」, 한국역학회지 1999;21(2):159~175.)

▌그 하루 때문에

한편 1996년 3월 28일, 환경분쟁조정위원회로부터 이의가 있으면 60일 이내에 민사소송을 제기하라는 통고를 받았던 마을 대표 세 사람은 그 사실을 다른 마을 주민들에게 고지하지 않았다. 마을 주민 김영해 씨의 증언이다.

그들은 가만있어도 저절로 소송으로 넘어가는 줄 알고 있었다. 그러다 3, 4일을 남기고 소송을 제기해야 하는 것임을 알고 부랴부랴 서류를 제출했는데 그날이 61일째 되는 날이었다. 법에 무지해서 벌어진 일이다. 원래 한국인슈로산업(주) 공장 주변의 25미터 거리에는 집이 네 채가 있었고 가구공장 너머는 동네가 컸다. 그런데 같이 재정신청을 했는데 네 집만 보상이 나왔고 그것도 별로 흡족하지 않은 몇 십만 원씩 나왔다. 그것을 안 받아들이려면 소송하라는 내용이었는데 김선배 씨가 그것을 주민들에게 안 알린 것이다. 김선배 씨는 그냥 있어도 저절로 소송으로 넘어가는 줄 알고 있었단다. 그래서 아무런 준비를 하지 않고 있었는데 3일인가 4일인가를 남기고 조재구라는 분이—이 동네와 상관이 없는데—왜 안했느냐고 묻더라. "그냥 넘어가는 게 아니냐?" 했더니 "아니다. 왜 여태 하지 않고 그냥 있느냐?"고 해서 그때서야 서두르기 시작했는데 갑자기 돈들이 어디 있겠나? 인지대가 처음에는 5만 원인가 했는데 그때는 10만 원이었다. 그래서 결국 2백 몇 가구에서 60가구만 소송을 걸었는데 하루를 넘겨 61일째 되는 날 접수시켰다. 그러자 한국인 슈로산업에서는 날짜가 지났다고 무효라고 주장하고 나왔다. 그래서 나와 조재구 씨가 우체국에 가서 우편물 받은 날짜를 확인했더니 정말 하루가 지났더라.

나는 법정 판결이 끝난 후 인천환경운동연합 누군가가 60일째가 일요일이므로 61일째인 월요일에 하면 60일 이내에 한 것과 같다고 생각하여 61일째 해도 된다고 주민들에게 알려 주었다는 말을 직접 들었다. 너무 미안하다고. 2심이 끝난 이후 8년여 만에 들은 고백이었다. 그 소리를 듣고 얼마나 화가 났는지 모른다. 더구나 시민단체 일원이 그랬다는 것에 대해서. 그런데 참 순진도 하다. 잘 알지도 못하는 나에게 자신의 잘못을 미안하다고 고백하다니. 지난 일인데 어쩔 수 없지 않느냐고 위로해 주었다. 나도 기가 막혔으나 그것이 인생이 아니던가. 실수를 인정한 것만 해도 대단하니 고마워해야지.

60일 이내에 민사를 신청해야 하는데 대표자들이 심각하게 받아들이지 않아서 하루 늦게 신청을 하고 법원에서 안 받아들이자 제 날짜에 서류를 넣지 않았다는 책임을 지고 세 사람은 우여곡절 끝에 물러나고 새로 대표로 추대된 사람은 김영해 씨였다. 그 후 법적 소송이 진행되었는데 이 하루를 넘긴 것이 계속적인 투쟁에 발목을 잡았다. 다시 김영해 씨의 증언이다.

끝내 그 하루 때문에 문제가 되었다.

61일째에 소송을 제기하여 무효라고 주장하는 한국인슈로산업(주) 측에 대고 내가 법정에서 막 퍼부었다. "우리는 통보를 받지 않아서 몰랐다 실제 몰랐고. 김선배 씨는 알았지만 마을 주민들은 몰랐다. 우리는 억울하다." 그랬더니 진정서를 올리라고 해서 그때 마을을 다니면서 사람들한테 진정서를 받았다. 그리고 김선배 씨와 민영복 씨, 공정자 씨한테 대표직에서 물러나야 한다고 말하고 그들의 확답을 받아야 했다. 그런데 김선배 씨를 설득시키는데 엄청 힘들었다.

간신히 진정서까지 법정에 제출했다. 그때부터 내가 움직이기 시작했다. 다행인지는 몰라도 그때 한국인슈로산업(주)에서 압류할 때 주민들의 주민등록이 다 들어갔는데 우리 남편 것이 제일 위에 있어서 내가 더 확실하게 나설 수 있었다.

인천지방법원에서 열린 1차 재판에서는 서울대의 조사결과를 토대로 한 판결로 패소했다. 재판 과정에서 한국인슈로산업(주)이 하루가 지났다고 무효라고 주장하는 데다 앞서 세 사람한테 주민들이 위임장을 써준 서류가 발견되어 더욱 한국인슈로산업(주)의 주장을 뒷받침하게 되었다.

다만 공기 중 비산된 유리섬유로 인해 피부병 등 건강 장해를 야기하고 생활방해 등 고통을 가한 점만 인정을 받았고 금전적 보상이 일부 이루어졌다.

인천지방법원으로부터 우리가 패소 판정을 받는데 그래도 한국인슈로산업(주) 측이 고등법원에 항소를 하더라. 그래서 우리도 같이 항소해야 했는데 또 돈이 들어가니까 사람들이 자꾸 돈만 내라고 한다고, 물러나는 사람이 나오기 시작했다. 소송을 하면 집안 망한다는 이야기가 결국 시간 때문이다. 시간을 기다리지 못하면 결국 지는 거다. 우리는 피해 입는 것을 눈으로 다 봤으니까 네가 지나 내가 지나 해보자는 심정으로 끝까지 가보자고 했다. 그래서 8년이 걸렸다. 그런데 그 하루 때문에 판결다운 판결을 못 받고 끝나서 너무 아쉽다." 변호사님이 오라고 하면 가고 또 가고 하면서 법정 싸움을 한 거다. 그래도 끝내 그 하루 넘긴 게 흠이었다.

그러자 판사는 마을 주민과 한국인슈로산업(주) 사이에서 조정에 갈음하는 판결을 내렸다. 즉, 유리섬유가 대기 비산과 지하로 유출되어 피해 주민들에게 위장 장애, 피부질환, 괴종양 등 생활 피해를 일으켰다는 점이 인정된다며 마을주민 64명에게 1억 7천 7백 5십만 원을 배상하라고 판결했다. 동국의대 연구진이 주장한, 물이 오염되어 주민 피해로 이어졌다는 부분이 받아들여졌고 주민들의 손을 들어준 판결이다. 만약 조정이 아닌 판결로 배상이 이루어 졌으면 배상액은 훨씬 높았을 것이다.

▌ 끝나지 않은 고잔동

고잔동 사건은 임현술 교수를 비롯한 동국의대 연구진에게는 상처이자 영광이었다.

서울대 연구진이 연구를 시작할 때 "…속으로 눈물을 흘리면서 지역 주민들에게 잘 협조하라"고 당부한 후 이렇게 많은 시간이 소요될 줄은 몰랐기 때문이다.

"우리나라는 아직 그런 수준이니까. 서울대는 뺏어갈 능력도 없으니 남의 연구를 죽 쑤게나 할 뿐…." 임현술 교수는 명확한 사건을 부정하고 나오는 서울대 연구진 때문에 미쳐서 정신병원에서 죽거나 행려병자가 되지 않으려고 더 연구에 몰두했다고 말했다. 국내에서 최고의 역학자로 인정받고 있는 이면에는 역설적으로 고잔동의 아픔이 기여한 바가 컸다.

동국의대 연구진은 고잔동 사건 후 뿔뿔이 흩어졌다. 정해관 교수는 성균관대 의대로, 김지용 교수는 분당동국대한방병원(현재 강북삼성병원 삼성물산부속의원 원장)으로 자리를 옮겼다. 김지용 교수는 "고잔동 건으로 온갖 비난을 다 받았다. 이 좁은 바닥에서 같은 전공자끼리 돌아서고. 쟤네 왜 저래, 매스컴 타려고 그러는 거 아냐? 하는 시선이 무척 힘들었다. 조○○ 교수 밑의 제자들도 '우리 교수님이 그렇게 이야기하시니 아닌 것 같다, 많이 발생했다고 할 수 있지만 관련성이 없는 것 같다' 하는 식으로 나와서 참으로 힘들었다."고 말했다.

그런가 하면 과학자로서 희열을 만끽할 수 있는 과제이기도 했다. 김정란 교수는 "이 사건 전까지 나는 유리섬유니, 섬유상활석이니 그런 것을 조직에서 본 적이 없었다. 조직 내 이물질을 확인하기 위해 편광 현미경을 자주 사용하는데 활석이나 유리조각을 보는 경우는 있지만 대부분 오염된 물질인 경우가 많다. 일반유리도 편광으로 보면 이중굴절을 보이는 줄 알았던 내가 이 사건을 만나서 정말 많이 배웠다."라고 회고했다. 실제 일반 유리섬유는 편광이 되지 않고 빛나지도 않는다는 것을….

정해관 교수는 즐기면서 연구를 할 수 있었다고 회고했다. "과학에서 새로운 것을 발견하는 것은 가치 있는 일인데 고잔동 건은 그것에 부합하는 연구였다. 기존 지식으로 해결되지 않는 문제에 접근할 때는 나의 지식과 경험을 활용하면 해결 가능하다는 확신을 심어준 사건이다. 도전이었고 보람 있는 일이었다. 나뿐만 아니라 우리나라 의학계의 발전에도 큰 영향을 준 사건이라고 생각한다."

김지용 교수도 "고잔동 건으로 사물을 보는 법을 배웠고 현장의 중요성을 알았기 때문에 어디를 가더라도 그것이 남아있다"고 말했다.

임현술 교수나 김정란, 정해관 교수는 고잔동 사건을 해외 학술지에 게재하기 위해 남다른 노력을 기울였다. 논문을 담당했던 정해관 교수는 다른 논문 수십 편을 쓸 만큼의 공을 들였다. "국내 산업학회지, 예방학회지에 1번씩, 병리학회지에 1번 실렸는데 우리는 해외에 이 문제를 발표하고 싶었다. 고잔동 사건은 세계 어디에도 비슷한 보고가 없는 새로운 사건이라는 특수성이 있었다. 그런데 그 특수성 때문에 설득력 있게 받아들여지려면 논리적인 부분이 치밀해야 하는데 그것이 쉽지 않았다. 이런 사례가 몇 개 더 있었더라면 쉬웠을지도 모르지만 현재로서는 재현이 힘들기 때문에 어렵다."

그것보다 20여 년이란 시간이 지났고 교수들이 흩어졌기 때문에 추진력을 상실한 게 가장 큰 이유라고 할 수 있다. 더구나 해외학술지에 게재하지 못한 가장 큰 이유는 이중 게재 문제가 걸려있기 때문이다. 처음 고잔동 건을 발표했을 때만 해도 한글로 발표하고 이후 영어로 발표하는 것이 다 용인이 되었다. 그러나 최근에는 내용이 같다면 영어로 쓰든 한글로 쓰든 한 번만 발표할 수 있다. 영어로 옮기려면 새로운 내용으로 다시 써야 하는데 간단한 문제가 아니다.

임현술 교수는 지하수에 들어있는 활석이 인체에 축적되어 지방종을 발생시켰음을 세계 최초로 입증한 것은 '세계 의학 연구상의 업적'이라고 확신하고 있다.

지난 2013년 8월, 임현술 교수는 조○○ 교수로부터 이메일을 받았다.

정년을 앞두고 고잔동 관련 파일박스를 폐기하려는데 아쉬움이 남는다는 내용이었다. 즉, 임현술 교수가 2005년에 펴낸 책 『유리섬유 폐기물에서 조류인플루엔자까지』 중 "정부와 서울대 의대 연구팀이 과학적 증거에 의하여 입증된 사실들을 자신의 능력이 미치지 못하여 발견하지 못하고 배척하는 실수를 범하였다"는 고잔동 사건 관련 기술에 대하여 수긍할 수 없다는 것이다.

이에 임현술 교수는 책을 통해 고잔동 사건을 정리하겠다고, 그때까지는 자료를 버리지 말라고 답변했다.

| 2 |

고잔동 메모

* 고잔동 사건을 겪으며 임현술 교수가 적은 일기 및 관계자들과 주고받은 이메일, 저자들의 법정 증언내용, 판결문 등.

1997년 8월 7일.

고잔동에 가지 않았다면 얼마나 행복했을까. 2년 6개월간의 마음고생, 이제는 전부 증명되었다고 생각하는데 일이 풀리지 않으니 답답하고 곤혹스럽다. "처음 하는 일이 쉽게 인정이 된 적이 있느냐?"며 어떤 은사 교수님이 반문하던 생각이 난다. 그러면 주민들은 어디에 하소연할 것이며 또 학문의 발전은 어떻게 이루어질 수 있을까? 우리나라가 기이하다. 국민의 업적을 북돋아줄 생각은 안하고 이렇게 고통만 주다니…. 그러면서 자신들 나름대로는 자기합리화의 구실만 찾고 있겠지. 서울대가 아니라고 하니 어쩔 수 없는 노릇 아닌가.

나는 조○○ 교수가 왜 보지 못하고, 나는 왜 볼 수 있는지를 아는데 세상은 이를 믿지 않는다. 아니 믿고 싶어하지 않는다. 흐르는 시간에 맡기자. 아니, 하늘은 언젠가 진실을 밝혀줄 테지. 지역 주민이 있고 현재 물속에는 유리섬유 또한 또렷이 존재하고 있지 않은가.

마음의 평정을 잃는다면 나만 손해다. 하지만, 외로움이 인다. 분명, 돈도 명예도 추구한 것이 아닌 걸 하늘은 안다. 늘 의사는 사건 현장에 가야 한다는 신념이 시킨 일일 뿐. 억울한 이들이 없어야 한다는 생각 때문에 나도 모르게 불현듯 나선 일이었음을….

1998년 2월 3일
홍○○ 교수님에게 나의 생각을 이메일로 보냈다.

홍○○ 선생님께!

※ 홍○○ 선생님은 인천지역 대학에 재직하고 있는 존경하던 선배이며, 교수이다. 서울대팀 조○○ 교수와 공동 연구책임자로 참여했다.

고잔동 지역에 대하여 그동안 진행된 내용을 선생님이 모르시는 것 같아 이렇게 소식을 전하게 되었습니다.

저희가 1995년 2월 말 산업의학회에서 논문을 발표했었고 1995년 12월 말 서울대 연구진의 역학조사 보고가 있었습니다. 서울대 연구진의 보고는 지하수와 지방조직에서 유리섬유를 관찰할 수 없었고 지역 주민은 어떠한 건강 피해도 없었으며 지방종은 통계적으로 유의하게 많이 발견되었지만 이는 가족력에 기인하는 것 같다는 것이었습니다.

저희는 다시 저희가 관찰한 바를 검토하였습니다. 1996년 5월경 다시 고잔동을 방문하여 지하수를 분석했습니다. 그 결과 지하수에서 유리섬유를 검출하였고 포항공대의 전자 현미경을 통하여 구성 성분까지 확인할 수 있었습니다. 저희는 세계보건기구 자문관과 서울공대 팀이 유리섬유가 벽에 붙어 유리섬유를 검출하지 못하였다고 생각하였습니다. 그 후 이 사실은 세계적으로 널리 알려진 것임을 알게 되었습니다.

지방조직 내의 유리섬유상 물질도 전자 현미경을 통하여 성분을 분석하여 그 물질을 확인하였습니다(과거 규산마그네슘($Si+Mg$)으로 구성된 물질이라고 늘 이야기함). 확인한 물질은 폐유리섬유와 지하수에서도 검출되었습니다. 그것은 유리섬유 제조 과정에서 불순물로 들어간 활석이라고 밝혔습니다.

저희는 이러한 확인 과정이 과학적인 추론과 객관적인 근거에 의하여 이루어졌다고 확신합니다. 저희는 모든 증거를 사진 또는 조직 표본으로 가지고 있습니다. 이는 다른 전문가인 제3자에 의하여 확인이 가능하다고 자신하며 일부는 확인 과정을 마쳤습니다. 정해관 선생이 1996년 9월 16일 국제산업의학회에서 이러한 결과를 다시 발표하였습니다. 또한 1996년 10월 말 예방의학회에서 이를 다시 발표하였으나 선생님은 좌장인 관계로 참석하지 못하였습니다(이때의 분위기는 한○○ 선생님이나 문○○ 선생님에게 확인이 가능합니다. 두 분이 다 참석한 것으로 알고 있습니다.).

저희는 폐유리섬유에 포함된 유리섬유와 활석에 의하여 지하수가 오염되었고 오염된 지하수를 마신 사람들에게서 유리섬유와 활석에 의하여 지방종이 발생하였다는 사실은 이미 객관적으로 밝혔다고 생각하며, 오염된 지하수에 의하여 악성 종양(암)이 발생하였을 가능성이 높다고 생각합니다.

이러한 사실이 『시사저널(첨부 3)』, 『경향신문』 등을 통하여 보도되자 환경부는 1997년 5월 21일(수요일), 환경부 6층 소회의실에서 환경부 담당자들이 참석한 가운데 서울대팀과 저희 동국대팀을 만나게 하였습니다. 이때 홍□□ 교수는 저희 발표 속의 유리섬유와 활석은 유리섬유와 활석이 맞다고 하였으며, 장○○ 교수는 동국의대 조직 표본에는 이물질이 있다고 하였습니다. 조○○ 교수는 저희가 본 유리섬유가 끓여서 본 칼슘섬유라는 자신의 논문 속 내용이 잘못되었다고 사과하였습니다. 저희는 재조사나 공청회를 열 것을 주장하였으나 환경부는 예산이 없어서 불가하다고 하였습니다. 그래서 서울대 해양학과의 과거 시료에서 벽에 붙은 유리섬유를 같이 보기로 하고 회의를 마쳤습니다.

그 후 조○○ 교수는 저희에게 Fax를 보냈으나 저희가 답변할 내용이 아니라고 생각하였습니다.

후에 김지용 선생이 서울대 해양학과에서 과거 시료를 같이 보았습니다. 그들이 볼 수 없는 방법만으로 보는 것을 알았으나 같이 관찰하지 못하였다고 주장할 것이라 생각하여 이를 Fax로 1997년 8월 중순경에 보냈습니다.

그 후 현재까지 서울대에서는 더 이상 연락이 없습니다.

한 사실을 두고 한 팀은 보았다고 주장하며 다른 팀은 보지 못하였다고 주장합니다. 저희는 저희가 본 바를 거의 모두 사진과 슬라이드 자료로 만들어 확보하고 있으며 다른 팀이 보지 못한 이유까지 알고 있습니다. 그러나 서울대 연구팀은 이에 당황해하면서도 인정하지 않으려 합니다. 또는 보고자 노력하지 않습니다.

선생님도 이러한 사실을 객관적인 눈으로 보기를 진정으로 부탁드리면서 할 말은 너무 많지만 여기서 마칩니다.

임현술 올림

1998년 2월 말.

왜 이리 재판이 오래 걸리나? 당사자에게 법정 진술도 요청하지 않는다. 왜 그럴까?

1심을 맡아서 진행하고 있는 최 판사는 고등학교 동기였다. 처음부터 알고 있었다. 그와 한 반을 한 적도 있어 서로 잘 알고 있다. 그러나 의대와 법대로 진학한 후 거의 연락이 없었다. 만일 전화를 건다면 개인적인 문제로 연락을 하게 되는 것이므로 연락을 하지 않았다. 그런데 재판장이 보수적이어서 변호하는 것이 힘들다는 이야기를 들었다. 판사 입장에서 생각하면 고등학교 동기인데 왜 연락을 하지 않지? 하는 생각을 할 수도 있다. 내가 자신이 없어 연락을 하지 않는다고 생각할 수 있겠다 싶었다. 며칠을 고민하다 전화를 걸었다. "나 현술이야. 나와 연관된 고잔동을 네가 담당하고 있더라. 그런데 그 사건 관련자의 진술을 들어야 하는 것 아니냐?" 했더니 "그래야지." 한다. "그래, 그렇게 해줘." 하고 전화를 끊었다.

1달 정도 지나 담당 판사가 바뀌었다고 한다. 한편으로 당황스러웠지만 다행이라고 생각하였다. 객관적으로 판단이 날 수 있을 거란 기대 때문이었다.

후임 판사는 이름도 기억나지 않는다. 잘 모르는 사람일 것이다. 어느날 진술을 해달라고 했다. 아래의 진술서를 쓰고 진술하기 위하여 법정에 서서 나름 진술을 많이 하려고 하였는데 몇 가지만 묻고 끝낸다. 진술서가 있으니 괜찮다고 하면서.

진 술 서

본인은 아래와 같이 진술합니다.

1. 증인의 경력은?

증인은 1978년 2월 26일 서울대학교 의과대학을 졸업하였고 1986년 2월 「산소중독에 대한 Glutathione과 Chlorpromazine의 보호효과에 관한 실험적 연구」라는 논문으로 서울대학교 대학원에서 의학박사학위를 받았습니다.

2. 그 후 증인의 이력과 주요 발표 논문

1978년 서울대학교 의과대학을 졸업하면서 의사 면허를 취득한 후 1983년 예방의학과 전문의 자격을 취득하였고, 1989년 서울대학병원에서 가정의학과 전공의 과정을 수료하고 가정의학과 전문의 자격을 취득하였으며 1996년 4월 산업의학과 전문의 자격을 취득하였습니다.

현재까지 90여 편의 원저를 발표하였습니다.

3. 증인의 연구 분야

예방의학 중에서 역학이 전공이며 특히 환경 및 산업역학을 전공하고 있습니다.

4. 증인은 언제부터 동국의대 예방의학교실팀에서 근무하였나요?

1990년 3월 1일 조교수로 임용되었으며 1994년 4월 부교수로 진급하여 현재에 이르고 있습니다.

5. 동국의대 예방의학교실팀(이하 예방의학교실팀이라 합니다)은 주로 어떠한 연구를 하였나요?

지역 주민의 질병과 건강 상태를 역학이라는 도구를 사용하여 그 원인을 규명하고 예방 대책을 수립하는 것이 주된 활동입니다. 특히 환경오염에 의한 지역 주민의 건강 장해 실태, 직업병 예방을 통한 근로자의 건강 증진, 전염성 질환의 집단 발병에 대한 원인 규명 및 예방 대책 수립 등의 활동을 하였습니다.

6. 예방의학교실팀은 1994년 언론 보도를 통하여 고잔동 주민들이 종양과 암에 시달리고 있다는 소식을 듣고 현장에 달려가서 역학조사를 하였지요?

1994년 승용차 내장재에 의해 발생한 유리섬유에 의한 건강 장해 1예를 보고하였고 이것이 우리나라에서 유리섬유에 의한 건강 장해의 공식적인 첫 보고였습니다.

고잔동 주민의 건강 장해 문제를 뉴스를 통해 듣고 인근 지역의 전문가가 조사하기를 기대하였으나 아무도 관심을 기울이지 않았으며 이 분야에 대한 전문가가 많지 않다는 사실에 미루어 의사의 당연한 의무를 하여야 한다고 생각하여 역학조사를 실시하게 되었습니다.

7. 예방의학교실팀의 4개월에 걸친 역학조사 결과 주민들에게 집단으로 발생한 괴종양은 지방종양이었고 당시 거주하던 11명에게 지방종이

발견되었으며 위암, 식도암 등 암이 4명에게서 발생함을 알 수 있었고, 이는 주민들 거주 지역 부근에 있는 피고회사가 20년간 불법 매립한 유리섬유 성분이 지하수에 스며들어 이를 마신 주민들에게 종양이 발생하였다고 결론 내려 이를 1995년 2월경부터 대한산업의학회와 한국예방의학회 등에 발표하였지요?

처음에 역학조사 실시 기간은 40일간으로 짧았습니다. 그때는 단순히 지하수에서 유리섬유가 관찰되고 지방종에서 섬유상 이물질이 관찰되어 지하수의 유리섬유에 의하여 지방종이 발생하였다고 어느 정도 확신하였습니다. 즉, 조사 결과 주민들의 건강 장해가 폐유리섬유와 관련되었을 가능성이 매우 높고, 당시에도 주민들이 문제가 된 지하수를 계속 사용하고 있었으므로 이를 시급히 시정해야 할 필요가 있다고 판단하여 1995년 2월 대한산업의학회에 구두로 발표하였습니다. 그 후 한국역학회지에 논문으로 발표하였습니다. 한국예방의학회에는 첫 발표 이후 약 1년 6개월간 추가 연구한 결과를 구두 발표하였습니다.

8. 이에 인천광역시는 1994~5년경 고잔동 일대에 상수도를 보급하고 피고회사로 하여금 폐유리섬유 7백여 톤을 모두 파내 옮기도록 하였고, 환경부는 역학조사를 다시 실시하기로 하였지요?

1995년 2월, 증인이 대한산업의학회에 유리섬유에 의하여 지방종이 발생하였을 가능성이 높다는 내용을 발표하자 바로 국립환경연구원 관계자가 동국의대를 직접 방문하여 슬라이드를 포함한 저희들의 자료를 점검하였습니다. 그 다음 날 상수도를 새로 보급하기로 하였으며 폐유리섬유를 처리하기로 하였다는 내용은 증인도 신문기사에서 확인하였습니다.

9. 환경부는 역학조사 용역을 서울대 의대팀에 맡기고 세계보건기구 자문관 2명까지 초청하였으며 1995년 6월경부터 6개월간 역학조사를 실시하도록 하였지요?

1995년 3월부터 12월까지 10개월간 역학조사를 실시하였다고 알고 있습니다.

10. 환경부의 역학조사에 증인과 김정란 교수도 자문위원으로 위촉되었지요? 그러나 역학조사를 하던 서울대 의대팀은 증인과 김정란 교수에게는 아무런 자문을 받지 않았고 단지 명목상으로만 자문위원으로 있었던 것이지요?

명목상 자문위원으로 있었다는 말은 좀 그렇고 저희는 적극적으로 참여하려 하였으나 포항과 서울 간의 거리 관계와 발언 기회 제한 등 여러 가지 이유로 자문이 쉽지 않았습니다. 또한 이러한 내용은 세계적으로도 처음 있는 일이라 서울대 역학조사가 잘못될지도 모른다는 생각에 3월 초에 개최된 1차 회의에 증인이 작성한 논문을 제출하면서까지 서울대 역학조사가 잘 진행되기를 간절히 빌었습니다.

그러나 역학조사를 할 때 당연히 상대방이 본 자료(증인이 가지고 있는 슬라이드 등)를 보러올 것이라고 기대하였으나 공식적으로 저희 자료를 한 번도 검토하지 않았습니다. 단지 저희 병리학 전문의가 저희가 본 슬라이드를 서울대 병리과에 보냈으나 아무런 공식적 응답이 없다가 다시 이 문제가 여론화되어 1997년 5월 21일 환경부 6층 소회의실에서 저희들과 환경부 관련자, 국립환경연구원 관련자, 서울대 역학조사팀이 모인 자리에서 서울대 병리학 교수가 동국의대 지방종 슬라이드에는 섬유상 이물질이 있다고 증언한 것이 고작이었습니다.

11. 세계보건기구 자문관 2명은 환경부의 역학조사에서 어떠한 역할을 하였나요?

당시 환경부 의뢰로 현장을 방문하고 각 연구팀의 연구 진행 사항을 확인하고 문제점을 지적, 토론했습니다. 특히 지하수에서 유리섬유를 관찰하는 방법을 서울대 측과 의논한 것으로 알고 있습니다.

본래 그들이 동국의대를 방문하여 서로 자료를 보면서 토론하기로 했었으나 약속이 일방적으로 파기되었습니다. 저희 연구원 2명이 인하대학교와 토론하는 기회에 인천을 방문하여 일부 자료를 보면서 토론을 실시하였습니다. 당시 본 팀도 그들과 장시간에 걸쳐 토론하였으며 그들이 물에서 보지 못한 이유는 나중에 알게 되었습니다. 즉, 유리섬유가 채취한 병 벽에 붙는다는 사실입니다. 그들이 보고회에서 고잔동 지역은 이전에 유리섬유에 의한 노출이 매우 높았을 가능성이 충분히 있음을 인정하였고 서울대 측 조사 방법상의 여러 가지 문제에 대해 지적하였으나 환경부에서는 당시 이미 채취한 지하수 시료 속에서는 유리섬유가 발견되지 않았다는 부분만을 인용한 것으로 알고 있습니다.

12. 환경부의 역학조사에서는 주민 거주지역의 지하수에서 유리섬유가 검출되지 않았다고 결론지었지요? 이 조사에서 주민들의 지방종에서 유리섬유가 검출되었다고 하였나요?

환경부의 역학조사에서는 회사 식당에 속한 지하수에서만 유리섬유가 관찰되어 이는 공장 내에서 비산하는 유리섬유에 의하여 오염된 결과라고 하였습니다.

또한 주민들의 지방종에서 유리섬유가 검출되지 않았다고 하였습니다.

13. 예방의학교실팀에서는 환경부의 역학조사에 문제가 있음을 느껴 1년간 일본 나고야 위생연구소 및 일본 노동성 산업의학총합연구소 연구진과 공동으로 추가 연구하여 환경부 역학조사에 있어 조사방법에 문제가 있으며 주민들이 마셔온 지하수에는 유리섬유뿐 아니라 규산마그네슘 성분이 함유되어 있고 주민들의 지방 종양 조직에서도 다량의 규산마그네슘 섬유가 발견되었다고 발표하였지요? 총 몇 명이 연구에 투입되었는가요? 참여한 사람과 역할 분담은?

서울대 역학조사에서 지하수에 유리섬유가 없고 지방종에서 섬유상 이물질을 관찰할 수 없다는 이야기를 듣고 당황하여, 저희 자료를 다시 검토하여 보았으나 분명히 지방종에는 섬유상 이물질이 관찰되어 이물질에 대한 성분 확인이 필요하다고 생각하였습니다. 지방종의 섬유상 이물질을 직접 주사전자 현미경으로 확인하고 일본에 보내어 투과전자 현미경으로 확인한 결과 섬유상 이물질의 구성 성분이 규산마그네슘이며, 이를 서울대 공대 정수진 교수에게 결정 분석을 의뢰한 바 활석이라고 판명되었습니다. 그리고 규산마그네슘 섬유는 지하수와 폐유리섬유에서도 관찰되었습니다. 이와 같이 구성 성분까지 확인하는 데에는 거의 1년 6개월의 시간이 소요되었습니다.

증인을 포함하여 13명 이상이 연구에 관여하였고 연구진의 구성 및 역할은 표와 같습니다.

표. 〈동국의대 연구진의 구성 및 역할〉

국가명	소속	성명	역할
일본	나고야 위생연구소	기요시 사카이 박사	투과전자 현미경을 이용한 조직 내 섬유상 물질 분석
일본	노동성 산업 의학총합연구소	나오미 히사나가 박사	관련기관 접촉 및 협조 유도
일본	나고야 대학	병리학교실 교수	지방종 조직의 관찰
한국	서울대 보건대학원	백남원 교수	지하수 내 유리섬유 관찰
한국	서울대 공대	정수진 교수	전자 현미경적으로 확인된 결정구조 해석
한국	산업과학기술 연구소	김기태 박사	주사 및 투과전자 현미경 관찰 및 스펙트럼 분석
한국	산업과학기술 연구소	유장용 박사	주사 및 투과전자 현미경 관찰 및 스펙트럼 분석
한국	동국의대 예방의학교실	임현술 교수	연구 총괄
한국	동국의대 예방의학교실	정해관 교수	주사전자 현미경 관찰(지하수, 조직), 연구협조 및 결과 정리
한국	동국의대 병리학교실	김정란 교수	지방종 조직 내 이물질의 확인
한국	동국의대 예방의학교실	김지용 교수	수질 내 유리섬유 관찰
한국	동국의대 예방의학교실	정철 전공의	연구보조
한국	동국의대 예방의학교실	유선희 전공의	연구보조

14. 예방의학교실팀에서는 이 결과를 1997년 스웨덴 국제산업의학회와 헝가리 국제해부병리학회에도 보고하였지요? 보고를 받은 의학자들

의 반응은 어떠했나요?

1996년 9월 스웨덴 국제산업의학회에서 정해관 교수가 발표하였는데 지방종과 원인적 연관성에 대하여 충분히 가능성이 있다는 반응을 보였으며 악성 종양과 관련한 질문을 많이 받았습니다. 활석의 출처(자연산 혹은 인공적 생성)에 대하여 관심을 보였으며, 지하수에서 유리섬유를 발견하지 못한 이유에 대해 쉽게 납득하였다고 합니다.

1996년 10월 헝가리 세계병리학회에서 김정란 교수가 발표하였습니다.

1996년 10월 정해관 교수는 폐유리섬유(유리섬유와 활석)가 지하수에 오염된 결과 지방종(주로 활석)이 형성되었다는 사실을 예방의학회에서 발표하였으며, 곧 이어서 서울대 조○○ 교수는 아무 것도 관찰하지 못하였다는 내용을 발표하였습니다. 저희는 관찰한 내용을 사진까지 첨부해 발표하면서 서울대팀이 역학조사에서 관찰하지 못한 이유까지 제시할 수 있었습니다. 발표 후 저희는 같은 분야의 동료학자로부터 많은 격려를 받았습니다.

15. (유리섬유에 관하여)

가. 유리섬유는 석면의 대체물질로 개발되었으며 가볍고 열에 강하고 길이, 크기에 따라 필라멘트와 울 등으로 나누어지지요?

그렇습니다.

나. 유리섬유는 피부에 접촉될 경우 만성 피부염을 일으키며, 호흡기로 흡입될 경우 호흡기 자극 증상을 유발할 수 있지요?

만성 피부염보다 급성 피부염을 일으키고 오래 노출되면 단련되어 크게 가렵지 않다고 합니다. 호흡기로 흡입 시 호흡기 자극 증상을 유발한다고 알려져 있습니다. 또한 눈을 자극하여 안질환을 유발할 수 있다고 알려져 있습니다.

다. 기존의 유리섬유에 관한 연구는 세계적으로 주로 유리섬유가 피부에 접촉할 경우 어떠한 영향이 있는가에 그쳤고 입으로 섭취할 경우에 관한 연구는 거의 없지요?

그렇습니다.

라. 입으로 섭취할 경우에 발생하는 질환에 관한 보고는 드물지만 기계적 자극에 의하여 소화기 장해를 일으킬 가능성은 충분하지요?

그럴 가능성은 있다고 생각하지만 우리나라는 소화기 장해 환자가 많아 전문적 연구 없이 판단하기 어렵다고 생각합니다. 증인은 소화기 장해에 대하여 특별히 연구하지 못하여 정확히 답변할 수 없습니다.

마. 유리섬유가 체내에 흡수될 경우 장기간에 걸쳐 서서히 분해되어 흡수되며 대체로 체내의 유리섬유가 반으로 줄어드는 데는 약 1~2년이 소요된다고 보고되었지요? 체내에 흡수되는 이유로 유리섬유는 체내에서 분해되지 않는 석면에 비하여 발암성이 약하다고 알려져 있으나 직경이 비교적 가는 유리섬유 울의 경우에는 동물에서 발암성이 있는 것으로 보고되었지요?

체내의 유리섬유가 반으로 주는 데에는, 조건에 따라 다르지만, 생체내에서는 대체로 그 정도로 보고되어 있습니다. 또한 동물에서 발암성이 있는 것으로 알려져 있습니다.

바. 암 연구에서 세계적으로 가장 권위 있는 국제암연구기구(IARC)의
1996년 보고에 의하면 유리섬유 중 유리섬유 울은 동물에서는 암을 유발
한다는 충분한 근거가 있고 사람에서는 아직 충분한 근거가 확보되어 있
지 아니하나 사람에게도 발암 가능성이 있는 2B군에 유리섬유를 포함시
키고 있지요?

그렇습니다.

사. 지금까지의 세계적인 연구는 대부분 유리섬유공장에서 근무하는
근로자를 대상으로 한 것으로서, 유리섬유에 노출되는 경로가 호흡기를
통하여 이루어지는 호흡기계 질환이나 피부질환 등을 살펴본 것이지, 이
사건과 같이 유리섬유에 오염된 지하수를 섭취함으로써 생긴 소화기계
질환에 대하여는 세계적으로도 경험하거나 보고된 바가 없지요?

보고된 바가 없습니다.

16. (규산마그네슘에 관하여)

가. 규산마그네슘은 체내에서 분해가 유리섬유보다 더 어려운 특성을
가지고 있어 유리섬유에 비하여 체내 잔류 기간이 현저히 길 뿐 아니라 호
흡기로 흡입할 경우 진폐증의 일종인 활석폐증을 일으키지요?

**규산마그네슘은 체내에서 유리섬유보다 잔류 기간이 길다고 생각하지
만 추측일 뿐입니다. 호흡기로 흡입할 경우 진폐증의 일종인 활석폐증을
일으킵니다.**

나. 유리섬유나 규산마그네슘은 아직까지 일상생활이나 산업 현장에서 본격적으로 사용한 기간이 길지 않아 집단적인 발암성이 드러나기 어려운 점이 있고, 동물에 대하여 실험을 하더라도 동물이 인간보다 수명이 훨씬 짧기 때문에 장기적인 관찰이 어려워 발암성이 완전하게 입증되기는 어려운 점이 있지요?

그렇다고 생각합니다.

17. (지방종에 관하여)

지방종이란 성숙된 지방조직으로 구성된 양성 종양으로서 발병 원인은 거의 알려진 바 없으나, 외상에 의하거나 가족력, 고콜레스테롤혈증과 동반되어 발생한다는 보고가 있을 뿐이지요?

그렇습니다.

18. (예방의학교실팀이 유리섬유 등이 지방종의 원인이라고 추론하는 근거)

가. 예방의학교실팀은 첫째 이 지역 거주 주민의 지방종 유병률이 타 지역과 비교할 때 현저히 높으며 가족을 역학적으로 분석해 보았을 때 유전적 소인과 무관하였고 가족들이 공유하였던 환경적 요인에 의한 것으로 보였으며, 둘째 피고회사에서 폐기된 유리섬유 내에서만 관찰된 것과 동일한 물리적 성질을 가진 활석 섬유가 유리섬유와 함께 이 지역 지하수 및 거주 주민들의 지방종 종양조직 내에서 발견되었기에 인체에 유리섬유와 활석섬유가 들어가서 지방종을 발생시켰다고 본 것이지요?

타 지역에 비해 이 지역의 지방종 발생은 유난히 높았으며 이 사실은 서울대 역학조사에서도 인정한 사실입니다.

부부가 같이 발병한 가정도 있었으며, 지방종이 발생한 시기가 연령과 무관하게 비교적 일정하였습니다. 노출이 덜된 지역에 거주하는 지방종이 생긴 3명도 노출이 심한 지역의 지하수를 많이 섭취하였다고 합니다.

이는 지방종의 발생이 유전적 요인보다 환경적 요인이라고 생각합니다.

환경부에서 다른 친척들을 조사하였으나 지방종을 발견하지 못하였다고 진술한 지역 주민도 있었습니다.

폐유리섬유에 있는 유리섬유와 활석, 지하수에 있는 유리섬유와 활석, 조직 내의 활석을 성분까지 분석하면서 확인하였으며 다른 설명할 방법이 없어 인체에 유리섬유와 활석이 들어가서 지방종을 발생시켰다고 생각합니다. 즉, 증인은 폐유리섬유(유리섬유와 활석)가 지하수에 오염되어 그 결과 지방종(주로 활석)이 형성되었다는 사실을 구성 성분까지 확인하여 현대 과학으로 할 수 있는 최선을 다하여 객관적으로 거의 증명하였다고 생각합니다.

나. 이외에는 지방종을 발생시킬 다른 요인이 발견되지 않았지요?

특별히 다른 원인은 발견하지 못하였습니다.

다. 그리고 의학계의 연구 보고에서는 이러한 정도의 연관으로 인과관계가 충분하다고 인정되지요?

충분하다고 생각합니다. 만일 그렇지 않다면 지방종이 왜 이 지역에서 많이 발생했는지 그리고 조직 내 이물질의 원인이 무엇인지에 대한 설명이 필요합니다. 보다 완벽한 연구 결과는 보통 수 년 내지 수십 년에 걸쳐 진행되지만 이는 과학적인 지식의 완성을 위해서이며 예방적 행동을 위한 원인 규명의 조건으로는 이보다 훨씬 더 미약한 증거가 있을 경우에도 충분합니다.

19. (환경부 역학조사의 문제점)

예방의학교실팀에서는 지하수가 생태학적 복잡성이 있을 뿐 아니라 이지역의 지하수가 수개월 동안 사용되지 않았다는 조건을 고려하여 1996년 1월 지하수를 채취할 때에는 3개 소의 지하수에서 시간대별로 채취하여 총 66개의 지하수를 채취하였는 바, 후에 분석해 보니 시간별로 시료채취 결과가 차이가 났지요? 즉 유리섬유와 활석섬유가 발견되는 것이 편차가 있었지요?

그런데 환경부 역학조사에서는 25개 지역에서 각 1개씩만 지하수를 채취하였지요?

그리고 환경부 역학조사에서는 지하수에서는 유리섬유를 대부분 발견하지 못하였다고 하고 일부 지하수 내에서 유리섬유가 발견된 것은 공기 중에서 날아 들어간 것이라고 추론하여 지하수 내에는 유리섬유가 없다고 결론지었지요? 공기 중에서 날아 들어간 것이라고 하더라도 지하수에 유리섬유가 있었다면 그 경로를 추적하는 것이 당연한 것이지요?

서울대팀이 지하수에서 유리섬유를 발견하지 못하였다고 하여 저희도 다시 지하수를 조사하였는데 유리섬유를 발견하지 못하여 이상하게 생각했습니다. 과거의 지하수 시료에서는 유리섬유가 분명히 슬라이드에서 발견되었는데 더 이상 그 물질이 발견되지 않는 것입니다. 녹았다고 생각하기에는 미심쩍고요. 그래서 1996년 1월 동일 시료를 7일간 보관 후에 다시 검사하여 유리섬유는 폴리에틸렌 병의 벽면에 붙는다는 사실을 확인하였습니다. 이를 김지용 교수가 한국산업위생학 학회지에 구두 발표를 하였고 1997년 11월 논문으로 발표하였습니다. 또한 비슷한 섬유상 물질인 석면이 병벽에 붙는다는 3년간의 연구 결과가 미국에서 1983년에 이미 발표되었다는 사실도 확인하였습니다. 따라서 세계보건기구 자문관과 서울대 역학조사팀, 증인들이 뒤에 지하수에서 유리섬유를 관찰하지 못한 이유가 채취 병의 벽면에 붙었기 때문이라고 추론합니다.

서울대 역학조사는 25개 지역에서 1개씩만 조사한 것으로 알고 있습니다. 단지 그 뒤에도 여러 번 지하수를 채수해 갔다고 주민들이 이야기했으나 그 결과에 대하여 들은 바는 없습니다.

공기 중에서 날아 들어간 것이라고 추정하였지만 지하수에 유리섬유가 있었다면 그 경로를 추적하는 것이 당연하다고 생각합니다.

20. 예방의학교실팀이 지하수 시료를 분석하다가 유리섬유는 폴리에틸렌 용기 내벽에 붙는 성질이 있고 용기 내벽에 붙은 유리섬유는 떼어내기가 힘들었으며 따라서 자외선 등을 이용하여 전처리하여 유리섬유를 유리 내벽에서 떼어낸 후 분석하여야 하였지요? 그런데 환경부 역학조사팀에서는 폴리에틸렌 용기를 사용하여 시료를 채취한 후 아무런 전처리를 하지 않고 여과하여 관찰을 하였다고 하지요? 따라서 환경부 역학조사팀에서는 유리섬유를 발견할 가능성이 적어지는 것이지요?

앞에서 설명한 대로 그렇다고 생각합니다.

서울대에서는 7일 후(적어도 수일간 보관한 후) 관찰하였으며 시료 채취도 1개소 1회에 불과한 것으로 압니다.

따라서 환경부 역학조사팀에서는 유리섬유를 발견하지 못하였다고 생각합니다.

21. 예방의학교실팀은 광학 현미경이나 편광 현미경으로 시료에 있는 섬유상 물질을 관찰한 뒤 이 시료를 전자 현미경으로 관찰하려고 할 때, 섬유상 물질이 전처리 과정에서 손실되어 시야에서 사라지는 것을 경험하였지요? 그리하여 유리섬유가 있는지 여부의 관찰은 광학 현미경이나 편광 현미경으로 하고 유리섬유의 물리적, 화학적 성상은 전처리 과정을 거친 뒤 전자 현미경으로 하였지요?

이는 전자 현미경이 정확하기는 하나 전처리가 복잡하여 원하는 물질이 손실되는 경우가 많기 때문이지요? 예방의학교실팀은 광학 현미경과 편광 현미경으로 시료 상에서 섬유상 물질을 발견하였고 이를 전자 현미경으로 발견하기도 하였지요?

그런데 환경부 역학조사팀은 바로 전처리를 한 후 전자 현미경으로 관찰하였다지요?

그래서 그런 방법은 문제가 있다고 이의를 제기하며 우리가 한 방법을 서울대 측 시료에 적용시켜 보자고 하였으나 서울대 측에서는 이후 전혀 추시를 하지 않은 것으로 알고 있습니다.

22. 예방의학교실팀의 김정란 교수는 어떤 계기로 지방종 조직에서 섬유물질을 발견하였나요?

환경부 역학조사팀이 지방종 조직에서 섬유물질을 발견하지 못한 이유는 무엇이라 생각하나요?

저희 병리학자가 병리 조직검사를 시행하기 위해 처음 온 조직 시료를 칼로 자를 때부터 이물질이 잘리는 느낌이 들었고 현미경으로 보자 너무 많은 이물질이 관찰되었다고 합니다. 이렇게 많은 이물질이 있는 슬라이드를 보고 나니 양이 적은 다른 2개에서도 이물질을 관찰할 수 있었다고 합니다. 서울대 병리학 교수도 동국의대의 것에는 무엇인지는 모르지만 이물질이 있다고 환경부 모임에서 정식으로 인정하였습니다.

서울대는 이물질이 거의 없는 조직 표본을 보아 처음 본 사람으로 인정하기가 곤란하였고, 서울대 표본에 이물질이 적었던 이유는 서울대 역학조사에서 지방종을 제거한 사람은 이 지역을 떠난 지 7년 이상 지난 사실을 후에 확인하여 7년 이상 노출이 되지 않아 이물질이 거의 없어졌다고 생각합니다.

23. 환경부 역학조사팀을 주도한 서울대 의대의 조○○ 교수는 원래 연탄가스가 전공이라지요? 조○○ 교수는 유리섬유에 관한 연구를 한 바 있는가요?

조○○ 교수는 연탄가스가 전공이었으나 요즘은 산업의학과 환경의학에도 관심이 많은 것으로 알고 있습니다.

그러나 유리섬유를 비롯한 섬유상 물질은 이번에 처음 연구한 것으로 압니다.

24. 세계보건기구에서 참여한 자문관들도 근로자들이 작업하는 환경에서 석면 등의 섬유상 물질을 다루어본 경험은 있으나 환경에 오염된 유리섬유 문제를 다루어 본 사람들은 아니며 이들은 1996년 8월 7일 프랑스

안시에서 개최된 국제 환경 보건, 환경 심포지엄에서 '환경부의 용역조사를 살펴본 결과 고잔동 지역의 음용수에는 인체에 유해한 유리섬유가 함유되어 있지 않은 것 같다'라면서도 '국내 연구진의 분석방법 등에 일부 문제점이 있으며 유리섬유의 분석, 평가 방법이 각기 달라 서로 비교하기가 어려워 분석방법을 표준화할 것과 유리섬유 분석절차를 엄격히 통제할 필요가 있다. 또한 능력과 시설은 반드시 일치하지 않는다'라고 지적하였고 '국내 환경연구소가 당시 조사과정에서 언론의 관심과 정치적 압력에 영향을 받았다'고 꼬집었다지요?

『조선일보』 기사에는 지하수에서 유리섬유를 보지 못했다고만 하여 기사 내용을 확인하니 변호사님이 지적하신 내용도 포함되어 있었습니다. 그들은 산업현장에서 공기 중에 존재하는 석면 및 유리섬유에 관한 전문가이나 물속의 유리섬유에 대하여는 경험이 부족한 것 같았습니다. 특히 물속의 유리섬유는 본 적이 없는 것 같았습니다. 그들이 저희 슬라이드를 보면서 유리섬유는 필터의 중간에 모이는데 저희 것은 가장자리에 있다고 이야기하였으나 이는 이들이 공기 중 시료의 처리 경험만 있었고 물속 시료의 특성에 대해 잘 몰랐기 때문이라고 생각합니다. 필터에 물을 부으면 그 압력으로 유리섬유는 중앙에 모이지 않고 가장자리로 가는 것은 당연하다는 사실을 나중에 알았고 문헌상으로도 확인하였습니다.

25. 예방의학교실팀의 조사에서 거주 주민들은 피부질환을 호소하였지요? 이는 피고회사 공장 주변에 야적되어 있던 유리섬유가 비산되어 주민 피부에 닿았거나, 유리섬유가 들어있는 지하수로 몸을 씻을 때 묻었거

나, 지하수로 세탁한 의류를 입음으로써 유리섬유가 접촉되어 발생한 것으로 보이지요? 또한 위암, 식도암 등 소화기관계 악성 종양의 사례가 과거 10년간 4명이 있었던 바, 유리섬유의 섭취를 통한 악성 종양의 발생가능성을 충분히 의심할 수 있고 그 개연성을 인정할 수 있지요?

이들은 피부질환을 호소했으며 오랜 경험에 의하여 전문의학 교과서에 있는 대로 스카치테이프법으로 치료까지 하고 있었습니다. 너무나 당연하다고 생각하여 자세한 조사는 실시하지 않았고 공기, 음식, 옷 등을 통하여 유리섬유와 접촉되었다고 생각합니다.

악성 종양의 원인에 대한 연구는 보다 대규모의 역학조사를 통하여 밝혀져야 할 것으로 생각하여, 환경부의 역학조사가 이미 상당 부분 밝혀진 지방종에 대한 단순한 추시보다는 악성 종양에 초점을 맞추어 진행되기를 바랐습니다. 특히 유리섬유와 활석이 섭취된 결과, 식도암 등 소화기계의 암이 많다고 생각되며 이에 대한 조사가 진행되어야 한다고 생각합니다.

26. 환경부 역학조사에 의하면, 지하수에서 트리클로로에틸렌(TCE)이 0.102ppm(기준치 0.03ppm), 트리클로로에탄(1.1.1–TCE)이 0.133ppm(기준치 0.1ppm), 망간이 12.04ppm(기준치 0.3ppm), 알루미늄이 2.92ppm(기준치 0.2ppm), 아연이 3.57ppm(기준치 1ppm)과 다량의 폐유가 나왔고, 농경지에서는 폴리클로리네이티드비페닐(PCB)이 기준치를 초과하여 배출되었다고 하지요?

저희도 그 내용은 『경향신문』에서 보았습니다. 이 부분은 원래 보고서에도 이미 언급되어 있으나 결과 발표 당시 서울대 측은 이에 대해 아무런 해석을 하지 않았고 더욱이 지방종 혹은 악성 종양과의 관련성에 대하여서는 전혀 언급하지 않았으므로 서울대 측이 이를 인과관계가 있는 것으로 생각했다고는 보이지 않습니다.

27. 증인은 위 역학조사 과정에서 주민들로부터 피고회사에서 폐유가 배출된 일이 있다는 진술을 청취한 바 있고 시료 채취 시에도 기름 성분을 확인하였지요?

폐유가 공동 우물에서 나와 원유가 발견되었다고 좋아했다는 이야기를 주민에게 들은 적이 있습니다. 그 후 회사가 그 우물을 산 후 유리섬유를 매몰했다는 지역 주민의 증언도 있어 저희 생각은 그 우물로 유리섬유가 들어가지 않았나 생각하여 환경부에 파보자고 한 적이 있습니다. 그러나 시행되지는 않았습니다.

시료 채취 때 확인되었던 기름 성분은 지하수 속 이물질의 출처가 공장이라는 점을 뒷받침하는 데에 의미가 있습니다. 하지만 조직 속에서도 유사한 이물질이 발견된 것에 비추어 섬유상 이물질과의 인과관계에 초점이 맞추어져 있었으므로 증인은 이에 대한 연구를 더 진행하지는 않았습니다.

28. 서울대 역학조사 보고서에서 이 사건 지역의 암 발생률은 우리나라 암 발생률보다 낮다고 하였는데, 이 사건 지역의 암이 소화기관계의 암이므로 우리나라 소화기관계 암 발생률과 비교하면 이 사건 지역의 소화기관계 암 발생률은 높지요?

이렇게 적은 지역의 암 발생률을 우리나라 전체와 비교하는 것은 역학적인 측면에서 보았을 때 연구방법상 객관적 비교가 불가능하다고 봅니다. 또한, 서울대 역학조사에서는 유리섬유 등을 입으로 장기간 섭취하였을 경우 일차적으로 문제가 될 수 있고 증인의 최초 보고에서 제시한 바 있는 소화기계 암을 구분하여 조사하지 않은 것으로 알고 있습니다. 저희는 이 지역의 소화기 암은 폐유리섬유와 관련되었을 가능성이 있다고 생각하며 이에 대한 조사가 진행되어야 한다고 생각합니다. 이후 일부 방송국의 취재기사에서 주민들 중 암이 발병한 사람이 더 있으며 또한 공장에 근무하였던 근로자도 암 환자가 많다는 내용을 본 적이 있는데 이에 대하여도 조사가 필요하다고 생각합니다.

29. 현재 예방의학교실팀은 세계 학계에 발표하는 등 활동이 왕성한데, 이에 대해 환경부(서울대) 역학조사팀은 아무런 대답이 없지요?

증인들이 병 벽에서 유리섬유를 관찰하였다는 내용이 기사화되자 1997년 5월 21일 환경부는 환경부와 국립환경연구원 관계자, 저희, 서울대 역학조사 관계자와의 모임을 마련했습니다.

이 자리에서 저희가 관찰한 물질은 유리섬유와 활석이라고 서울대 역학조사 관련자인 서울공대 홍□□ 교수가 인정하였고, 서울대 병리학교실의 장○○ 교수도 동국의대 지방종 조직에는 섬유상 이물질이 있다고 확인하여 주었습니다.

저희들은 공청회나 제3자에 의한 재조사를 요청하였으나 환경부는 예산 부족을 이유로 불가하다고 하였습니다. 그 후 서울대에서 채취한 병 벽의 유리섬유를 같이 보자고 하여 김지용 교수가 한 번 서울대에 가서 공동 관찰한 바 있으나 서울대 측에서는 본 연구진이 시행한 방법을 전혀 채택하지 않았으며 서울대 측의 방법으로만 관찰한 후 역시 발견할 수 없었다고 환경부에 보고하였기에 그 잘못된 내용을 팩스로 보냈으나 그 이후 연락이 없었습니다.

세계보건기구의 자문관에게도 1996년 7월 지하수 속의 유리섬유가 채취병 벽에 부착되어 관찰하지 못한 것으로 판단하며 그간의 연구 진척 사항을 요약하여 보낸 후 의견을 구하였으나 전혀 회신이 없었고 비공식적으로 이 문제에 더 이상 관여하고 싶지 않다는 대답을 들었습니다. 서울대에서는 예방의학회지 30권 1호(1997년)에 「인천시 고잔동에서 제기된 유리섬유에 의한 건강피해 역학조사」를 발표하였고 저희들이 관찰한 유리섬유가 지하수를 가열했을 때 생긴 침상형 결정체라고 잘못 발표하였기에 이를 항의하였더니 사과문을 팩스로 보내왔습니다.

저희는 관찰한 모든 자료를 사진 등으로 보관하고 있으며 자료를 원하는 누구에게나 공개하였고 서울대 측에 대해서도 공식적으로 수차례 저희 자료를 공동 검토할 용의가 있음을 천명하였으나 서울대는 이에 한 번도 응한 적이 없습니다. 이상의 사실들로 미루어 보아 서울대 역학조사팀은 진실을 보고자 하지 않는다고 밖에는 생각할 수가 없다는 것이 증인의 심증입니다.

30. 현재 인천시에서 일본에 동물실험을 의뢰하였다고 하나, 동물이 인간보다 수명이 짧아 장기간 관찰이 불가능하여 동물실험에도 나타나지 않을 수 있지요?

그렇습니다. 더구나 서울대에서 실시한 동물실험에서는 (주)금강에서 제공한 유리섬유로 실험을 실시하여 고잔동의 활석이 포함된 유리섬유와 차이가 있습니다. 따라서 그 결과를 고잔동 지역의 결과로 확대 해석할 때에는 주의가 필요하다고 생각합니다. 유리섬유를 동물에게 먹이는 실험은 이미 세계적으로 여러 보고가 있으나 증인들이 제기한 것처럼 이 지역에서 문제가 된 것이 한국인슈로산업(주)의 폐유리섬유에 국한된 특수한 것이라면 이와 같은 실험은 아무런 의미가 없다고 생각합니다.

31. 노출이 많은 지역과 노출이 적은 지역의 지하수 수질 교류에 대해서는 어떻게 생각하시나요?

서울대 조사보고에는 서로 무관할 가능성이 높다고 기술되어 있으나 저희의 역학조사 결과로 해석하면 노출이 적은 지역의 지하수에서도 유리섬유가 발견되어 양쪽의 지하수 교류가 있었다고 생각합니다. 그러나 그 양이 많지 않고 저희가 조사하기 전에 수질 교류가 있었을 가능성이 높다고 생각합니다.

이와 같이 진술하였음을 확인합니다.

1998. 4. 1.

1998년 11월 23일 백남원 교수님에게 보낸 이메일
백남원 교수님께!
오늘 고잔동 주민의 전화를 받았습니다. 고잔동 유리섬유 문제는 2년간 민사재판이 진행되고 있는데 교수님의 진술서가 필요하다고 합니다.
올해 4월경 저도 인천 법정 참가 후 진술서를 제출하였고, 그 후 조○○

선생도 법정에 참가하고 진술서를 제출하였다고 합니다. 서로 의견이 상반되어 어느 것도 신뢰할 수 없으므로 지하수에서 직접 유리섬유를 본 사람의 진술서가 필요한 것 같습니다. 교수님의 소견대로 진술서를 제출해 주시기를 진심으로 바랍니다.

3년간은 저에게도 힘든 세월이었습니다.

그래도 많은 사람들이 도움을 주었고 교수님의 도움은 지대하였습니다.

제가 한국역학회지에 「유리섬유에 장기간 노출된 지역 주민의 건강 장해에 관한 역학조사」를 제출하고 나서 서울의대에서 지하수와 조직에서 유리섬유를 관찰하지 못하여 이 지역에 폐유리섬유에 의한 건강 장해가 없다고 결론이 난 것은 교수님도 아시는 바와 같습니다.

그 후 유리섬유는 편광이 되지 않는다는 교수님의 지적에 따라 처음부터 다시 작업을 시작하여 고잔동 지역에 폐기된 유리섬유에는 제조 과정에서 오염된 활석이 있다는 사실을 밝혀냈습니다. 지하수에서도 유리섬유와 활석을 발견하고 한국위생학회지(7권 2호)에 기고한 바 있습니다. 유리섬유가 페트병에 붙기 때문에 서울의대에서 보지 못하였다고 생각합니다. 그리고 조직에 있는 물질은 활석이라는 사실을 확인하여 예방의학회지에 기고하여 현재 재심사 중입니다. 실릴지는 미정이지만 저희가 투고한 논문을 한 부 보냅니다.

예방의학회지에 기고한 논문에는 저희가 보고, 조○○ 선생이 보지 못한 이유를 아래와 같이 기술하였습니다.

저자 등이 본 연구의 예비조사 결과를 발표한(임현술 등, 1995) 이후 조○○ 등(1997)은 동일한 대상에 대하여 조사한 후 본 지역의 지방종은 유리섬유와 무관하며, 물속에서 유리섬유를 발견하지 못했다고 주장하였다. 조○○ 등은 본 조사와 동일한 지역을 대상으로 한 주민 조사에서 다수의 피하 종양을 확인하였고 이 지역의 지방종 유병률이 타 지역에 비하여 현저히 높음을 재확인하였다. 또한 수술을 통하여 직접 제거한 9예의 피하 종양 중 본 조사의 'A'지역에 해당하는 주민 4명의 결과는 모두 지방종이었던 반면, 타 지역 주민은 5명 중 1명만이 지방종이었고 나머지 4명은 다른 종양이었다. 이 중 지방종으로 확인된 이 지역 주민 4명 중 2명은 본 조사 시 병력에 의하여 지방종을 의심한 사례였다. 그러나 조○○ 등은 주민들의 건강 장해 중 가장 크게 대두되었던 문제인 이 지역의 지방종이 많은 이유에 대해서는 아무런 해석을 하지 않았다. 또한 건강조사에 있어 대조 지역 주민을 선정하는 과정에서 선택바이어스가 작용하였다. 조사 대상 지역의 주민 중 80퍼센트 이상이 수검에 응한 반면 대조 지역의 주민은 15~50퍼센트 정도만이 응하였으므로 이들 대조 지역의 피검자들은 질병을 가지고 있는 사람들이 선별적으로 포함되었을 가능성이 매우 높으나 이에 대한 검토가 없었다. 따라서 대조 지역과의 일반적인 건강조사는 선택바이어스가 귀무가설 쪽으로 강하게 작용하였을 가능성이 높다.

물속의 섬유상 물질 조사에 대하여 조○○ 등(1997)은 시료 채취 방법, 보관 방법 및 전처리 방법에 따라 물속에서 발견되는 섬유상 물질이 매우 크게 변동됨에 대한 고려가 전혀 없었다. 더구나 수질 내 섬유상 물질을 확인하기 위해서 간단한 광학 현미경으로 우선적으로 관찰하지 않은 채, 처음부터 전자 현미경을 이용하여 관찰하려고 함으로써 상당수의 시료를 확인하지 못하지 않았는가라는 문제점을 제기할 수 있다. 아직 지하수 내의 섬유상 물질에 대한 표준적인 검사 방법이 제시되지 않고 있어, 지하수의 특성에 따른 섬유상 물질의 검사 방법에 대한 많은 검토가 필요함은 이미 EPA 보고서(Chatfield 등, 1983) 등을 통하여 제시된 바 있다. 본 조사는 광학 현미경 및 편광 현미경을 이용하여 다수 시료에 대한 광범위한 관찰을 통하여 폐기물 중에 존재하는 이물질을 발견하고 이를 전자 현미경으로 다시 확인하는 방법을 사용하여 보다 포괄적이고 객관적인 방법으로 검사하였다.

조○○ 등(1997)의 폐유리섬유에 대한 조사는 피상적으로 이루어졌다. 극히 제한된 시료에 대한 전자 현미경 검사만을 시행하였으므로 일반적인 유리섬유의 성분을 확인하는 이상의 결과를 얻을 수 없었다. 본 연구에서는 광학 현미경 및 편광 현미경을 이용하여 다수 시료에 대한 광범위한 검사를 통하여 폐기물 섬유 중에 존재하는 이물질을 발견하고 이를 전자 현미경으로 다시 확인하는 방법을 사용하여 보다 포괄적이고 객관적인 방법으로 검사하였다.

조직에서 관찰된 이물질은 조○○ 등(1997)의 예에서는 그 지역을 떠난지 8년 이상이 지난 주민을 대상으로 이루어져 조직 내 이물질의 양이 상당히 적었기 때문에 조○○ 등이 실시한 통상적인 조직절편을 관찰하는 방법으로는 관찰이 불가능하였다고 생각한다. 더구나 조○○ 등은 지방종에 대하여 일반 광학 현미경만을 시행하였고 따라서 지방종 조직 중에서 발견되는 약간의 이물질을 확인하였음에도 이물질에 대한 언급을 전혀 하지 않고 유리섬유가 없음만을 보고하였다. 조직 중에 포함된 유리섬유는 그 광학적 특성상 통상적인 조직검사 절편에서 발견하는 것이 매우 힘들다. 본 연구진이 시행한 정량적인 방법을 시행한다면 이물질을 검출할 수 있을 것이다.

따라서 조○○ 등(1997)의 조사연구는 제기된 문제가 기존의 문헌적 범위를 벗어나는 수준에서 제기되었음에도 불구하고 조사의 범위와 대상을 선정함에 있어 사실에 근거하기보다는 문헌적 지식에만 충실하였고, 제시된 사실의 확인을 위한 검사의 시행에 있어 각 검사의 제한점과 범위를 사전에 충분히 감안하지 못하고 관행적인 검사 결과에만 의존하였으므로 본 저자들이 발견한 광범위한 새로운 사실을 확인하는데 실패하였다고 생각한다.

위 투고는 심사에서 탈락되면 게재가 되지 않을지도 모릅니다.

조○○ 선생의 원고는 예방의학회지(30권 1호, 1997; 77~101페이지)에 실려 있습니다. 필요하면 참조하시기 바랍니다.

사진으로도 있는 모든 자료를 아니라고 하니 정말 기가 막힙니다.

아마 변호사가 교수님을 찾아가거나 연락을 하리라 생각합니다. 교수님이 보신대로 진술하여 주시면 대단히 고맙겠습니다. 지역 주민을 위하여, 아니 학문의 진전을 위하여 진실은 밝혀져야 한다고 생각합니다.

1998년 11월 23일
임현술 올립니다.

1998년 11월 24일.

열심히 살아왔는데….

올바른 행동. 나는 올바른 행동을 하면서 살아왔는데. 어느 편에도 서

있지 않다. 기득권 편도 아니다. 시민단체 편도 아니다. 내 교실 하나를 제대로 가꾸어가는 것도 아니다. 우리 교실은 곧 각자의 길을 가게 될 것이다.

고독을 알아야 한다. 너무 욕심 내지 말자. 모든 일은 세월에 맡기자. 억울한 죽음이 없어야 한다고 생각하면서 살아온 것같이 그렇게 살아가자. 나는 많은 것을 구비하고 있다.

가정의 행복, 학교의 행복(아군도 없고 적도 없다, 교육은 잘하고 있다, 진료도 잘하고 있다), 사회의 행복(대학교수, 역학자), 남을 이해하는 사람이 되자.

1998년 12월 28일.

ㄱ선생과 통화 중에 유리섬유에 대한 이야기가 나왔다. 양쪽 다 비판적인 견해를 제시한다. 기가 막히다. 내가 고집스럽다니. 그러면 아니라고 이야기해야 하나.

최선을 다하여 살고 싶다. 이 세상이 문제가 있다고 누구나 이야기한다. 그러나 아무도 해결할 생각은 하지 않는다. 그러다 자기 문제나 자기 일과 관련되면, 손해 보지 않으려고 기를 쓴다. 우리가 옳다. 그러나 이 세상에 아무런 도움이 되지 않는다.

1999년 1월 9일.

김지용 선생 귀하!

고잔동 재판 진행과 관련된 일입니다.

1998년 12월 초, 판사가 조○○과 임현술이 각자 자신의 의견을 주장하니 백남원 교수와 김정란 교수의 의견이 필요하다고 하였답니다. 그래서 백남원 교수에게 내가 장문의 편지를 보냈습니다.

그러나 백남원 교수가 끼어들기 싫다는 반응입니다. 나도 전화 통화를 하였으나 12월은 바빠 나의 편지도 안 읽은 상태였습니다. 혹시 지방종 내 물질이 활석이고 유리섬유가 아니라고 생각하여 오해가 있을지 모르겠습니다.

백남원 교수는 물에 유리섬유가 있었다는 사실만 A4 용지에 진술해 주면 된다고 생각합니다.

내가 변호사에게 백남원 교수를 찾아뵙고 정중히 부탁하라고 말했으나 오늘 주민이 직접 찾아가려고 한다고 전화가 왔습니다. 저는 주민이 직접 찾지 말고 변호사가 찾아가도록 해달라고 하였습니다.

김지용 선생이 백남원 교수를 만나 물에 유리섬유가 있었다는 사실만 A4 용지에 진술해 주도록 부탁을 하면 어떨지요? 1월 중순까지 진술서가 작성되어야 한다고 하니 빨리 부탁드립니다. 자세한 내용은 직접 변호사와 대화해도 됩니다.

임현술

1999년 1월 10일.

아래 글은 김정란 교수가 법정에서 진술하기 위하여 초안으로 작성한 것이다.

1999년 1월 10일 동국의대 병리학교실 교수 김정란.

1994년 10월 임현술 교수가 3예의 지방조직을 검사해 달라는 부탁을 해왔다. 특히 지방조직 내 유리섬유의 유무를 밝혀 달라는 것이었다.

조직(병리)검사에서 발견되는 이물질은 크게 결정성인 물질과 비결정성인 물질로 분류할 수 있으며 결정성인 물질은 편광 현미경 하에서 이중굴절 소견을 보인다. 임 교수가 가져온 조직은 육안검사에서 절편을 만드는 과정 중 유리를 자르는 듯한 감각과 모래알을 만지는 듯한 감각이 느껴졌기 때문에 상당한 흥미를 가지고 검사하였다. 조직의 접착도말에서 편광에 이중굴절을 보이는 섬유상의 물질과 이중굴절이 없는 섬유상의 물질이 관찰되었다.

통상적인 방법으로 조직절편에 대한 처리 및 염색을 시행한 후 광학 현미경으로 관찰한 결과 이 조직은 모두 특징적인 지방종이었다. 그러나 일반적인 광학 현미경 하에서는 이 이물질이 주위조직 내 이물반응을 보이지 않고 투명하였기 때문에 이물질의 확인이 상당히 어려웠다. 편광 현미경으로 관찰한 결과 이 이물질은 이중굴절을 보였으며 3예 중 1예에서는 굉장히 많은 양의 이물질이 관찰되었다. 다른 1예에서도 소수의 같은 성상의 이물질이 확인되었다. 이런 이물질은 고잔동의 폐유리섬유에서 관찰된 섬유상의 물질과 광학 현미경 및 편광 현미경 소견이 상당히 유사하였기 때문에 당시에 본인은 이 물질이 유리섬유일 가능성이 상당히 높다고 생각하였다.

이런 소견을 대한병리학회에 발표하였고(1995년 제47차 가을학술대회) 대부분의 병리의사들은 조직 내에서 관찰된 이물질이 유리섬유와 관련되어 있을 가능성이 있다는 데에 동의하였다. 이후 서울대학 예방의학(조○○ 교수 등)에서 대대적인 조사활동이 시행되었고 본인도 서울대학 팀에서 절제한 조직을 검경할 기회가 있었다. 본인은 그중 일부 조직에서 분명히 편광 하에서 이중굴절을 보이는 이물질을 관찰할 수 있었다. 그러나 이물질의 양이 아주 적었기 때문에 공기 중에 떠있는 유리섬유의 이입이나 식물섬유 등을 감별하는 데에는 상당한 숙련을 필요로 하였다. 서울대 조사팀에서는 조직 내에 있는 이 이물질을 편광 및 광학 현미경으로 관찰하는 외에 다른 특수 검사 없이 공기 중 식물섬유 등의 이입이라는 결정을 내렸고 이의 존재를 무시하였다. 지금이라도 더 자세히 분석한다면 긍정적인 결과를 얻을 수 있을 것으로 기대한다.

한편 이후에 실시된 여러 실험에서 일반적인 유리섬유는 편광 하에서 이중굴절을 보이지 않는다는 점이 여러 종류의 유리섬유를 관찰한 결과와 문헌 고찰로 확인할 수 있었다. 그렇다면 고잔동에서 가져온 폐유리섬유에서 보이는 섬유상의 물질이 무엇인가를 확인할 필요가 있었다.

동국의대 연구팀은 일본 나고야 시의 하사나가 씨와 사카이 씨에게 전자 현미경 및 원소분석기를 이용한 조직 내에 있는 물질에 대한 직접적인 방법에 의한 분석을 의뢰하였고 그 결과 이 이물질은 유리의 주성분인 칼슘 실리케이트(calcium silicate)가 아니라 규산마그네슘(magnesium silicate)으로 구성된 점이 밝혀졌으며, 본인을 포함한 본 연구진도 산기연 및 일본 나고야 대학에서 이를 확인하였다. 고잔동 폐섬유 내에서 관찰되는 이중굴절상을 보이는 물질은 조직에서와 마찬가지로 규산마그네슘이었으며, 에너지 분산 X-선 분석기를 이용하여 이 이물질을 분석한 결과, 활석임을 확인하였다. 이 연구결과는 1996년 헝가리 부다페스트에서 열린 제21차 국제병리학회에 발표하였으며 적어도 지방종 내에 함유된 이물질이 활석임에는 이견이 없었다.

즉 조직(지방종) 내에서 관찰된 이물질은 폐유리섬유 내에 함유된 활석과 동일 물질이며 이물질의 조직반응 및 발암기전 등은 추후 더 연구되어야 할 것으로 생각한다.

1999년 1월 22일.

진실이란 무엇인가?

왜 이 나라는 국민을 이렇게 억울하게 몰아가는 것인가?

이 한들이 모여 한의 민족이 되었나?

가정의학과 전공의를 다시 안했어도, 고잔동에 가지 않았어도, 이 고통을 받을까?

싫다. 이 모든 일이 싫다. 열심히 일하고 싶으나 이미 늦었음을 안다.

죽고 싶다. 이 사회를 떠나고 싶다. 관여하면 알 것이라고 생각하는 교수들도 모두 나서지 않는다.

기득권에 나는 많은 부분 실망하였다. 시민단체도 마찬가지이다. 자기것만 챙기는 것이 이 사회에서 살아남을 수 있는 법인가? 자식에게 어떻게 국민을 위하여 일하라고 가르칠 수 있을까?

백남원 선생 증언 문제로 김선배 아주머니에게 화를 내고 김지용 선생에게 편지를 보냈다. 마흔여섯을 넘기면서 화가 많이 난다. 한달선 총장님 축하연에서 다른 교수와 고잔동 이야기를 하다가 화를 내며 안주를 마구 먹던 일, 마구 따지던 일, 왜 이럴까?

늙어가면서 할 일이 줄어들고 능력이 감소되는 것이 느껴지기 때문일까? 내가 김정순 선생님 밑에서 조교를 하던 때가 1982년, 17년 전이니 당시 김정순 선생님은 46세로 내 나이 때이다. 김정순 선생님은 43세 때

역학회를 만들고 회장이 되셨다. 내가 욕심이 많다. 그렇다. 별로 일은 안 하면서 욕심만 낸다. 왜 화가 날까? 욕심 탓이다.

모든 것을 잊고 전진하자. 전진하자. 몸이 말을 안 듣는다.

술을 끊자. 불가능하다. 왜 이렇게 멍할까? 능력이 모자란다. 그래도 일을 해야 한다.

나는 적의가 있다. 근무하고 있는 병원, 예방의학과, 내가 데려온 교수들, 이들을 사랑할 방법이 없을까? 사랑하자. 힘들다. 과거는 후회하지 말자. 나도 내 나름대로 열심히 살아오지 않았느냐?

1999년 1월말 김선배 아주머니에게서 전화가 왔다. 법원에서 백남원 교수님의 답변을 원한다고 한다. 백 교수님이 보낸 신년 인사에 "좀 더 길게 보시고, 마음의 여유를 찾으셔서 앞으로도 국민을 위한 큰일들을 계속 하실 수 있으시길 진정으로 기원드립니다."라고 적혀 있다. 그래 그러기를 나도 진정으로 바라자.

지역 주민과 변호사에게서 연락이 왔다. 백남원 교수님이 의견서를 제출해 주셨다고 한다(252쪽 참조).

결론은 "임현술 등의 연구결과는 음용수를 통한 인근 주민의 유리섬유 노출과 영향을 밝힌 것으로서 그 의의가 크다고 판단됩니다."이다.

이러한 결과가 무엇이란 말인가? 나는 이제 진실을 보기 어려워지고 있는데. 온산병을 증명하여야 하는데 증명하지도 못하고 이제 이 나라에는 증언할 병도 많지 않을 것 같다. 이 나라는 왜 진실을 보지 못하고 또 보고자 하지 않는가.

나도 무능하다. 그러므로 서로 도와 조금이라도 유능하게 이끌어가야 하는데. 더 무능한 결과로만 만들어가지 않는가?

46세, 당당하게 설 나이가 아닌가?

1999년 5월 13일

고잔동에서 전화가 왔다.

나고야 대학과 관동대에서 추가 서신이 와서 이긴 거나 다름이 없다고 한다.

나의 명예를 지킬 수 있어서 다행이라고 한다.

7월 28일로 재판이 미루어졌다고 한다.

잘 되었다.

남의 일에는 조금도 관여하지 말자. 내 할 일만 잘하면 된다. 자랑하지도 말라. 그냥 내 할 일만 하자. 슬퍼하지 말자.

보게 되었다는 것은 행복이 아니겠는가?

1999년 8월 19일.

다음은 주민들의 피해에 관하여 여러 가지 진행된 사항에 대하여 언급하고자 한다.

1996. 3. 28 환경분쟁조정위원회 피해보상 결정 – 폐유리섬유 야적 및 관리부실로 주민들에게 생활상 불편 등 정신적 고통을 주었다는 이유로 주민들에게 손해배상 결정.

1996. 4 피해주민들 판결 불복. 인천지방법원에 항소.

1999. 8. 18 인천지방법원 판결.

'원고 일부 승소 판결 – 공기 중 비산에 의한 유리섬유로 인해 피부병 등 건강 장해를 야기하고 생활 방해 등 고통을 가한 점을 인정함. 그러나 수질오염으로 인한 피해는 극히 일부만 인정하고 질병 가능성의 인과관계는 인정하지 않음'

1심 판결이 났다. 수질오염에 의한 건강 피해는 거의 인정되지 않았다고 한다. 이럴 수가 있을까? 그렇게 많은 객관적인 근거가 있고 서울대 역학조사 용역팀이 보지 못한 이유를 그렇게 설명하였는데.

항소를 하는 것이 어떠냐는 의견을 지역 주민에게 전하였다. 지역 주민으로부터 다시 전화가 왔다. 정말 힘들어서 이제 끝내고 싶은데 나의 명예를 위하여 항소하기로 결정하였다고 한다. 항소가 진행되었고 동국의대 조사팀은 계속 관여할 수밖에 없었다.

판결내용

(1) 지하수에 의한 암 및 지방종 발병의 인과관계

원고들이 주장하는 지방종과 암 등의 발생률이 일반적인 경우보다 높다고 볼 증거가 확실하지 않고(손해발생여건 부정), 지하수 자체에서 발견된 물질이나 피해자들의 지방종 조직검사에서 나타난 물질이 피고 공장의 유리섬유 성분이라고 보기 어렵고, 유리섬유 매립지의 토양·지질조사나 지하수 유동계 분석 결과 유리섬유가 지층을 뚫고 지하수로 유입될 가능성이나 문제의 지하수가 흘러 이동할 수 있는 범위가 극히 일부 주민에 한정된다는 점(도달여건 부정), 무엇보다도 유리섬유가 사람의 소화기를 통해 흡입되었을 때 어떠한 질병이나 건강상의 장해를 일으키는지에 관한 의학적 기전이 전혀 정립되지 아니한 점(유해성요건 부정) 등을 종합할 때 지하수를 통한 유리섬유와 지방종 등의 인과관계는 인정하기 어렵다.

(2) 공기 중 비산에 의한 유리섬유의 피해

유리섬유가 대기 중에 비산되어 피해자들의 주거나 농경지에 도달하여 (도달요건 인정) 피부접촉으로 인한 피부병이나 호흡기 장애를 유발한 점은 의학상 기전이 확실하게 밝혀져 있고(유해성요건 인정), 다수 주민들에 의미 있는 정도로 발견되므로 이로 인한 피해의 가능성을 인정할 수 있고 (손해발생발달요건 인정), 특히 인근 거주자들에 대한 생활상의 방해요소로서 그들에게 고통을 가하였다는 점은 인정된다.

(3) 따라서 피고가 원고들(피고회사 인근에 거주한 경력이 있는 자들)에게 유리섬유 분진의 비산으로 인하여 피부병 등 건강 장해를 야기하고 생활방해 등 고통을 가한 점이 인정되어 피고는 원고들에게 위자료를 지급할 의무가 있다.

그 액수를 정함에 있어서는 공장과의 거리와 거주기간에 따라 1인당 금 300만원 내지 100만원으로 구분하였다.

너무 기가 막힌다. 무엇이 빨리 되기를 바란 것이 잘못이다. 나를 이기면서 기다리자. 그러나 나를 이기기가 힘들다. 어쩌다 이렇게 되었나. 많은 논문을 썼다. 많은 질병을 만났다.

내 마음을 다스려야 한다. 나를 이겨야 한다. 앞으로도 힘든 순간이 많이 남아있다. 이를 해결하여야 한다. 운이 있어야 한다. 나는 운이 좋지 않았느냐? 위안을 하면서 살아가자. 슬프다. 이겨내자. 모든 고통을 이겨내자. 더 나은 미래를 만나기 위하여. 내 나이 47세. 홀로 살아가는 것을 두려워하지 말자.

1999년 9월 18일.

동국의대에 근무하고 있던 최○○ 교수가 이직한다고 연락이 와서 이 메일을 보냈다.

오늘 아침은 차에 시동을 걸어놓은 채 병원에 왔다가 열쇠가 없는 것을 알고 다시 주차장 관리원이 오기를 기다렸소. 처음 있는 일이었소.

멍한 기분으로 지내고 있소. 최 선생이 떠난다니 어이가 없으면서도 할 말이 없소. 별 볼일 없는 교실이지만 그 교실도 유지하기가 쉽지 않구려.

나도 아무 연고 없는 동국의대에 와서 받은 것은 외부 공기가 전혀 통하지 않는 지하방이었소. 지금은 좀 나아졌지만. 이 방에서 나는 만성 두통과 멍함을 얻었소. 그렇게 살지 않은 사람은 그 기분을 모르오. 나에게는 지킬 것이 있어 그렇게 인내할 수 있었다고 생각하오. 그러나 이제 지킬 것이 정말 있는지 하는 생각이 드오.

우리가 충돌할 것이라는 말에도 동감이오. 우리는 각각 자신의 생각에 고정되어 있으므로. 최 선생은 술을 먹을 때 몇 번 나를 비난했소. 나는 영문도 모르고 멍할 수밖에 없었고. 그런 것이 점점 서로를 피하게 했는지 모르오. 학교 일을 뒤늦게 알고 수습하려고 노력한 것들이 있었소. 그래도 마찬가지라는 것을 아는데. 김지용 선생이 가는 것을 그렇게 싫어했는데, 최 선생이 가는 것은 이렇게 멍하게 있어야 한다니, 기가 막히오. 최 선생의 성격대로 완벽하게 일을 처리해 놓았으니 할 말이 없소.

그러나 누구도 완벽할 수 없소. 나도 마찬가지오. 남이 불편하면 나는 어떻게 살아왔는지가 더 생각나는 것이오. 어떤 때는 보건대학원에 발령이 났으면 김정순 선생님과 서로 으르렁거리고 있을지도 모른다는 생각도 하였소.

나도 다른 곳으로 가고 싶소. 그러나 동국의대보다 더 나은 곳이 많지 않을 것이라 생각하오. 이제는 여러 가지 능력이 없다는 것을 알고 있소. 나는 역학조사를 하기 때문에 역학조사는 다른 사람의 도움이 필요하다고 생각하오. 경찰관이 범인을 잡기 위하여 2인 1조가 되는 것과 비슷하오. 누구나 그때 팀장이 되고 싶겠지요.

자신이 서 있는 곳을 괴로워하면 발전이 없다고 생각하는데 자꾸 자신이 없어지오. 다른 교수를 돕고나 있을까 생각하지만 그것도 내 성격에 맞는 것이 아니오.

너무하오. 떠난다니. 그 좋은 머리로 하나하나 계산한 것을 어떻게 하란 말이오. 가는 곳도 그렇게 희망이 있다고는 생각지 않소. 아니 우리나라 어디에도 희망이 있지 않소. 교실 일을 잘해 나갈 수 있을지 걱정되지만 그래도 어떻게 꾸려 가야지요. 이 순간 외국에 나가게 되어 다행이라는 생각도 드오.

동국의대에서 좋았던 기억만 간직하기를 바라오. 최 선생을 위해서. 좋은 기억만 가지는 것이 얼마나 좋소. 난 자신이 없지만.

너무하오.

모든 사람이 실패한 일을 어떻게 내가 성공할 수 있겠소. 나도 실패를 향하여 의국원과 지지고 볶으며 살아갈 일이 한심하오. 그러나 해결방법이 없는 것 같소. 나 혼자 성을 쌓고 살아도 안 되고, 간섭을 해도 안 되고.

그래도 이해하여 주오. 모든 사람이 실패하지 않았소? 나도 하나의 능력을 위해서 다른 부분은 일부러도 포기하여야 하는 사람 중의 한 명이오.

내 눈에 눈물이 고이고 있소. 그래도 고통받는 사람들의 고통을 증명하겠다고 나를 채찍질하면서 살아왔는데. 그것도 다른 사람들 몫이더군요. 아무것도 버리지 않은 사람들의. 이렇게 생각하는 것이 잘못된 것인지도 모르지만.

잘 가시오. 업무로 만날 일이 있겠지만 객관적으로 만날 수밖에 없겠지요. 그래도 산보연에서 일하면 보람 있는 일이 많으리라 생각하오. 그렇게 만들어야 하오. 건투를 빌겠소.

1999. 9. 18

1999년 9월 19일

김지용 선생에게!

고잔동은 제3자가 물에서 유리섬유를 보아야 한다고 하여 변호사가 김 선생에게 연락을 할 것 같소. 서로 도와 관동대든 누구든 제3자가 보도록 해야 할 것 같소. 경비는 주민들이 모을 것 같소. 되도록 실비였으면 좋겠소.

나는 고잔동을 TV로 보고 조사를 하면 좋겠다고 하였으나 수도권에 있는 누구도 가겠다고 하지 않아서 할 수 없이 갔던 거요. 그리고 현실적으로도 내 돈 몇 천만 원을 집사람 모르게 투자하면서 이 일에 관련하여 왔소. 지방종과 활석에 관한 논문은 예방의학회에 재심사까지 보냈으나 연락이 없소. 편집위원장이 조○○ 교수더군요. 그 많은 주민을 위하여 일한다는 사람은 만나보기 힘들었소. 왜 내가 힘들어야 하는지 모르겠소. 물론 이제는 이런 일에 관여하기도 싫소. 그저 먹기 좋게 떡이 만들어져 있으면 거기 가서 눈물을 약간 흘리며 돈과 명예를 챙기면 되겠지요. 하지만 나는 돈을 약간 쓸 용의는 있소. 아직도 미친놈이지요. 돈과 명예를 다 챙기고 주민을 위하여 헌신한다는 이야기도 들어야 하는데 돈을 아직도 더 쓰려고 하니.

최 선생이 김지용 선생이 동국의대 예방의학교실에 오고 싶어 해서 자신이 떠나는 것이 유일한 해결책이라고 하오. 나도 동감이오. 김 선생에게도 그것이 좋을 것이라고 생각하오. 김두희 선생이 정년퇴임 1년 5개월을 남기고 이제는 문제를 해결할 능력도 없는 나에게 강편치만을 날리는구려. 최 선생과 잘 의논하여 경주 예방의학교실에 와서 자리를 잡기 바라오. 문제점을 지적하기는 쉽지만 해결하기는 어렵소. 나는 이 세상을 엉망으로 만든 사람이 아니고 그래도 조금이나마 낫게 만들려고 모진 마음으로 살아온 사람이오. 이 세상의 지독한 이기주의에 질려 이제는 모두 포기하려고 하지만.

누가 2학년 때 예방의학을 하려고 했을까요. 나도 감방에서 살아본 사람이오. 아버지가 나 때문에 국회 상임위원을 그만둔 줄도 모르고 그 아버지와 싸운 사람이오. 그 시절 보건소장을 하였던 사람이오. 나이 들어 가정의학을 하였소. 그리고 남을 위한다고 외치는 사람들의 위선을 보았소. 실천이 더 올바르다고 생각하였지만 이제는 문제점을 지적하며, 내 것을 챙기는 놈이 더 현실적이라고 생각하오.

모든 일은 다 잊어야지요. 모든 일을 잊을 거요. 걱정하지 마시오.

부디 경주에서 자리를 잡으시오.

1999. 8. 19.

그런 와중에 1999년 12월부터 2000년 11월까지 미국 보훈부 환경역학과에 방문과학자로 가게 되었다. 동국대학교에서 1년간 해외연수를 보내주는 것이다. 1999년 12월 16일 포항을 떠나 17일 샌프란시스코 공항에 도착하였다.

폐유리섬유에 대해서는 더 생각하지 않았고 더 연구할 것도 없다고 생각하였다. 다 입증이 되었으므로. 베트남 제대 군인의 고엽제 건강 장해 역학조사를 연구하려고 노력하였다.

나는 미국에서는 어떻게 하여 세계 최초로 알아내게 되는지에 대하여 관심을 가지고 그러한 예들을 알기 위하여 노력하였다. 아! 그들이 보는 방법이 내가 보는 방법과 같다는 것을 알았다. 어째서일까? 그건 김정순 선생님에게서 배웠기 때문이었다. 김정순 선생님은 존스 홉킨스 대학에서 박사학위를 하셨으니.

매일매일 배운 바나 미국에서 논란이 되었던 사건에 대하여 내가 지도하는 농촌 의료활동 서클인 히포메서 학생들에게 글을 써서 보냈다. 학생들은 양이 늘어나니 읽지를 않았다. 시간이 가면서 글은 썼지만 보내지 않았다. 이때 쓴 글을 나중에 책으로 펴냈다.

2000년 초

폐유리섬유에 노출된 주민에서 발생한 지방종이 실린 한국역학회지가 간행되었다고 한다.

2000년 4월 24일경

김지용 선생이 법정 증언에 참가한 후 증언한 내용을 이메일로 보내왔다.

2시에 개정된 재판에서는 먼저 원고 측 변호인 심문이 있었습니다. 재판장도 계속 궁금한 것(의학적 내용)을 물었으며 최종적으로 피고 측(한국인슈로) 변호인의 심문이 있었습니다.

1. 확실한 인과관계가 있다고 보는가?

동국의대 연구진은 현장에 방치된 폐유리섬유와 수질에서 물리 화학적으로 동일한 유리섬유 및 활석섬유를 발견하였으며, 조직 속에서도 물리 화학적으로 동일한 활석섬유를 발견하였다. 또한 같은 지하수에 노출된 주민들에게서 대조군에 비해 지방종의 발생률이 상당히 높은 점으로 미루어 보아 충분한 인과관계가 성립된다고 본다. 이에 대해 수 편의 논문을 학계에 발표했으며 논문 심사 과정을 통해 학계에서 검증을 받았다.

2. 조직 속에는 유리섬유가 없었는가?

활석섬유는 편광 현미경을 통해 쉽게 발견할 수 있었음에 반해 유리섬유는 발견할 방법이 없으며, 찾기 위해서는 모든 세포에 대한 전자 현미경적 분석을 해야 하므로 엄청난 시간을 요한다(재판부에게 이 부분을 납득시키는데 약 5분이 소요되었습니다.)

3. 왜 서울대는 유리섬유가 없다고 발표하였다고 생각되는가?

시료 채취 횟수의 문제점(단 1회 살펴보고 안 보인다고 하여 없다고 발표한 점).

시료 보관상의 문제점(폴리에틸렌 용기의 문제점-EPA 보고서 인용).

검사 장비의 문제점(광학-편광-전자 현미경적 접근 방법이 아닌 전자 현미경을 우선적으로 사용한 데서 비롯된 시료 소실 등의 문제점—특히 활석섬유를 발견할 수 없었다는 점 등).

4. 지질 검사상 지하수의 수계가 다른 점에 대해서는?(피고 측 심문)

전공이 아니라서 무어라고 말할 수 없다. 그러나 분명히 물속에 존재하는 유리섬유를 확인할 수 있었다.

5. 공기 중을 통해 노출될 수 있지 않았는가?(피고 측 심문).

그럴 개연성은 존재한다. 정확한 조사를 안 해보아서 말할 수 없다. 그렇지만 우리의 가설상 공기 중 노출되는 근로자들의 경우 이와 유사한 지방종의 폭발적 발생이 보이지 않는 이상 수질 오염에 의한 노출 가능성이 높다고 본다.

6. 유병률이 상당히 높다. 서울대 역학조사의 문제점 나열.

노출군과 대조군의 문제점에 대해서는 역학을 전공한 임현술 선생님이나 정해관 선생님의 의견을 구하였으면 한다.

동국의대 김지용 올림

재판 후 최원식 변호사의 말.

임현술 선생님이 1차에서 증언할 때는 선생님의 의견을 서면으로 먼저 제출한 뒤 심문이 주로 피고 측 변호사에 의해 이루어졌기 때문에 재판과정이 상당히 부정적이었던 것에 반해 이번에는 주관식 질문을 통해 이루어졌기 때문에 이쪽의 의견을 충분히 전달할 수 있어 성공적이라고 본다.

2000년 6월 4일

정해관 선생이 법정에서 증언하기 위해 기술한 내용을 간추려 싣는다.

증 인 신 문 사 항

증 인: 정 해 관

주 소: 경북 경주시 석장동 707 동국대학교 의과대학 예방의학교실

– 증인은 현대 동국대학교 의과대학 교수로 재직하고 있지요?

예. 1992년 동국대학교 의과대학에 전임강사로 임용되어 현재 부교수
로 재직하고 있습니다.

– 증인의 전공분야는?

예방의학이며 이 중 특히 환경 및 산업역학이 저의 세부 전공분야입
니다.

역학이란 인구집단을 대상으로 특정 질병 혹은 건강문제를 기술하고
그 원인을 규명하여 예방대책을 수립하는 과학적인 연구방법으로 환경
성 질환 및 직업성 질환의 원인을 규명하는 데 중요한 방법 중의 하나입
니다.

– 증인은 임현술 교수 등과 함께 동국대학교 의과대학 예방의학교실을

운영하고 있지요?

본 교실의 주임교수는 산업의학을 전공하는 김두희 교수이며 세부 전공분야가 다른 6명의 교수가 이 교실에 속해 있습니다. 임현술 교수와 저는 환경 및 산업역학을 세부 전공분야로 하고 있습니다.

– 동국의대 예방의학교실팀은 1994년 언론보도를 통하여 고잔동 주민들이 괴종양과 암에 시달리고 있다는 소식을 듣고 현장으로 달려가 역학조사를 한 바 있지요?

1995년 1월 TV에서 보도를 접한 것이 최초로 인지한 시기이며 이후 인접 지역 대학의 산업의학 전공자에게 연락하여 조사할 의향을 타진하였으나 잘 진행되지 않았습니다. 본 교실에서는 이전 유리섬유의 유해성에 대한 사례를 경험한 적이 있어 본 사안을 매우 중요한 것으로 생각하였으므로 1월 중순 직접 방문하여 역학조사와 환경조사를 시행하게 되었습니다.

– 증인은 이 역학조사를 총괄하였지요?

역학조사의 기획과 총괄은 현재 해외에서 연구 중인 임현술 교수가 담당하였습니다. 본인은 역학조사의 내용적 부분에 대부분 관여하였습니다. 조사의 전체적인 진행과정은 임현술 교수가 총괄하여 지휘하였고 본인은 교내외 다른 연구자와의 협력 및 공동연구, 시료 분석과 현장조사 등 얻어진 자료의 분석, 논문 작성 등의 일을 직접 관장하였습니다.

– 유리섬유는 피부질환, 호흡기질환을 일으키는 것으로 알려져 있고,

당시 고잔동 주민들 역시 피부질환, 호흡기질환에 시달리고 있는 것이 확인되었지요?

그렇습니다. 전 연령층을 대상으로 보았을 때 피부질환 호소율은 23퍼센트였는데, 특히 이 지역에 거주하는 시간이 상대적으로 긴 여성, 소아 및 고령자에서 호소율이 더 높았고 공장에서 가까울수록, 거주기간이 5년 이상인 경우에서 더 호소율이 높았습니다.

호흡기질환도 전체 대상자 152명 중 13.2퍼센트(29명)가 호소하였는데 공장에 인접한 지역의 호소율이 더 높았습니다.

– 그러나 증인 등은 고잔동 주민들에게 지방종과 암이 많이 발생하는 것에 주목하였고 피고회사가 폐유리섬유를 무단 매립하였다는 사실을 확인하고는 조사를 하였지요?

실제 조사과정을 통하여 피하 종양이 매우 많다는 것을 확인하였습니다. 암의 문제는 당시 여건상 추후 정밀 역학조사가 시행되기를 기대하고 지역 내 암 사망자 조사 및 의무기록 확인 등 기초조사만을 시행하였습니다.

– 증인 등이 조사한 바에 의하면 민영복 씨 가족에게 지방종이 집중되어 나타났지요?

지방종의 발생이 주로 공장에 인접한 1반 지역에 집중되어 있었을 뿐 아니라 이 중에서도 특히 한 가족에 집중해 있었습니다.

– 그런데 특이한 사실은 유전적 소인을 공유하지 않는 부부 간, 며느리

까지도 지방종이 발생하였고, 가족들이 같은 시기에 발생하였지요?

그렇습니다. 이미 증거로 제출된 역학회지 1999년 논문에 나와 있는 가계도(63쪽 참조)에서 보는 것처럼 이 가족 내의 지방종은 1) 유전적 소인을 공유하는 부모 자식뿐만 아니라 유전적 소인을 전혀 공유하지 않는 부부 간에도 발병하였고 2) 일반적으로 유전적으로 발생하였다면 일정한 연령을 지난 다음 발생하므로 발생 시기가 각각 다른데 이 경우에는 전혀 다른 연령의 가족이 일정한 시기에 발생하였으며 3) 부모로부터 4촌 이내의 가족 중 다른 곳에 사는 민영복 씨 부부의 형제 중에는 한 명도 지방종이 없으며 손자들 중에서도 한 명도 발생하지 않은 것으로 알고 있습니다. 손자들의 경우 대부분 이 댁에서 분가한 후 낳았습니다.

— 유전적 소인이 같은 가족들의 경우 통상 일정 나이에 도달해야 발생하는데, 이 경우에는 같은 시기에 발생하였지요?

그렇습니다. 전술한 바와 같습니다.

— 또한 다른 지역에 살지만 민영복 씨 집에 자주 마실을 와서 물을 마신 사람에게서도 지방종이 발견되었지요?

그렇습니다. 2반 지역에서는 두 사람만이 발생하였는데 이 두 사람은 공교롭게도 모두 이 지역과 밀접한 연관을 맺고 있는 사람들이라는 공통점을 가지고 있었습니다.

— 그래서 증인 등은 유전적 소인이 아니라 환경을 공유하여 발생한 것으로 판단하였지요?

그렇습니다. 요약하면 1) 비슷한 시기에 유전적 소인을 공유하지 않은 사람(부부, 2통의 2명, 이웃한 2명)에서 발생하였고 2) 유전적 소인을 공유한 가족 중 이 지역에 살거나 살았던 사람에서만 발생하였다는 점이 가족의 지방종 집락이 유전적인 소인에 의한 것이 아니라 환경을 공유함으로 인하여 생긴 것이라는 것을 매우 확실하게 입증해 주는 증거라고 생각합니다. 환경성을 입증하는 데 있어 역학적으로는 이 이상 명확한 증거가 있기 어렵습니다.

– 당시 증인 등은 주민들로부터 종양을 채취하여 분석하였고 후에 폐기물, 종양, 그리고 우물에서 같은 성분이 나타난 것을 확인하였지요?

그렇습니다.

– 지방종이 전체 국민에서 어느 정도의 유병률을 갖고 있는지는 현재까지 조사된 바가 없지요?

국내뿐만 아니라 국제적으로도 자료가 없습니다. 그러나 증인이 개인적으로 조사한 바에 의하면 1996년 1년간 우리나라 전체에서 의료보험으로 수진한 인원 전체를 기준으로 보았을 때 인구 1000명당 1건 미만이었습니다. 국내 문헌 보고에 의하면 지방종은 병리검사를 의뢰한 양성 종양 중 가장 흔한 종양으로 보고되고 있습니다. 실제 유병률은 확인할 방법이 없으나 아무리 높게 추정하더라도 100명당 1~2명을 넘지 않을 것으로 생각합니다. 그러므로 이 지역의 경우와 같이 5가구 중 3가구, 21명 중 9명에서 나오는 것과 같은 유병률은 우연에 의해서는 결코 기대할 수 없는 것이라고 볼 수 있습니다.

– 그리하여 증인 등은 우선 피고회사 공장과 가까운 지역 5개 가구에 42.9퍼센트의 유병률을 보이는 점과 수계와 지방종에서 폐기물 성분과 같은 성분이 발생된 점을 고려하여 지방종의 원인이 유리섬유라고 판단한 것이지요?

그렇습니다. 요약하면

1) 앞서 본 바와 같이 환경적 노출에 의해서 발생한 것으로 역학적으로 추정되는 높은 가족 집적성.

2) 우연으로는 설명할 수 없는 매우 높은 유병률.

3) 일반적으로 병리 소견에서 전혀 발견되지 않는 다수의 이물질이 지방종 조직 내에서 발견되었고 이는 대조군으로 쓴 경주병원의 지방종 조직에서는 거의 발견할 수 없었던 점.

4) 이 이물질은 규산마그네슘이 주성분으로 이루어진 것이라는 점.

5) 동일한 규산마그네슘 물질이 이 지역의 지하수에서 유리섬유와 함께 발견되었다는 점.

6) 동일한 규산마그네슘 물질이 이 공장에서 폐기된 폐유리섬유에 불순물로 포함되어 있는 것이 확인되었으나 다른 회사 제품에서는 확인되지 않은 점.

등이 이렇게 판단하게 된 근거입니다. 이상의 사실들은 각각으로 보았을 때 그 발생 확률이 대단히 낮은 것인데 더욱이 이러한 사실들이 병합되어 나타날 수 있는 확률은 거의 없다고 보아야 합니다. 따라서 이러한 사실을 설명하는 가장 합리적이고 타당한 과학적 설명은 증인 등이 결론을 내린 것처럼 이 회사의 유리섬유와 이에 포함된 규산마그네슘 섬유가 지하수를 오염시키고 이 물을 장기간 음용한 지역 주민에게서 지방종이 발생하였다고 보는 것이라고 증인은 생각합니다.

　- 증인 등은 언론보도 후 바로 지역으로 들어가 조사를 하였고 인근 주민들의 협조를 받았기 때문에 지방종을 쉽게, 많이 발견할 수 있었고 주민들의 협조로 탐문도 하였지요?

　그렇습니다.

　- 서울대팀은 후에 들어가서 조사를 하였는 바, 조사 시 주민들에게 신체검사를 해준다고 말하여 사람들을 모았었는데, 당시에 이미 지방종을 제거한 사람들은 관심을 갖지 않았고 신체검사를 해준다는 말에 오히려 다른 지역 사람들도 검사에 참여하였지요?

　저는 그 조사에 직접 관여하지 않았기 때문에 자세한 사항은 알지 못합니다. 보고서만을 보았을 때 서울대 측 조사는 대조군을 확보하기 위하여 지하수계가 이 지역과는 다르지만 기타 제반 여건은 비슷한 인근 지역을 같이 조사한 것으로 알고 있습니다. 보고서에 나온 것을 기초로 볼 때 수진율이 문제가 된 1통 1반 지역은 90.0퍼센트(135/150)인데 반하여 1통 2반 지역은 78.3퍼센트(112/143), 기타 1반 지역은 47.1퍼센트, 2반 지역은 44.5퍼센트, 3반 지역은 10.6퍼센트로 이 지역에서 멀어질수록 수진율이 현저히 떨어집니다(서울대 보고서 3~155쪽, 표3.4.5). 역학적으로는 거의 비슷한 조건에서 비슷한 수진율을 보여야 두 지역의 객관적인 비교가 가능해지는데 이 경우처럼 지역 간 수진율 차이가 심하게 날 때는 역학적으로는 비교가 불가능하다고 생각합니다.

　이것을 역학적으로는 선택바이어스(selection bias)라고 합니다. 즉, 일반적으로 보았을 때 이 경우 노출군 지역은 수진이 불가능한 사람을 제외하고는 대부분 조사에 응하였으나 대조군 지역에 속하는 사람 중에서는 스스로 건강에 문제가 있다고 생각하는 사람들이 보다 선별적으로 검진에 응할 가능성이 높기 때문입니다. 이번 경우처럼 유리섬유와 관련한 건강 조사임이 공개적으로 알려져 있을 경우, 대조군 지역에서 조사에 응한 사람은 피부질환, 피하 종양 등이 있는 사람들이 이번 기회에 검사를 받아보아야 하겠다고 생각하여 조사에 응하였을 가능성이 높습니다. 따라서 이러한 조사 결과는 노출군에서의 질병이 대조군에 비하여 높지 않은 쪽으로 심하게 왜곡되어 나타납니다.

- 서울대팀은 공장을 중심으로 노출군, 대조군을 분류하였고 노출군이 대조군보다 월등한 유병률을 보인 점을 확인하였지요?

서울대 보고서를 기준으로 보았을 때

1) 피하 종양의 과거력이 있는 사람은 노출군 12.9퍼센트(4/31), 대조군 1.9퍼센트(16/842, 4/212)이고 현재 피하 종양이 있는 사람은 노출군 3.3퍼센트(1/30), 대조군 2.0~2.7퍼센트(4/198~22/812)로 피하 종양이 노출군에서 현저히 높음을 알 수 있습니다. 피부증상의 경우 통계적으로 유의하지는 않으나 현재 증상이 노출군에서 더 많고(13.3퍼센트 vs 7.7~7.8퍼센트), 호흡기질환의 과거력이 노출군에서 유의하게 더 많았습니다(16.1퍼센트 vs 5.0~7.4퍼센트)(서울대 보고서 3~166쪽, 표 3.4.24).

2) 노출군으로 분류한 지역에서의 지방종이 있다고 한 사람의 수는 과거병력상 4명, 현재 1명, 도합 5명으로 본 조사의 9명에 비하여 현저히 낮습니다.

이 지역의 피하 지방종이 있는 사람의 대부분이 이미 종양을 제거하였거나 일부는 이 지역에서 이미 이주한 점을 감안할 때, 현재 지방종의 유병률만 비교하는 것은 역학적으로 타당성이 결여된 조사라고 볼 수 있습니다. 또한 앞서 설명한 것과 같이 이 조사는 결과가 차이가 없는 쪽으로 나오는, 매우 심하게 왜곡된 연구입니다. 그럼에도 불구하고 지방종의 과거병력, 호흡기질환의 과거병력 등은 노출군에서 유의하게 높습니다. 따라서 실제 유병률의 차이는 서울대 보고서가 보여주는 것보다 훨씬 클 것이라고 추정하는 것이 타당하다고 생각합니다.

— 그러므로 유리섬유가 섞인 물을 음용하여 지방종이 발생한 것으로 판단하였지요?

그렇습니다.

— 노출군과 대조군을 비교한 것은 노출군의 유병률을 확인하려 한 것이고, 노출군의 유병률이 월등히 높다는 것은 인과관계가 있다는 것으로 판단되지만, 그렇다고 대조군은 인과관계가 없다고 볼 수는 없지요?

노출군과 대조군을 비교하는 것은 노출 이외의 다른 조건은 두 군 간에 차이가 없다는 것을 기준으로 한 것입니다. 일반적으로 유병률을 기준으로 비교한 단면연구에서는 원인-결과의 인과관계가 떨어집니다. 그러나 증인 등의 조사에서 밝혀진 것은 단순한 유병률이 아니고 지난 10년간의 모든 발생환자를 포함한 것이며 역학적으로 뿐만 아니라 병리학적, 광물학적 방법 등으로 각 단계별로 물질의 흐름을 확인하였으므로 역학적으로는 인과관계가 있다고 보는데 무리가 없다고 생각합니다.

– 지리적으로 떨어져 있는 곳은 유병률이 적은 것이 당연하지만 인과관계가 있다고 보이면 지리적으로 떨어져 있는 사람들도 유리섬유가 섞인 물을 음용하여 지방종이 발생한 것이라고 볼 수 있지요?

일반적으로 과학적 추론에서는, 특히 역학적으로는 동일한 시기에 여건이 비슷한 장소에서 발생한 유사한 증상은 하나로 설명하는 것이 일반적입니다. 그러나 지방종은 앞서 본 것처럼 일반적으로 가장 흔한 양성 종양의 하나이므로 다른 지역에서 발생한 것까지 모두 유리섬유로 설명하는 것은 무리라고 생각합니다. 증인의 의견으로는 지하수계가 공장과 직접 연결된 것으로 파악된, 공장에 인접한 5가구에서 발생한 지방종은 폐유리섬유의 지하수 오염과 연관이 있다고 생각하며 기타 지역은 상대적으로 연관성이 떨어진다고 생각합니다.

2000년 6월 28일.
정해관 교수가 증언 후 이메일을 보내 왔다.

임현술 선생님께,
(중략)어제 고잔동 공판이 있어 서울에 갔습니다. 두 시간을 기다려 한 시간 반 정도 증언을 하였습니다. 판사는 적극적으로 질문을 하고 자기가 이해한 내용을 물어보는 등 전반적으로 호의적이었습니다. 우리측 변호사의 심문 내용을 사전에 문서로 가져가서 제출하였고 김지용 선생의 조언에 따라 중요한 표를 크게 확대하여 차트로 만들어 갔는데 도움이 많이 되었습니다.

상대측 변호사가 물어본 질문은 조○○ 선생이 조언한 것이 분명히 드러나는데, 활석이 논바닥에서 오염된 것 아니냐, 민 씨 가족 중 며느리와 손주들이 안 걸린 이유, 호흡기질환과 피부질환이 생긴다는 증거가 있는가, 이물질이 들어왔다면 조직반응이 생길 텐데 이것을 확인했는가, 왜 조직 중에서는 유리섬유가 발견되지 않았는가 등이었습니다. 대답은 별 문제 없었고요, 변호사도 답변이 잘 되었다고 하였습니다. 반대 심문에 대한 증언 요지도 글로 만들어 달라고 하여 쾌히 응낙했습니다. 서울고법은 산재사건에 대한 공판 사례를 검토해 보았을 때 지나치게 과다할 정도로 폭넓게 인정하는 것이 문제라고 생각했는데 이번 사건의 경우는 이 관행이 주민들에게 유리하게 작용하기를 바랍니다. 심리가 아직 몇 번 더 남은 것 같아 올해 말 정도에야 끝날 것 같습니다.

2000년 7월 14일.

증인 정해관 반대신문사항

1. 가) 유리섬유가 호흡기질환에 영향을 준다는 연구 결과가 학계에서 공개적으로 인정된 보고가 있나요?

유리섬유는 기계적 자극을 일으키므로 호흡기 및 피부에 직접적인 자극을 초래할 수 있습니다. 국내에서는 1994년 임현술, 정해관 등이 「승용차 내장재에 사용된 유리섬유에 의한 피부 및 호흡기질환의 증례」를 보고한 바가 있고(임현술, 정해관, 김지용, 정회경, 성열오, 백남원: 「승용차 내장재에 의해 발생한 유리섬유증 1례」. 대한산업의학회지 6(2):439~446, 1994) 외국의 경우 엔터라인(Enterline)과 핸더슨(Henderson)(1975), 벤더(Bender) 등(1991), 레보우판트(Lebouffant) 등(1987), 포시크(Possik) 등(1990)의 보고를 비롯하여 수많은 보고가 있습니다.

나) 국립환경연구원의 역학조사 결과에 따르면 유리섬유가 호흡기질환의 직접적인 원인물질로 규명된 바 없다는 데 사실이 아닌가요?

국립환경연구원의 보고서에서는 기존의 역학적 연구에서 유리섬유의 발암 가능성에 대해 주로 언급하였습니다. 그러나 여기서는 주로 폐종양에 대해서만 집중적으로 연구하였습니다. 유리섬유 장기간 노출에 의한 호흡기암의 발생 가능성에 대해서는 아직 연구자에 따라 결과가 다르기는 하나 호흡기암을 일으킨다는 보고가 많이 있습니다. 일반적으로 암과 같은, 장기간 노출에 의해서 발생하는 희귀한 질환은 장기간에 걸쳐 다수 인원에 대하여 연구해야 하므로 많은 시간과 노력이 들어 그 결과를 확정할 때까지 시간이 소요됩니다. 석면의 경우에도 전 세계적으로 백년 가까이 사용된 후에야 중피종, 폐암 등의 치명적 건강 장해가 객관적으로 확정되었습니다. 따라서 유리섬유의 발암성에 대해서는 아직 많은 연구가 필요하며 많은 연구자들이 기본적으로 발암성을 의심하는 전제하에서 연구를 진행하고 있습니다.

반면 유리섬유에 노출된 사람들의 급성 효과로 피부, 호흡기 및 눈의 자극증상이 오는 것은 너무나 잘 알려진 사실인 만큼 별도의 입증을 필요로 하지 않고, 앞서 제시한 것과 같이 많은 보고들이 있습니다. 국립환경연구원의 보고서는 이러한 급성장해에 대해서는 전혀 고찰하지 않고 있을 뿐 보고가 없기 때문이 아닙니다.

2. 가) 유리섬유가 피부에 일으킬 수 있는 질병이란 가려움증으로 얘기될 수 있는 피부염 정도가 아닌가요?

유리섬유는 피부에 박히면서 부러지므로 기계적 자극에 의해 피부염을 일으키지만 알레르기 등 특이체질을 가진 사람에게는 심한 피부질환을 유발할 수 있습니다. 또한 눈에 들어갈 경우 안질환을 유발하기도 합니다.

나) 유리섬유를 직접 생산하던 피고회사의 근로자 중 피부질환이나 호흡기질환을 호소한 사람이 없었다는데 그런 사실을 아는가요?

국립환경연구원의 보고서에서 근로자 건강평가 중 대부분은 직접 연구한 것이 아니고 산업보건연구원에서 실시한 건강진단 결과를 인용한 것이며 직접 조사한 부분은 197~198쪽입니다. 참고로 한국인슈로산업(주) 문제가 제기된 후 산업보건연구원이 전국적으로 7개의 대형 유리섬유 사업장의 근로자 488명을 대상으로 역학조사를 시행한 결과에서는 전체 대상자의 45퍼센트가 피부 가려움증을 호소하였으며 호흡기 증상을 호소하는 사람이 전체 근로자의 20.4퍼센트, 폐기능 검사상 이상 소견을 보이는 경우가 7.4퍼센트, 흉부 X선상 이상 소견이 10.3퍼센트 등으로 피부질환 및 호흡기질환을 다수 확인할 수 있었습니다(이세휘 등. 「유리섬유 제조업체 근로자의 건강 장해」. 예방의학회지 제 29권 2호 187~198쪽, 1996).

한국인슈로산업(주)은 이들 7개 회사에 비하여 영세한 기업으로, 유리섬유를 직접 생산하던 1992년 이전에 조사를 시행하였다면 증상 호소율이 더 높았을 것입니다. 사건이 표면화된 다음인 1995년 2월과 6월에 시행한 두 번의 설문조사에서 모두 주관적인 피부 및 호흡기 증상은 '별문제 없다'고 하였으나 당시에는 직접 유리섬유를 생산하지 않고 있었으므로 작업장 내 유리섬유 농도도 그리 높게 나오지 않았습니다. 그러나 국립환경연구원 보고서상에 인용된 한국인슈로산업(주) 근로자 14명 중 폐기능 장해는 5명(35.7퍼센트)으로 다른 회사 근로자에 비하여 현저히 높았습니다. 또한 이들 근로자 14명 중 1명에서 폐암이 확진되었습니다. 즉, 객관적으로 확인할 수 있는 호흡기 장해는 현재 유리섬유를 생산하고 있는 다른 유리섬유 회사 근로자에 비하여 현저히 높게 나왔습니다. 그러므로 유리섬유를 직접 생산하던 1992년 이전에 조사를 시행하였다면 한국인슈로산업(주) 근로자들의 피부질환 및 호흡기질환 유병률은 다른 유리섬유 회사에 비하여 현저히 높을 것으로 추정됩니다.

또한 고려해야 할 점의 하나로 유리섬유와 같이 자극성이 강한 물질을 사용하는 작업의 경우, 대개 민감한 사람들은 취업한 지 1,2주일 이내에 그만두게 되므로 오랫동안 취업하고 있는 사람들은 상대적으로 유리섬유에 의한 자극을 잘 견디는 사람들로 선별되어 있는 것으로 보아야 합니다.

3. 고잔동 지역 주민 중 민영복 씨 가족 이외에 다른 사람들의 경우 타 지역에 비해 지방종이나 암의 유병률이 높게 나오지 않았다는데 사실이 아닌가요?

그렇지 않습니다. 민영복 씨 가족을 제외하더라도 14명 중 2명에서 지방종이 있으며 이는 일반적으로 기대되는 1퍼센트 미만의 확률에 비하여 현저히 높은 것으로 보아야 하고 1통 2반 지역에 비해서도 높습니다.

4. 민영복 씨 집에 와서 물을 마신 사람이란 누구를 지칭하는 것이며 그 양과 기간을 조사한 바 있나요? 그리고 그 사람의 질병 원인이 무엇이었는지 조사한 바 있나요?

1통 2반 지역의 주민 3명(이애자 등 3인)을 지칭합니다. 이 사람들에 대해서는 다른 사람들과 동일한 방법을 사용하여 조사하였고 추가로 면담을 통하여 이 지역의 물 음용 여부, 과거력 등을 조사하였습니다. 이 세 사람에게서 지방종을 일으킬 만한 다른 원인은 확인할 수 없었습니다.

5. ① 유리섬유가 발견된 사실이 있나요?

간접적으로 확인하였습니다. 즉, 지방종 조직 단면에서 얻은 터치프린트(touch print)에서는 유리섬유가 발견되었습니다. 조직 절편 중에서는 발견하지 못하였는데 유리섬유의 광학적 특성상 광학 현미경으로는 발견하기 힘들고 조직이 놓여 있는 바닥이 유리로 만들어진 글라스이므로 전자 현미경 상에서도 구별이 힘들어, 있다 하더라도 발견하기는 기술적으로 매우 어렵습니다.

또한 유리섬유는 조직 내에서 시간이 경과하면 체내에 용해되어 소멸되므로 흡수된 지 오래되면 검사로 찾을 수 없습니다. 즉, 생체 내에서 유리섬유의 반감기는 1~2년으로 반감기가 수십 년~백 년이 넘는 석면, 활석 등 다른 자연광물 섬유에 비하여 현저히 짧습니다. 따라서 상대적으로 유리섬유가 직접적으로 발견되지 않았다 할지라도 이와 같은 생리적 이유와 기술적인 한계에 기인하였을 가능성을 배제할 수 없습니다.

② 활석섬유가 있다는 것이 유리섬유가 있다는 증거가 되나요?

이 지역에서 발견된 폐유리섬유에는 다른 회사의 제품과 달리 유리섬유 속에 활석과 동일한 성분을 가진 부분이 함입되어 있었고 지하수에서 유리섬유 및 활석과 동일한 성분이 발견되었을 뿐만 아니라 3명의 지방종 조직 속에서도 활석이 확인되었습니다. 증인 등의 조사에 따르면 이것 외의 다른 활석에 노출될 만한 이유를 찾을 수 없었습니다. 따라서 이들

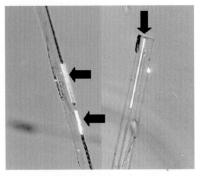

고잔동 지역에서 수거된 폐유리섬유의 편광 현미경
사진(화살표가 활석섬유가 함입된 부분)

의 지방종 조직 속에서 발견되는 활석은 이 회사의 폐유리섬유 속에 함입된 활석섬유가 지하수를 거쳐 체내로 흡수되었다고 보는 것이 가장 합리적인 해석이라고 생각합니다.

③ 피고회사에서 생산한 유리섬유에는 유리섬유 제조과정상 활석섬유를 사용한 적이 전혀 없어 섞일 수가 없다는데 그러한 사실을 아는가요?

공정상 활석이 유리섬유 속에 섞일 수 있는지에 대한 여부는 관련 전문가의 소견에 따라야 된다고 생각합니다. 그러나 증인 등이 조사한 폐유리섬유 중에서 발견한 활석은 유리섬유 주변에 흩어져 있을 뿐 아니라 유리섬유 속에 함입되어 있었기 때문에(위 사진 참조) 유리섬유의 제조공정에서 들어가지 않고는 다른 방법으로는 설명할 수 없는 것입니다.

④ 활석섬유는 일반적인 토양에서도 발견되는 것이고 폐유리섬유를 채취하는 과정에서 토양 속의 활석섬유가 섞일 수 있는 가능성이 있는 것 아닌가요?

국립환경연구원의 역학조사 보고서상의 지질 조사 결과를 보면 이 지역의 토양에서 활석 성분은 발견하지 못하였습니다(국립환경연구원 보고서 3~6쪽). 활석은 우리나라에서는 충북 제천지역에서 가장 많이 생산되며 이외에 충남북, 경기도 광주, 가평 및 전북 지역에 분포합니다. 고잔동 지역은 지질 구조상 활석과는 무관한 것으로 보입니다. 따라서 고잔동 지역의 토양 중에 자연적으로 활석이 함유되어 있을 가능성은 매우 낮다고 생각합니다. 또한 앞서 증언한 바와 같이 활석이 유리섬유와 혼재되어 있는 것이 아니고 함입되어 있으므로 시료 채취 시의 오염으로 활석이 발견되었다고 볼 근거가 없습니다.

⑤ 활석섬유는 농약의 원료로서(농약의 약재 중 90퍼센트 이상) 유리섬유 샘플 채취 시 논바닥 등에서 채취한 것 속에 활석섬유가 들어 있을 가능성과 인근의 공장지대에 있는 도장업체, 비닐제조업체 등에서의 유출 가능성에 대해서 검토한 바 있나요?

인근 공장지대에 활석을 사용하는 회사가 있는지는 조사해보지 못하였으나 활석을 사용하는 것이 확인된 회사는 없는 것으로 알고 있습니다.

그러나 증인 등은 앞서 진술한 바와 같이 활석으로 생각되는 섬유가 폐유리섬유와 '섞여'있을 뿐 아니라 '함입'되어 있었기 때문에 유리섬유의 제조공정에서 포함되지 않고는 발견될 수 없다고 생각하였습니다.

⑥ 활석이란 매우 용도가 다양하여 종이, 도자기, 페인트, 플라스틱 제품, 화장품의 첨가제로 사용되는 물질인 점을 아시나요?

잘 알고 있습니다. 그러나 이들 제품 중에 포함된 활석은 자연활석과 달리 쉽게 방출된다고 볼 수는 없습니다. 증인 등은 이 점을 고려하여 지방종이 있는 고잔동 지역 주민들에 대하여 이러한 물질의 사용 여부에 대하여 세밀하게 질문하였으며 특별히 활석이 함유된 물질을 사용한 경력을 확인할 수 없었습니다.

⑦ 서울대 조사팀에서도 지하수 내에 무수한 섬유성 물질이 있음을 발견하였으나 이로 인한 지방종과의 인과관계를 인정할 근거가 없다고 판단하였는데 활석섬유가 있다 하여도 이것이 지방종과 인과관계가 있다는

의학적 연구보고가 있나요?

활석은 체내에 흡수되었을 경우 쉽게 분해되지 않고 장기간 남아있게 됩니다. 체내에 흡수된 활석은 섬유조직의 증식을 유도하여 섬유종 등을 유발할 수 있습니다. 활석을 공기를 통하여 장기간 흡입하였을 경우 진폐증의 일종인 활석폐증이 생길 수 있으며 활석으로 인해 복강 및 피하에 육아종이 발생한 보고가 있습니다. 또한 콘돔, 고무장갑 등을 통해 여성의 생식기로 흡수된 활석과 난소암 발생 간의 연관관계에 대한 보고도 있습니다.

활석에 의한 지방종 발생은 아직 보고된 적 없습니다. 그러나 지방종 형성은 섬유화 반응 등과 같이 조직반응의 한 형태로 올 수 있으므로 체내에 다량 흡수된 섬유상 물질을 처리하는 조직반응의 한 형태로 볼 수 있다고 생각합니다. 보고가 없는 것은 증인이 추론한 것과 같이 음용수로 장기간 다수의 인원에게 노출되는 경우는 매우 드물기 때문이라고 생각합니다.

6. 지방종의 발병 원인에 대해 학계에 보고된 사례가 있나요?

지방종의 대부분은 그 원인이 명확하게 밝혀져 있지 않습니다. 그러나 일부 지방종은 외상과 연관하여 발생하는 것으로 보고되어 있고 가족성으로 생기는 지방종증은 고지혈증(고콜레스테롤 혈증)과 관련되어 나타날 수 있는 것으로 보고되고 있습니다. 그러나 지방종 증식은 체내에 유입된 이물질에 대한 조직반응의 하나로 볼 수 있다고 생각합니다.

7. 지방종이란 그 자체가 생명에 위협을 주거나 하는 것은 아니고 미용

적인 면 이외에는 인체에 별다른 위해를 주지 않는다는 데 사실인가요?

지방종 자체로는 생명에 위협을 주지 않습니다. 그러나 일반적으로 환경오염으로 인한 건강 장해는 입증하기가 매우 힘들다는 사실을 바탕으로 생각해볼 때 이 지역에서 다수의 사람이 환경오염과 관련하여 건강 장해가 생겼다는 사실 자체만으로도 매우 중요한 의의를 지닌다고 생각합니다.

즉, 인체는 일반적으로 매우 폭넓은 보상기능을 가지고 있어 장기간 환경적 위해에 노출되더라도 직접적으로 입증할 수 있는 건강 장해를 확인할 수 있는 경우는 매우 드뭅니다. 따라서 단지 지방종의 중증도가 낮다는 것으로 지방종이 발견된 의의를 낮게 보아서는 안 될 것이라고 생각합니다.

또 한 가지 간과할 수 없는 사항으로 지방종은 상대적으로 매우 흔한 질환이라는 점입니다. 따라서 이러한 소규모 인구집단에서도 비교적 쉽게 발견이 가능한 것으로 생각합니다. 암과 같이 발생률이 수천~수십만 명 중 한 명 정도로 드문 질환은 활석 및 유리섬유가 발암성이 있다 하더라도 수천 명의 사람을 수 년 이상 관찰해야만 그 발생을 입증할 수 있으므로 이렇게 작은 인구집단에서는 입증이 매우 힘듭니다.

비록 질병의 중증도가 낮다 할지라도 지방종도 종양의 일종이며 세계적으로 석면을 제외한 자연 및 인조광물섬유 노출로 인한 종양의 발생은 학술적으로도 그 의의가 매우 크다고 생각합니다. 또한 드물지만 지방종의 일부가 악성으로 변환하는 경우가 있습니다.

따라서 중증도가 낮다는 것이 이 문제의 의학적 중요성을 간과하는 이유가 되어서는 안 된다고 생각합니다.

8. 1995년 동국의대 연구진 연구조사 결과에 의하면 수질검사지역 33 개 소에서 유리섬유가 발견되었고 특히 피고회사와 인접한 6가구 지역 이외인 대조군 지역에서 더 많은 유리섬유가 나왔다고 하였는데 대조군과 노출군 간의 유병률에 차이가 있다고 하는 것은 모순된 것 아닌가요?

지하수는 지표수와 달리 대수층 사이에 스며들어 있어 섬유상 물질의 확산이 지표수와 같이 균일하게 일어나지 않습니다. 이미 증인 등이 산업위생학회지에서 밝힌 바와 같이 지하수의 섬유상 물질의 농도는 채취조건과 시간에 따라 매우 심한 변이를 보입니다. 따라서 일 회 검사로 얻어진 결과를 유병률과 직접 연결시켜 해석하는 것은 무리가 따릅니다.

2000년 9월 18일

국민을 위하고 싶다는 욕심이 나를 괴롭힌 건가? 많은 사람과 의견 충돌을 보인다. 마음 편히 인생을 살고 싶다. 자연스럽게 내 일을 하는 것이 좋다. 근로자뿐만 아니라 전체 국민을 위해야 한다. 자연스럽게 하자. 내가 한 일만이 남는다. 내 할 일만 하자. 욕심을 내지 말자. 그냥 내 인생을 살자. 역학조사도 악을 쓰고 할 필요가 있을까? 혼자 찾아가서 하는 오류를 범하지 말자(?).

서울대 연구진 의견에 대한 의견서

본 의견은 2001년 5월 조○○ 등(이하 서울대 연구진)이 본 건에 대하여 제출한 제11호 증인 의견서에 대하여 임현술(동국대학교 의과대학 예방의학교실 정교수), 김정란(동국대학교 의과대학 병리학교실 정교수), 정해관(동국

대학교 의과대학 예방의학교실 부교수) 및 김지용(동국대학교 의과대학 예방의
학교실 부교수) 등 4인이 공동으로 작성하였습니다.

1. '본 연구팀의 초창기 연구가 주로 광학, 편광 및 위상차 현미경을 이
용하는 방법으로 부정확할 수 있다'는 의견에 대하여.

우리나라에서는 작업환경 중의 섬유상 물질을 측정하는데 통상적으로
위상차 현미경을 이용하여 검출하고 있습니다. 일반적으로 대규모나 다
량의 물질을 취급하는 검사는 민감도(sensitivity)가 높은 검사를 먼저 선
별검사로 시행한 후 특이도(specificity)가 높은 방법으로 이 사실을 확인
합니다.

섬유상 물질의 검출도 먼저 광학 현미경으로 물질의 존재를 확인한 후
전자 현미경 등의 방법으로 추후에 분석하는 기법이 통상적으로 널리 쓰
이고 있습니다. 위상차 현미경을 이용하는 검출방법은 민감도가 높은 검
사 방법이지만 특이도가 높은 검사는 아닙니다. 위상차 현미경은 광학 현
미경의 일종으로 배율과 해상도가 전자 현미경에 비하여 훨씬 낮으나 넓
은 범위의 시료에 대하여 검사할 수 있어 특정 섬유의 존재 여부에 대하
여 조사하는데 매우 효과적인 검사입니다. 반면에 전자 현미경 검사는 높
은 배율로 볼 수 있지만 검사할 수 있는 시료의 양이 매우 적으며, 방법이
까다롭고 비용과 노력이 많이 드는 단점이 있습니다. 이번 사건과 같이 시
료 내 물질의 농도가 낮은 경우에는 위음성이 나올 확률이 높으므로 반드
시 다량의 검체를 사용하여야 합니다.

또 경험이 많은 사람이 섬유상의 물질을 확인하는 경우 특이도가 전자
현미경보다 다소 떨어지지만 광학 현미경도 상당히 특이적이므로 이 방

법만으로 분석하는 경우도 있습니다. 특히 유리섬유는 광학 현미경 관찰만으로 확진을 하는 경우가 있습니다(WHO, 1985). 우리나라에서 유리섬유에 의한 건강 장해에 대한 공식적인 첫 보고는 1994년 임현술 등에 의하여 승용차 내장재에 의해 발생한 유리섬유에 의한 건강 장해 1예입니다. 이때 유리섬유는 위상차 현미경을 이용하여 확인하였습니다.

특이적으로 유리섬유를 확인하는 방법은 주사전자 현미경이나 투과전자 현미경을 이용하여 에너지 분산 X−선 분석기(EDXA)로 화학조성을 분석하고 물질이 결정체일 경우에는 투과전자 현미경을 이용한 선택영역전자회절 검사(SAED)를 시행하여 물질의 성상을 분석하여야 합니다. 이러한 검사는 경비도 많이 들고 우리나라에는 주사전자 현미경이나 투과전자 현미경으로 에너지회절분석기를 사용하여 화학조성을 분석하는 신뢰성이 있는 검사실은 아주 소수이며, 선택영역전자회절 검사를 시행하는 의료에 관련된 연구실은 전무한 상태입니다.

초창기 연구에서는 사건의 특성상 고잔동 환경의 문제점을 알리고 상수원 공급 및 오염원 제거 등 주민들의 거주 환경의 변화가 시급히 요구되었기 때문에 문제의 존재 여부를 파악하는 데 역점을 두었습니다. 그러므로 섬유상의 물질을 확인 및 측정하는데 통상적으로 흔히 간편하게 사용하는 민감도가 높은 검사 방법인 위상차 현미경 등의 광학 현미경을 사용하였으며, 이 방법은 선별검사(screening)에서 흔히 사용하는 기법입니다. 또한 본 연구팀의 초창기 논문은 문제를 제기하는 차원이 강하였고 순수한 학문적 사명감에서 비롯된 것이었기 때문에 실험 방법이 까다롭고 시간과 경비가 소요되는 검사를 처음부터 실시하여야 한다고 생각하지 않았으며, 이런 시설에 쉽게 접근할 수 있는 검사실을 가진 연구팀에서 후

속 연구를 시행해줄 것을 기대하였습니다.

그러나 이후 서울대 연구진에서 지방종 조직과 지하수 모두에서 폐유리섬유를 발견하지 못하였고 이로 인하여 고잔동에서 발생한 사건은 폐유리섬유와 전혀 무관하다는 보고를 접하고 이를 객관적으로 확인할 필요성이 발생하였습니다.

본 연구팀은 섬유상 물질의 성상을 확인하기 위하여 환자의 조직, 지하수 및 폐유리섬유를 광학 현미경을 이용하여 섬유상 물질을 확인하고 각각의 물질을 주사전자 현미경으로 직접 관찰하는 한편 에너지 분산 X-선 분석기로 분석하였습니다. 투과전자 현미경으로 각 조직 및 수질 시료 중 섬유상 물질을 종류별로 농도를 분석하였으며, 최종적으로 얻어진 물질의 결정 구조를 선택영역전자회절 검사를 사용하여 분석하였습니다. 이 과정은 최고의 시설과 고도의 전자 현미경 전문가를 갖춘 국내외 3개 기관에서 행하여졌으며, 매번 교차 실험으로 이전 기관에서 이 검사 결과에 대하여 재확인한 바 있습니다. 특히 투과전자 현미경을 이용한 조직 내 섬유상 물질에 대한 농도 검사는 국제적으로 공인된 일본에 있는 기관인 나고야 시 위생연구소에서 시행하였습니다. 조직 내 섬유상 물질 농도에 대한 검사는 고도의 기술과 경험이 요구되는 검사로 국내에서는 이 같은 검사를 시행한 적이 없고 일본에서도 당시 이 검사를 시행할 수 있는 기관은 2곳에 불과하였습니다.

역학조사는 일반적으로 상대가 관찰한 원인 물질이 밝혀지면 논란 없이 끝날 수 있습니다. 그러나 서울대 연구진은 본 연구진이 관찰한 사실을 확인하지 않고 오히려 지하수를 끓여서 생긴 칼슘섬유를 유리섬유로 오인하여 우왕좌왕하다가 뒤늦게 확인하였으며, 본 연구팀이 확인하였던 섬유상 물질도 지하수를 끓여서 생긴 칼슘섬유라고 주장하여 본 연구팀이 이를 지적, 서울대 연구진의 책임연구원에게 사과문을 받기도 하였습니다(101쪽 참조).

서울대 연구진이 본 연구자 등이 관찰한 물질이 유리섬유가 아니라고 확신한다면 본 연구자들이 관찰한 물질의 성상이 무엇인지를 밝혀야 하는 것이 당연합니다. 서울대 연구진은 이러한 섬유상 물질을 전문적으로 다루는 작업환경 위생 전문가가 포함되지 않아서인지 광학, 편광 및 위상차 현미경을 통한 기본적인 관찰을 한 번도 실시하지 않았습니다. 본 연구진에는 섬유상 물질을 전문적으로 다루는 산업위생 전문가가 포함되어 있고, 섬유상 물질이 주요 연구 분야인 서울대 보건대학원 백남원 교수가 위상차 현미경으로도 유리섬유라고 확인하였습니다.

2. '조○○ 등이 발표한 섬유상 물질의 개수가 임현술 등이 유리섬유라고 발표한 섬유상 물질의 개수와 차이가 없다'는 의견에 대하여.

위상차 현미경과 전자 현미경의 검별력이 다르다는 것은 이 분야의 상식에 속하는 일입니다. 전자 현미경을 이용하면 위상차 현미경에서는 관찰되지 않는 다수의 섬유를 확인할 수 있습니다(이런 점 때문에 검사비용이 비싸고 방법이 까다로워도 이 기기를 사용합니다). 때문에 전자 현미경과 위상차 현미경으로 관찰한 물질의 수가 비슷하다고, 차이가 없다고 지적한 것은 타당치 않습니다. 전자 현미경과 광학 현미경은 배율과 해상도의 차이 때문에 동일 시료를 대상으로 검사하였을 경우, 계수 결과가 100배 이상의 차이가 나는 것으로 보고되고 있으며, 전자 현미경 중에서도 투과전자 현미경으로 검사한 경우에는 주사전자 현미경으로 검사한 경우보다 10~100배 정도 더 많이 계수가 됩니다. 따라서 같은 물질을 검사하여 위상차 현미경과 전자 현미경으로 관찰한 물질의 수가 같다는 것은 전자 현미경을 검경하기 위하여 시행한 시료처리 도중 섬유상 물질의 대부분이 소실되었거나 검사에 기술적인 결함이 있다고 보는 것이 타당합니다.

또 섬유상 물질은 용기의 종류에 따라 용기 벽에 흡착되는 성질이 있습니다. 서울대 연구진은 지하수를 채취한 후 7일이나 지나 검사하였으며, 본 연구팀은 가급적 빨리 또는 현장에서 직접 물에 있는 섬유상 물질의 유무와 성상을 검사하였습니다. 이렇게 검사 일시가 다른데 본 연구진의 결과를 서울대 연구진의 결과와 비교하여 섬유상 물질의 개수가 비슷하다고, 저희가 관찰한 섬유가 모두 유리섬유가 아니라는 결정은 수긍할 수 없습니다.

3. '세계적 전문가인 세계보건기구(WHO) 자문단 두 분의 검토와 자문을 받았다'는 의견에 대하여.

WHO 자문단은 공기 중의 유리섬유를 분석하는 전문가이며, 그들의 당시까지의 업적을 검토하였을 때 물속이나 조직 내에 있는 유리섬유를 분석하는 분야에서도 많은 경험이 있었는지 의문이 갑니다. 본 연구진과 대화 중 본 연구진이 관찰한 유리섬유가 주로 필터페이퍼(여과지)의 가장자리에 모여 있다는 점을 지적하며, 유리섬유는 주로 필터페이퍼 중앙에 모이는 특징이 있으므로 본 연구진의 결과와는 다르다고 하였습니다. 그러나 공기 중의 유리섬유는 필터를 시행하면 필터 중앙에 모이지만 물속의 유리섬유는 공기 중의 유리섬유와는 다르게 물을 필터페이퍼에 부을 때 중앙에 가해지는 물의 압력에 의하여 섬유상의 물질이 필터페이퍼의 가장자리로 이동합니다. 더구나 유리섬유는 시료 저장 용기의 벽에 흔히 붙기 때문에 물에 있는 섬유상 물질을 분석할 경우에는 반드시 이를 고려하여 관찰해야 한다는 미국 환경청의 논문을 후에 미국에 있는 자문단 두 분에게 제시하였습니다. 그러나 그들은 이제 고잔동 문제에 더 이상 관여하고 싶지 않다고 했고 우리는 이를 간접적으로 전해 들었습니다.

4. 지하수를 재취하였던 시료 저장 용기의 벽을 절개하여 양 기관 합동으로 이들 벽에서 유리섬유의 유무를 관찰하였으나 이들 벽면에서 어떠한 유리섬유 조각도 검출되지 않았다. 따라서 '유리섬유가 물 시료에서 벽으로 흡착되어 제거되었다는 주장을 뒷받침할 아무런 증거도 없다'는 의견에 대하여.

본 연구진은 서울대 연구진이 지하수에서 유리섬유를 관찰하지 못하였기 때문에, 물의 분석을 재시도하였습니다. 이때 행한 검사에서는 유리섬유를 관찰하기 어려웠습니다. 그래서 과거에 제작하여 보관 중이던 슬라이드를 다시 관찰하였으며, 이 슬라이드에서는 분명한 유리섬유를 확인할 수 있었지만 이렇게 다른 결과를 보인 이유를 알 수 없었습니다. 그래서 그 동안 냉장고에 저장되어 있던 지하수 저장용기(페트병)의 벽면을 관찰하여 많은 유리섬유가 붙어 있는 것을 확인하였습니다. 이러한 내용은 이미 논문으로 발표하였습니다(김지용, 김정란, 정해관, 임현술, 백남원, 「시료 채취 조건 및 검사방법에 따른 지하수 내 섬유상 물질 검출 양상에 관한 연구」. 한국산업위생학회지 1997;7(2):209~222쪽). 그 뒤 유리섬유는 저장용기의 종류에 따라 용기 벽에 붙는 성질이 있다는 미국 환경청에서 발표한 논문을 확인하였고 이를 우리나라 환경부에 제기하였습니다.

본 연구진이 제기한 내용이 신문에 나자 환경부는 마지못해 동국의대와 서울대 연구진 간의 모임을 마련한 적이 있었습니다. 1997년 5월 21일 환경부 6층 소회의실에서 본 연구진은 제3자 조사 및 공청회를 개최하기를 원했으나 모두 거절당하였으며, 양 기관이 합동으로 서울대 연구진의 저장용기 벽면에서 유리섬유의 유무를 관찰하기로 하였습니다. 그러나 이 실험에서 본 연구진이 서울대 연구진의 검사방법의 오류를 보완하는 방법을 제시하였으나 서울대 연구진은 수정된 검사방법을 사용하지 않고 이전에 사용하였던 방법을 되풀이하였기에 문제점을 다시 지적하였습니다. 그러나 서울대 연구진이 계속하여 의견을 묵살하기에 본 연구진은 서울대 연구진 및 환경부에서 유리섬유를 보고자 하는 뜻이 없다고 결론을 내렸고 더 이상 공동관찰을 진행하는 것은 무의미하므로 제3자에게 관찰을 의뢰하자고 주장하였습니다.

이때 환경부와 서울대 연구진인 김○○ 교수에게 팩스로 제시한 의견을 첨부합니다(106~112쪽 참조). 서울대 연구진이 지하수에서 유리섬유를 관찰하지 못한 이유를 본 연구진은 논문(임현술, 정해관, 김지용, 김정란, 사카이 기요시, 히사나가 나오미. 「폐유리섬유에 노출된 주민에서 발생한 지방종」. 한국역학회 1999;21(2):159~175쪽)에 다음과 같이 기록하였습니다.

서울대 역학조사팀은 물속의 섬유상 물질 조사에 대해서는 시료 채취 방법, 보관 방법 및 전처리 방법에 따라 물속에서 발견되는 섬유상 물질이 매우 크게 변동됨에 대한 고려가 전혀 없었다. 더구나 수질 내 섬유상 물질을 확인하기 위해서 간단한 광학 현미경으로 우선적으로 관찰하지 않은 채, 처음부터 전자 현미경을 이용하여 관찰하려고 함으로써 상당수의 시료를 확인하지 못한 게 아닌가 하는 문제점을 제기할 수 있습니다. 아직 지하수 내의 섬유상 물질에 대한 표준적인 검사 방법이 제시되지 않고 있는 반면, 지하수의 특성에 따른 섬유상 물질의 검사 방법에 대한 많은 검토가 필요함은 이미 미국 환경청 등을 통하여 제시된 바 있습니다. 본 조사는 광범위한 시료에 대한 광학 현미경 및 편광 현미경을 이용하여 다수 시료에 대한 광범위한 관찰을 통하여 폐기물 중에 존재하는 이물질을 발견하고 이를 전자 현미경으로 다시 확인하는 방법을 사용하여 보다 포괄적이고 객관적인 방법으로 검사하였습니다.

5. '지방종 이물질이 유리섬유라고 주장하였다가 활석이라고 주장하여 의견을 번복하였다'는 의견에 대하여.

지방종 내에서 관찰된 이물질은 성분 분석을 통하여 대부분이 활석으로 구성되어 있다는 사실을 알게 되었습니다. 이런 사실은 서울대 연구진이 그렇게 많은 폐유리섬유가 폐기된 것이 사실임에도 폐유리섬유에 의한 건강 장해가 전혀 없었으며, 고잔동 사건은 폐유리섬유와 무관하다는 최종보고를 발표하였기 때문에 본 연구진이 제시한 사실을 객관적으로 밝혀야 한다는 사명감과 더 정밀한 분석을 시행해야 할 의무감으로 성분 분석을 시행하여 얻게 된 새로운 사실이었습니다.

연구팀은 지방종에서 발견된 이물질은 이 공장부지 내에 폐기된 유리섬유의 찌꺼기라는 사실을 입증하였습니다. 편광 현미경으로 폐유리섬유가 두 가지 광학적 특성이 있는 물질로 구성되었다는 사실을 확인하였고 성분 분석을 시행한 결과 유리섬유와 활석섬유로 구성되었다는 새로운 사실을 알게 되었습니다. 이렇게 섬유상의 활석은 우리나라 자연환경에서는 존재하지 않는 물질이라는 것도 밝히게 되었습니다. 뿐만 아니라 지하수에서도 유리섬유는 물론 활석으로 구성된 섬유상 물질을 확인할 수 있었으며, 폐유리섬유가 지하수에 들어가 음용수로 마신 결과로 지방종이 발생하였다고 추정할 수 있었습니다.

이러한 사실은 의견의 번복이 아니라 연구가 진행되면서 새로운 사실을 밝혀 추가한 것으로, 종양 내 이물질은 폐유리 더미에서 유리섬유(활석섬유라는 찌꺼기가 포함된)가 지하수 내로 유입되고 음용한 후 피하에 축적되었다는 사실을 지속적으로 지적하고 있습니다.

즉 1995년 7월에 발표된 「유리섬유에 장기간 폭로된 지역 주민의 양성 피하 종양 발생에 관한 역학조사」(임현술, 정해관, 김지용, 정회경, 김정란, 홍윤철, 임종한, 백남원. 한국역학회지, 제17권, 제1호, 76~93쪽)에서 유리섬유가 지하수에서 발견되고 지방종 조직에서도 이물질이 발견되어 그로 인해 지방종이 발생하였다고 생각한다고 결론지었습니다.

1999년 11월에 발표된 「활석을 포함한 지방종: 병리학적 및 물리화학적 연구」(김정란, 임현술, 정해관, 김지용, 사카이 기요시, 히사나가 나오미. 대한병리학회지 33권 11호: 1024~1032쪽)에서는 폐유리섬유는 유리섬유와 활석으로 구성되어 있으며, 지하수는 유리섬유와 활석에 의하여 오염되어 있었고 지방종의 이물질은 주로 활석으로 구성되어 있어 폐유리섬유 내에 포함된 활석섬유에 의하여 지방종이 발생하였다고 생각하였습니다. 1999년 12월에 발표한 「폐유리섬유에 노출된 주민에서 발생한 지방종」(임현술, 정해관, 김지용, 김정란, 사카이 기요시, 히사나가 나오미. 한국역학회지 제21권 2호: 159~175쪽)에서도 폐유리섬유는 유리섬유와 활석으로 구성되어 있으며, 지하수는 유리섬유와 활석에 의하여 오염되어 있고 지방종의 이물질은 주로 활석으로 구성되어 있어 폐유리섬유에 의하여 지방종이 발생하였다고 생각한다고 같은 결론을 내리고 있습니다.

이렇게 새로운 사실을 발견하고 객관적인 사실을 추가시킨 학문적인 업적을 과학이 아니라 믿음이라고 폄하하면서 사과나 양해를 구해야 한다는 주장은 같은 분야에 종사하는 전문가 입장에서 상식 이하의 행동이라고 생각합니다.

6. 지하수 내 이중굴절을 보이는 섬유상 물질의 대부분은 규산마그네슘 성분으로서 활석으로 생각됨(이중굴절을 보이지 않는 유리섬유에 대한 언급은 전혀 없음. 다만, 지하수 내에서 활석이 많이 발견되고 기본적으로 유리섬유와 활석섬유의 분리가 쉽게 이루어진다고 주장함으로써 간접적으로 유리섬유에 대한 존재 가능성만을 시사하고 있음. 김지용과 임현술 등의 논문에 기대어 지하수 내 섬유상 물질에 대하여 언급하고 있으나, 조○○ 등의 지하수 분석 결과로 보면 실제로 유리섬유는 없었을 것이어서 이 부분에 대하여 자신 있게 대응하고 있지 못한 것으로 보임)에 대하여.

병리학회지에 발표된 논문(김정란, 임현술, 정해관, 김지용, 사카이 기요시, 히사나가 나오미. 「활석을 포함한 지방종: 병리학적 및 물리화학적 연구」. 대한병리학회지 1999;33(11):1024~1032쪽)에서 지방종의 발생에 유리섬유가 관여하였다는 사실이 강조되지 않은 이유는 이 논문의 보고 목적이 다량의 이물질이 포함된 지방종에 대한 증례보고의 성격을 띠고 있었기 때문입니다. 또한 지방종 내 이물질이 활석이라는 것을 밝히고 이물질의 기원이 환경적인 노출과 연관되었을 가능성이 있다는데 그 목적을 두고 있을 뿐,

오염물질의 경로를 밝히는데 있지 않기 때문입니다. 지방종 내 활석이라는 이물질이 관찰된 사실은 병리학자에게는 그 사실 자체만으로도 충분한 학술적인 의미가 있습니다. 또한 '지하수 내 유리섬유가 실제로 없었을 것이어서 이 부분에 대하여 자신 있게 대응하지 못하고 김지용 등의 논문에 기대어 언급하고 있다'고 비아냥거리고 있는 점은 김지용 등의 논문(산업위생학회지, 1996)에 김정란이 두 번째 저자로 들어있고 통상적으로 논문에 기재된 저자 이름의 배열 순서는 논문 작성에 기여한 중요도에 의하므로 두 번째 저자라는 점은 그만큼 역할이 크다는 것으로, 김지용 등의 논문에 기대어 언급하여 자신 있게 대응하고 있지 않다는 결론은 어불성설입니다.

7. '활석섬유의 발견을 사실로 치더라도, 라는 표현을 쓴 이유는 이들 연구 논문에서 객관적으로 받아들일 수 있는 자료가 극히 미흡한 때문이며, 조○○ 등의 결과에서는 전혀 관측되지 않은 섬유상 물질이다'라는 의견에 대하여.

지방종에서 이물질이 발견된 사실은 객관적이라고 확신합니다. 이 이물질은 조직의 전문가인 서울대학교 병리학 교수들을 포함한 여러 명의 병리의사에게 의뢰하여, 모두 동의하였고 1995년 제47차 대한병리학회 가을 학술대회와 1996년 부다페스트에서 개최된 제21차 국제 병리학회(International Congress of the International Academy of Pathology)에 발표하여 여러 병리학자들의 검증을 받은 바 있습니다. 뿐만 아니라 서울대 연구진의 일원이며 서울대학 병리학 교수인 장○○ 교수도 동국의대의 증례에는 이물질이 있다고 확인하였습니다. 그리고 동국의대 병리학교실 김정란 교수는 서울대에서 검사한 지방종 조직 내에도 이물질이 관찰된다고 하였고 서울대 연구진에서 관찰하지 못한 이유는 그 양이 적었기 때문이라고 지적하였습니다. 서울대에서 검사한 지방종에서와 같이 이물질이 소수인 경우에는 다른 오염물질과 감별이 어렵기 때문에 이 이물질에 대한 경험이 없는 경우에는 반드시 본 연구팀에서 시행한 것과 동일한 방법으로 이물질의 성상을 확인하여야 합니다. 서울대 표본에서 이물질이 적었던 이유는 서울대 역학조사에서 지방종을 제거한 사람은 이 지역을 떠난 지 7년 이상 지나서 이물질이 거의 없어졌기 때문이라고 추정합니다.

또한 앞에서 열거한 발표사례는 물론, 병리학회지에 논문으로 발표하고 인정받았음에도 불구하고 유리섬유에 대하여 기술력이나 지식이 우위에 있는 본 연구팀이 발견한 물질을 서울대 연구진이 '객관적으로 받아들일 수 있는 자료가 극히 미흡하다'고 지적하는 데에는 더 이상 할 말이 없습니다.

서울대 연구진은 처음에는 조직에서 관찰되는 섬유상 물질을 분석하지 않았으며, 본 연구팀이 분석한 결과를 제시한 후에야 뒤늦게 분석한 것으로 알고 있습니다. 이렇게 이물질이 소수여서 감별이 어려운 경우에는 광학 및 편광 현미경으로 의심되는 이물질을 확인한 후 그 이물질을 하나하나 직접 정밀 분석하여야 하며, 무작위로 섬유상의 물질을 그것도 단지 20개를 분석한 결과를 바탕으로 활석을 발견하지 못하였다고 하여 본 연구진이 발표한 결과를 객관적이지 않다고 주장하는 것은 타당치 않습니다.

본 연구진이 아는 한 우리나라에서는 조직 내에 있는 섬유상 물질을 주사전자 현미경과 에너지 분산 X-선 분석기 및 투과전자 현미경과 선택영역전자회절기로 분석한 것은 본 연구팀이 처음 시행한 것이 아닌가 생각합니다. 본 연구진은 주사전자 현미경으로 관찰하여 확인하고 또 동시에 국제적으로 공인된 일본 기관에 의뢰하여 다시 투과전자 현미경으로 관찰하였습니다. 본 연구진의 연구원인 사카이 기요시 박사는 투과전자 현미경을 통한 섬유상 물질의 국제적 권위자로, 이러한 내용을 국제 잡지에 다양하게 발표하고 있습니다. 사카이 기요시 박사의 발표 논문 목록을 첨부합니다.

공인된 국제기관의 결과보다 공인되지 않았을 뿐 아니라 조직 내 이물질의 분석 경험이 아주 없는 기관에서 병리의사의 도움도 없이 시행된, 그것도 극히 일부를 분석한 결과를 더 믿으라고 하는 것은 황당합니다. 본 연구진은 서울대 연구진이 조직 내 이물질을 분석하기 전에 사카이 기요시 박사의 근무지를 환경부를 통하여 알렸고 분석을 의뢰하라고 충고하였습니다.

8. '사례 1이 다른 경로를 통하여 지방종이 발생하였을 가능성 및 한국인슈로(주) 지하수가 한국인슈로산업(주)에 인접한 6가구에 국한되었을 것이다'라는 의견에 대하여.

본 연구팀이 처음 역학조사를 할 때 한국인슈로산업(주) 공장 부근의 6가구를 고노출군(A지역), 그 외 다른 지역 주민은 저노출군(B지역)으로 선정하여 조사한 것은 양쪽 지역이 몇 가지 차이를 보였기 때문입니다. A지역과 B지역은 거리가 다소 멀었고 B지역 주민들은 지하수가 과거에는 좋았는데 요즘 나빠졌다고 호소하였으며, 고노출 A지역 주민은 목욕을 하면 피부증상이 없어진다고 응답하였고, 저노출 B지역 주민은 목욕을 하면 더 가려워진다고 호소하였습니다. 이런 사실은 서울대 연구진이 조사한 결과에서 양 지역의 수계가 서로 연결되기 어렵다는 결과를 접하고 이런 사실을 이해할 수 있게 되었으며, 저노출(B) 지역의 지하수 오염은 본 연구진이 역학조사를 실시할 당시, 즉 최근에 되었거나, 장마 등이 왔을 때 단기간 짧게 오염되었을 가능성이 크다고 생각하였습니다. 실제로 저노출군 지역인 B지역에서 3명만 발생한 것도 이러한 사실을 뒷받침하는 것이라고 생각합니다. 더욱이 저노출 지역 주민 중 지방종이 발생한 사례는 고노출 지역의 지하수를 많이 마셨다는 것이 확인되었습니다. 즉 사례 1은 저노출 지역에서 살고 있었지만 고노출 지역의 집에서 하루 10시간 이상을 머물면서 10여 년간 그 집의 지하수를 마셨고 다른 사례도 같은 이야기를 하고 있습니다. 즉 본 연구팀에서 조사한 지방종이 발생한 사람은 모두 6가구인 고노출 지역의 지하수를 많이 마신 사람들이었습니다.

9. 'A지역은 피압대수층의 특성을 보이며 낮은 용존산소를 가지고 있고, B지역은 피압대수층의 특성을 보이며 상대적으로 높은 용존산소를 가지고 있다'는 의견에 대하여.

용존산소는 물에 녹아 있는 산소의 양을 말합니다. A지역의 용존산소가 낮다면 그 지하수는 오염되었을 가능성이 높다는 것을 의미하므로 그 이유에 대하여 적극적으로 조사하여야 할 것이라고 생각합니다. 본 연구진은 유리섬유에 의하여 오염이 되면서 용존산소가 낮아질 가능성이 있다고 생각합니다. 서울대 연구진은 용존산소가 낮은 이유에 대한 설명을 시도하지 않고 있습니다.

10. '유리섬유의 토양 투과 가능성'에 대하여.

유리섬유가 토양을 투과할 가능성은 다각적인 실험이 필요하다고 생각합니다. 그러나 지하수계의 유리섬유로 인한 오염 가능성은 이론적인 가능성 여부에 대한 논란을 떠나 실제로 공장에서 폐기한 것과 동일한 성분(유리섬유 및 활석섬유)이 주민들이 음용하는 물에서 검출된다는 사실 자체에 근거해 판단하여야 한다고 생각합니다.

주민들은 과거에 이 지역의 공동우물에서 폐유가 배출된 이후 주민들이 항의하여 한국인슈로산업㈜에서 이 공동우물을 매입하였고 그 공동우물을 포함한 주변지역에 폐유리섬유를 투기했다고 합니다. 유리섬유의 지하수 오염은 토양을 통하여 투과할 가능성은 물론 공동우물을 통하여 지하수가 오염될 가능성도 높다고 생각합니다.

즉, 오염원이 매우 근거리에 있고 장기간에 걸쳐 다량의 폐유리섬유가 우물을 통하여 지하수원에 직접 투기되었으므로 지하수를 통하여 발견될 가능성은 충분하다고 생각합니다. 다만 지하수계는 지표수와 달리 대수층 사이에 분포하므로 유리섬유와 같은 고형 오염물질의 분포는 매우 불규칙할 수 있으며 이는 본 연구진의 산업위생학회지 논문(김지용 등, 1996)의 결과에서도 검사 시기와 검사 방법에 따라 각 시료 중 섬유상 물질의 농도가 극단적으로 달라짐을 참고할 때 충분히 납득이 가는 일이라 생각합니다.

11. '동물실험'에 대하여.

동물실험의 결과를 인체에 그대로 적용하는 것은 한계가 있다는 사실은 잘 알려져 있습니다. 또한 인간에 비하여 수명이 현저히 짧은 실험동물의 수명을 고려할 때 매일 음용수를 통하여 장기간 노출이 된 내용을 그대로 재연하기는 매우 어렵습니다. 동물실험은 되도록 비슷한 상황을 재연해야 합니다. 그러나 서울대 연구진은 동물실험에 공장부지 내에 폐기된 폐유리섬유를 사용한 것이 아니라, 사용하기 편한 (주)금강에서 생산한 완전한 유리섬유로 실험을 실시하여 고잔동의 환경과는 전혀 판이한 실험을 시행하였습니다. 이미 세계적으로 유리섬유의 독성에 대해서는 수백 편의 동물실험 연구가 있습니다. 따라서 이번 사건의 경우 동물실험의 설계로 일반적인 유리섬유에 대한 독성실험만으로는 의미가 없습니다. 본 지역에서 역학적, 병리학적으로 특이하게 제기된 문제점을 반영할 수 있는 방법으로 시행되었어야 합니다.

유리섬유 중 장(長) 유리섬유는 이미 여러 연구에서 피부나 호흡기 등의 자극증상 등을 제외하면 그 안전성이 입증되어 있습니다. 그러므로 고잔동 사건은 유리섬유 중 많은 불순물이 섞여있고 다수의 세(細)섬유(유리섬유 중에서 발암성이 있는 종류는 유리면 등 세섬유임)가 포함되어 있는 폐유리섬유가 문제를 유발하였을 것으로 추정되므로 이와 유사한 유리섬유를 사용해야 함에도 이를 무시하고 장 유리섬유를 사용하여 실험 설계상의 중대한 오류를 범한 점을 지적하고 싶습니다.

12. '세계 최초의 연구라는 주장'에 대하여. 또 서울대 연구진이 고잔동 사건의 원인을 바르게 분석하지 못한 이유는?

유리섬유의 제조과정 중 활석이 포함된 유리섬유를 폐기하고, 이러한 폐유리섬유의 투기로 발생한 환경오염 사례는 세계에서 아직 보고된 바 없습니다. 그러므로 이러한 조사를 객관적으로 실시하는 것은 세계적으로도 매우 중요한 문제입니다. 정부는 본 연구진의 발표가 있자 바로 상수도를 가설하여 더 이상 노출을 방지하였습니다. 그러나 이러한 피해의 원인을 밝히는 데는 상수도 가설이 방해가 되었다고 생각합니다.

환경부는 세계에서 첫 사례를 보고한 연구자를 배제하고 용역사업을 시행하였고 이런 부분에 경험이 전혀 없는 서울대 연구진을 기용하였기 때문에 폐유리섬유가 장기간 날렸음에도 불구하고 아무런 피해가 없다는 놀라운 결론에 도달하였습니다. 고잔동 주민들은 지속적인 피부질환을 호소하고 오랜 경험을 통하여 얻은 스카치테이프 법으로 치료까지 하고 있었습니다. 실제 이런 스카치테이프를 이용한 치료법은 전문 의학교과서에 기록되어 있는 방법입니다.

서울대 연구진이 이런 결과를 초래하게 된 이유는 주민들에 대한 역학적 연구가 매우 심하게 왜곡되어 있기 때문입니다. 즉, 대조지역 주민들의 선정 과정에서 선택바이어스가 작용하였기 때문입니다. 조사 대상 지역은 주민 중 80퍼센트 이상이 수검에 응한 반면 대조지역의 주민은 15~50퍼센트 정도가 수검에 응하였으므로 이들 대조지역의 피검자들은 질병을 가지고 있는 사람들이 선별적으로 포함되었을 가능성이 매우 높기 때문에 이러한 결과가 유도되었다고 생각합니다. 즉, 노출지역은 대부분의 주민이 조사되었지만, 대조지역은 질병이 있는 사람만이 선별적으로 조사되어 노출군과 대조군 간 유의한 질병의 차이가 관찰되지 않은 것입니다.

즉 잘못된 연구방법으로 잘못된 결과를 도출하였습니다.

이렇게 잘못된 검사방법(필연적으로 대조군에 유병률이 높을 수밖에 없는 방법을 사용)에도 불구하고 서울대 연구진은 본 조사와 동일한 지역에서 시행한 주민 조사에서 다수의 피하 종양을 확인하였고 이 지역의 지방종 유병률이 대조군 지역에 비하여 현저히 높다는 점을 확인하고 있습니다.

또한 서울대 용역사업 보고서상 주민들 중 피하 종양을 제거한 후 병리 검사를 시행한 결과 고노출지역에 거주하는 사람 4명 중 4명이 지방종이 었으나 그 외 지역 거주자는 5명 중 1명만이 지방종으로 진단되어 이 지역 주민들의 피하 종양은 대부분 지방종임을 다시 한 번 밝혀 주었습니다. 그러나 용역사업 보고서는 주민들의 건강 장해 중 가장 크게 대두되었던 문제인 '이 지역에 지방종이 왜 이렇게 많은가'에 대한 아무런 해석을 시도하지 않았습니다. 지하수를 오염시킨 폐유리섬유가 지방종의 원인일 것이라고 주장하는 본 연구진의 논문을 단순히 서울대 연구진이 지하수에서 유리섬유를 발견하지 못했다는 사실(서울대 연구진이 역학조사를 실시한 시기는 이미 지하수를 폐쇄하고 수돗물을 상용하고 있고 폐기된 유리섬유의 일부를 제거한 이후이며, 용역팀이 사용한 지하수의 분석방법, 역학조사의 설계 등의 문제로 관찰할 수 없었다고 추정됨)을 근거로 부정만 하고 있습니다. 역학조사 결과 유의하게 높게 나온 사실에 대해서는 원인을 밝히기 위하여 노력해야 하며 타당한 설명을 해야 하는데도 서울대 연구진은 아무런 설명도 하지 않고 있습니다.

본 연구진은 그 지역에 지방종이 많다는 점은 서울대 연구진도 인정한 객관적인 사실이므로 그 원인을 설명하기를 원합니다.

지방종은 가장 흔한 양성 종양 중의 하나로 다른 타 종양들과 마찬가지로 그 원인이 명확히 규명되지 않고 있습니다. 간혹 외상 등에 의해 발생된 2차성 지방종과 고콜레스테롤 상태인 당뇨병 등에서 발생이 높다는 보고가 있으며 고지혈증 등과 연관된 가족성 지방종의 발생도 보고되고 있습니다.

고잔동 지역에서 발생한 지방종의 임상적, 역학적 특성은 첫째, 이 지역은 매우 높은 지방종의 유병률을 보인다는 점입니다. 즉 1통 1반 지역(고노출지역) 5가구에 대한 역학조사 결과 5가구 21명 중 9명이 지방종이 있거나 과거력이 있으며(42.9퍼센트의 매우 높은 유병률) 인접한 1통 2반 지역 121명 중 3명에서 현재 혹은 과거력에 지방종(2.3퍼센트에 불과한 유병률)이 있으므로 이 두 지역을 비교하면 이것은 예외적으로 높은 유병률입니다. 지방종의 일반적인 유병률은 일반적으로 1퍼센트 미만으로 알려져 있습니다. 어떠한 질환도, 특히 종양이 이렇게 높은 유병률을 보이는 경우는 우연에 의한 것이 아닙니다.

둘째, 지방종이 있거나 있었던 주민들의 역학적 특성을 보면 모두 30대 이상인 남자 5명, 여자 7명으로 지역 내 거주시간이 상대적으로 긴 여자에게서 더 많이 발생하였습니다. 이 지역에서의 거주기간은 모두 20년 이상이며 1명이 10년 이상이었습니다. 지방종의 발생 시기는 1983년부터 1990년 사이로 모두 한국인슈로산업㈜ 설립 이후입니다. 1통 2반 지역에서 발생한 3명은 모두 여성으로 이들은 과거 10여 년간 낮 시간을 주로 1통 1반 지역에서 보냈으며 이 지역의 물을 마셨다고 증언한 바 있습니다. 따라서 이 지역 및 인근 지역의 지방종 환자는 모두 한국인슈로산업㈜에 인접한 1통 1반 지역에서 장기간에 걸쳐 물을 마신 사람들 중에서만 발생한 것임을 알 수 있습니다.

셋째, 1통 1반의 9명 중 7명이 한 가구(민영복 씨)에서 발생하여 강한 가족 집적성을 보이고 있습니다. 통상적으로 가족 집적성을 보이는 질병은 유전적 소인의 공유에 의한 집단 발병과 동일한 환경의 공유에 의한 질병 발생으로 나누어 설명할 수 있습니다. 이 가구의 경우 발생한 지방종 환자들은 유전적 소인을 공유하지 않는 부부 간에 비슷한 시기(민영복 씨 1987년, 권누시 씨 1985년)에 질병이 발생하였으며 자녀들과 부모의 질병의 발생 시기가 1983년부터 1987년 사이의 짧은 기간에 집중되어 발생하고 있습니다. 만일 유전적 질환인 경우에는 자녀들은 통상 일정 나이에 도달하였을 때 발생하는 경우가 많아 부모와 거의 비슷한 시기에 발생하지는 않습니다. 즉 지방종의 발생 시기는 한국인슈로산업㈜이 가동하고 10년 전후한 시기로 폐기물의 음용수 오염 추정 시기와 일치합니다. 또한 타 지역에 거주하고 있는 민영복 씨의 형제들의 경우 모두 지방종의 발생이 없으며, 며느리 및 손자들은 이 지역에서 생활한 기간이 매우 짧았으며 이들에게서도 역시 지방종의 발생을 관찰할 수 없습니다. 따라서 한 가구에서 보이는 가족 집적성은 가구원들이 공유하였던 환경적 요인에 의한 것이라는 매우 강력한 증거로 볼 수 있다고 생각합니다.

이러한 추론을 바탕으로 이 지역의 환경적 요인을 검토하고 지방종과의 관계를 확인하기 위하여 이 지역의 폐유리섬유, 지하수 및 절제한 일부 지방종 조직에 대한 환경위생학적, 병리학적 및 광물학적 분석을 시행한 결과 다음과 같은 결과를 얻었습니다.

첫째, 폐유리섬유에 이물질로 함유된 활석섬유가 발견되었습니다. 이런 활석섬유는 다른 회사에서 제조된 유리섬유에서는 발견되지 않았으며, 이는 광학 현미경적으로 명확히 유리섬유와 구별될 뿐 아니라 전자 현미경을 통한 원소 성분 분석에서 유리섬유와는 명확히 다른 규산마그네슘(활석)으로 이루어져 있음을 확인하였습니다. 활석은 우리나라 자연상태에서는 섬유상의 형태를 보이지 않으며, 유리섬유 속에 혼재(mix)된 것이 아니라 일부는 함입(embed)되어 있으므로 서울대 연구진이 주장한 것과 같이 자연적인 오염으로 볼 수 없습니다.

둘째, 주민들이 장기간 음용하던 물에서 유리섬유 및 규산마그네슘 섬유가 발견되었습니다. 지하수 속에서는 일반적으로 지하수의 특성상 발견되기 힘든 유리섬유가 다수 발견되었을 뿐만 아니라 폐기물에서 확인된 것과 동일한 형태와 원소 구성 성분을 가진 규산마그네슘 섬유를 역시 발견할 수 있었습니다.

셋째, 지방종 조직 내에서 다량의 이물질(활석)이 발견되며 이는 다른 지역에서 발생하는 지방종과 명확히 구별되는, 이 지역에서 발견되는 지방종의 특징이라는 점입니다. 이 지역의 주민 3명에게서 수술적으로 제거한 지방종에 대한 병리학적 검사상 지방조직 내에서 다수의 이물질이 발견되었는 바 이는 이례적인 소견입니다.

따라서 본 연구진은 위에서 밝혀진 각각의 사실들을 가장 합리적으로 설명할 수 있는 가설은 폐유리섬유가 지하수로 유입되어 물을 오염시키고 이를 장기간 음용한 지역 주민들의 체내에 축적되어 지방종을 발생시켰을 것이라는 것입니다.

세계적으로 환경오염 물질에 의한 지방종의 발생은 전혀 보고된 바가 없어 이는 학문적으로도 매우 중요한 발견일 뿐 아니라 이미 수차례의 국내외 학술대회 및 관련 전문가들과의 의견교환을 통하여 본 연구진의 연구결과에 대하여 검증받은 바 있으며 대한병리학회지, 대한역학회지 및 한국위생학회지 등 저명 학술지에 발표하여 논문 채택과정을 통하여 이미 적절한 검토와 심사를 거쳤습니다.

13. '본 연구진의 연구가 믿음이다'라는 의견에 대하여.

의학에서 원인적 연관성을 밝히는 학문을 역학이라고 합니다. 임현술은 한국역학회 회원이고, 1992년부터 한국역학회 평의원을 맡고 있으며, 1999년부터 한국역학회 세부 주제 연구회인 환경 및 직업병역학연구회의 책임을 맡고 있습니다.

역학적인 관점에서는 한국역학회를 창립해 우리나라 역학의 초석을 다진 서울대 보건대학원 명예교수인 김정순 교수에게서 폐유리섬유에 의하여 지방종이 발생하였다는 주장은 역학적, 병리학적 및 광물학적으로 타당하다는 자문을 받았습니다. 그러나 서울대 연구진에서 역학회원은 서울대 유○○ 교수가 연구요원으로 포함되어 있을 뿐입니다. 유○○ 교수와 상담을 해보니 자신은 이 연구에 이름은 포함되었지만 전혀 관여하지 않았다는 응답을 받았으며, 뒤에 발표된 각종 논문에서 이름이 빠져 있어 이를 확인할 수 있었습니다. 역학 전문가가 없이 이루어진 역학 연구에서 내린 결론, 그래서 서울대 연구진의 여러 잘못된 조사 방법에도 불구하고 워낙 높은 지방종의 발생률 때문에 유의하게 높게 나온 중요한 결론을 설명하지 못한 연구자들이 한국역학회 회원으로 다년간 역학 연구를 수행한 결과를 단순히 믿음으로 아무런 과학적 근거 없이 잘못된 원인론적 결론을 유도하고 있다고 비판하니 할 말이 없습니다. 서울대 연구진은 이제라도 역학에 대한 기초를 다시 배워 역학 연구를 수행하거나 역학 전문가의 협조를 받아 연구를 수행하기를 간절히 바랍니다.

14. '악성 종양'에 대한 본 연구진 견해

'유리섬유가 악성 종양의 원인인가?'에 대한 연구는 보다 대규모의 역학조사를 통하여 밝혀져야 할 것으로 생각하며 추후 이루어질 환경부의 조사는 이미 상당 부분 밝혀진 고잔동 지역 지방종의 발생 원인에 대한 단순한 추시보다는 악성 종양에 초점을 맞추어 진행되어야 하며, 이런 기조로 연구가 진행되기를 바랐습니다. 특히 폐유리섬유가 섭취된 경로인 소화기계 질환과 소화기와 관련된 암의 빈도가 높다고 생각되어 앞으로 이에 대한 조사가 진행되어야 한다고 생각합니다.

2001. 8. 6.

동국대학교 의과대학 정교수 임현술, 동국대학교 의과대학 정교수 김정란, 동국대학교 의과대학 부교수 정해관, 동국대학교 의과대학 부교수 김지용.

2001년 10월 23일.

그간 안녕하셨습니까?

고잔동 사건의 변론이 재개되었습니다. 법원에서는 양쪽의 주장이 팽팽하다고 판단하였는지 감정을 하자고 합니다. 그리하여 재판부에서 우리 측에 감정할 분의 이름, 주소, 연락처, 구체적인 감정방법을 적어서 내주기를 원하고 있습니다.

물을 채취하는 과정부터, 어떠한 방법을 거쳐서, 어떠한 기자재(그 기자재가 있는 장소도 기재하여야 합니다)로 어떠한 분석방법으로 감정을 하는지 구체적으로 밝히길 원하고 있습니다.

감정이 한 분야만이 아니라 여러 분야의 전문가들이 참여해야 될 것으로 보입니다. 그러므로 어느 분이 감정인이 될 수 있는지 판단해서 연락해 주셨으면 합니다.

그리고 감정인도 미리 연락을 하여야 하니 인적사항과 연락처를 보내주십시오.

우리가 적어내는 감정방법을 상대편에 보내어 그쪽의 의견도 들어서 감정을 시행할 것으로 보입니다. 만일 감정인 선정이 여의치 않으면 양측이 공동으로 다시 한 번 조사하는 방법도 괜찮을 듯싶은데, 이에 따른 의견도 구합니다.

인천에서 최원식 배상

2001년 11월 11일.

다시 한 번 노고에 감사드립니다.

구체적인 감정방법은 어떠해야 하는지요?

지금 법원에서 요구하는 것은 구체적인 감정방법 및 그 감정방법에 필요한 장비와 그 장비들의 소재지 등을 적어내라는 것입니다.

즉 시료 채취에서부터, 어떠어떠한 감정방법을 거쳐야 하고, 그 방법상에 전자 현미경이 필요하다면 어느 학교나 병원에 있는 전자 현미경을 사용하는 것이 좋은지 등을 구체적으로 제기하기를 원하는 것 같습니다.

고견을 구합니다.

인천에서 최원식 배상

감정인을 정하였습니다.

역학 분야 : 박병주(서울대 의과대학 예방의학교실 교수).

본인의 의견은 물어 보지 않았지만 하리라 확신합니다.

그 지역에 지방종이 많은지, 그 이유는 무엇이라고 생각하는지를 질문하면 될 것 같습니다.

병리학 분야 : 안긍환(성균관의대 서울 삼성병원 병리학교실 교수).

동국의대 조직에 이물질이 있는지 감정 부탁.

환경산업위생학 분야 : 장재연(아주의대 예방의학교실 부교수).

동국의대가 물에서 유리섬유와 활석을 관찰하였는데 그 방법이 타당한지에 대하여 감정을 부탁하면 어떨지요.

감정방법에 더 좋은 방법이 있다면 모두에게 의견을 주십시오.

임현술 올림

2001년 12월 31일.

올해가 지나간다. 나는 50살이 된다. 동국대학교에 온 지 12년이 되었고 정년은 15년이 남았다. 앞으로 세월은 빨리 지나갈 것 같은데, 열심히 하고자 하였는데, 나도 늙었다는 생각이 든다. 모든 것은 하늘의 뜻이겠지.

2002년 3월 4일.

최원식 변호사님께!

2월 27일 전화를 받고 당황스러웠습니다.

새해에는 다시 시작한다는 기분으로 살려고 하였는데 먼 기억 속에 있던 고잔동이 다시 나에게 다가오더군요. 잊자. 어떤 결론이 나더라도 이해하자. 이렇게 생각하고 겨우 마음을 진정시켰는데.

서울대팀과 다시 물에서 유리섬유를 봐야 한다는 것은 정말 싫습니다.

과거에 같이 본 적이 있는데 그 결과가 어떠하였는지요? 중간에서 물에 유리섬유를 넣었다고 하면 어쩌지요? 물을 같이 채집하고 경주까지 운반하고 보아야 하는데. 모두 바쁜 사람들이 시간을 낼 수 있을까요? 서울대팀이 배운다는 자세로 함께 일을 하지 않는 한 같이 볼 수가 없기 때문입니다. 말을 물가에 끌고 갈 수는 있지만 물을 먹일 수는 없습니다. 더구나 물을 절대로 먹으려고 하지 않는다면.

시간을 정하는 것도 그렇고, 저는 물에서 유리섬유를 볼 수도 없고. 다른 동료가 고생을 하여야 합니다.

7년이 지난 지금 모두 피곤해하고 있습니다.

7년 동안 다시 지역 주민에게 지방종이 발생하지 않은 것이 물이 원인일 것이라는 사실을 더 지지해주는 소견이 아닐까요? 지방종이 있었다면 이야기가 있었겠지요.

현재 물에 없다고 해도 과거 저희가 본 유리섬유가 슬라이드로는 남아 있으니까요.

전에 이야기한 대로 다른 사람에게 우리가 한 일을 검토해 달라고 하면 어떨지요? 병리학자. 예방의학자 등.

그들도 겨우 설득을 하였습니다.

또는 물에서 같이 보기가 어렵다는 내용을 증언하면 어떨지요?

4인이 서로 이메일로 내용을 공유하면서 연락을 하면 더 나을 것 같아 이런 방법을 사용하기로 하였습니다.

변호사님도 의견이 있으시면 4인에게 공동으로 보내 주십시오.

다시 물에서 유리섬유를 보는 것은 특히 김지용 교수의 의견이 중요하다고 생각합니다.

임현술 올림

2002년 3월 6일.

안녕하십니까?

저는 인천에서 고잔동 유리섬유 사건을 담당하고 있는 변호사 최원식입니다. 제가 이 사건을 맡은 것이 1996년이니 벌써 6년이 지났군요.

임현술 교수님께서 잊고 싶다고 하셨는데, 저 역시 같은 기록을 6년째 보고 있으니까 잊을 수는 없어도 그리 좋은 느낌은 아닙니다.

재판은 현재 서울고등법원에서 2심이 진행중입니다. 아시다시피 재판 과정에서 교수님들이 세 분이나 증언을 서 주셔서 저희로서는 나름대로 할 것은 다 했다고 생각하였습니다. 그런데 재판부에서 양측의 감정결과가 달라서 고심을 하였는지, 제3자를 내세워서 다시 감정을 하는 것이 어떠냐고 하였습니다.

저로서는 재판부의 제의를 거절하면 우리가 불리하여 거절하는 인상을 줄까봐 추진해 보겠다고 하였습니다. 그러나 제3자 감정인을 구하는 것이 쉽지 않아 재판부에 다시 제의하였습니다. 양측이 함께 감정을 하는 것이 어떻겠느냐고요. 재판부에서는 그러면 우리 측이 먼저 감정과정을 적어내고 피고 측이 이에 대한 의견을 내어 우리가 하는 방식에 피고 측이 관여를 하도록 하자면서, 우리보고 먼저 감정계획을 적어내라고 하였습니다.

저는 우선 재판부의 제의에 적극적으로 응하는 방법이 최선이라고 생각합니다. 만일 우리가 최선을 다했는데, 피고 측이 거부한다면, 우리로서는 심증상 유리할 것으로 보입니다. 그러므로 제가 생각한 방법을 제안하고자 합니다.

1. 제3자 감정인이 감정하는 방법. 그러나 감정인을 선정하고 실제 감정을 하도록 설득하여야 합니다. 현실적으로 어려우리라 판단합니다.

2. 우리가 주도적으로 감정을 하고 피고 측이 관여하는 방법. 가장 현실적이라고 판단됩니다. 이 부분에는 양측의 의견이 조정되고 재판부도 감독을 하므로 물이 바뀌었다느니 하는 등에 대한 대책도 마련될 것이고 후에 항의하는 경우 받아들여지지 않을 것입니다. 그리고 이 방법에 의거하여 우리가 추진하는데 피고 측이 반대하면 심증상 우리가 유리하리라 판단됩니다. 그러나 이 방법을 하려면 먼저 자세한 감정계획서가 필요합니다. 감정 순서, 감정할 사람, 분석할 기계 이름, 분석 담당자, 분석할 장소 등등을 구체적으로 기재하여 재판부에 제시해야 합니다. 재판부가 관여할 수 있어야 하므로 장소가 가급적 수도권이면 좋을 것입니다.

저는 가급적 2안을 추진하려고 합니다. 임현술 교수님이 우려하는 부분은 재판부와 상의하여 방안을 마련하겠습니다.

제 안에 대하여 고견을 주십시오.

인천에서 최원식 배상

2002년 3월 7일

최근 메일을 받았습니다.

저도 착잡하네요.

다시 물을 분석해야 하다니…. 선생님 말씀대로 물리적으로 무척 어렵습니다.

제가 수질 분석을 안 한 지 벌써 6~7년이 지났는데 다시 하려 한다면 처음부터 새로이 공부하여 숙달되기까지는 수주, 수개월이 걸릴 것입니다. 현재는 어떤 방법으로 어떻게 해야할 지 감각이 완전히 상실된 상태입니다.

누군가 한다면 최대한 옆에서 조언을 해줄 수는 있을지 몰라도 실제 제가 한다는 것은 아무리 생각해도 무리일 것 같습니다.

동국의대 김지용 올림

2002년 7월 22일

2심(서울고등법원)에서 조정에 갈음하는 결정이 났다.

- 동국의대 조사 인정.

- 위장장애, 피부질환, 괴종양 등에 시달림.

- 주민 64명에게 1억7천5백5십만 원 지급.

2002년 8월 8일

오늘 고잔동 법정 판결이 나왔다고 연락이 왔습니다.

7년 만이에요.

그런데 전에 이의신청을 60일 만에 하여야 하는데 61일째 하여 정식 판결을 받을 수 없었다고 합니다.

그러므로 판결 대신, 조정에 갈음하는 결정을 받았는데 총 1억7천5백5십만 원으로 조정이 되었다고 합니다.

판결문에 피해는 인정한 것 같지만 정식 판결이 아니라고 합니다.

이를 해결하기 위해서는 늦게 신청하게 된 원인 제공자(날짜를 잘못 계산한 주민)를 형사고발하여야 한다고 합니다.

저도 할 필요가 없다고 하였습니다.

주민들은 우리가 한 일은 인정을 받았다고 좋아하더군요.

한번 막걸리라도 마시자고 하더군요. 좋다고 하였지요.

완벽하게 끝나지 않는 것이 인생인 것을 알았기에 담담하게 받아들이고 있습니다.

오늘 오후 1시경 갑자기 생각이 나서 고잔동에 거의 2년 만에 직접 전화를 걸었는데 통화가 안 되고 그 후 전화가 오더군요.

2002년 11월 13일

서울고등법원 제13 민사부 조정에 갈음하는 결정(요약본)

○ 원고(선정당사자) : 변영택 외 63인 / 인천 남동구 고잔동 65

○ 피고 : 한국인슈로산업주식회사 / 인천 남동구 논현동 272-9

1. 원고 및 선정자들의 거주와 신분관계

가. 원고 및 선정자들은 인천 남동구 고잔동에서 장기간 거주하였는데 선정자들의 각 주거지는 인근에 있던 피고공장에서 25m 내지 350m 정도 떨어져 있었다.

나. 선정자들은 위 주거지에 거주하면서 농업, 어업에 종사하거나 인근 공장에서 근로자로 근무하였는데 피부질환과 호흡기 증상, 지방종, 소화기 질환 등의 지병을 앓고 있다.

다. 중략

2. 손해배상책임의 발생

가. 피고회사는 1974. 11경부터 선정자들의 인근 지역인 인천 남동구 논현동 272의 9 공장에서 건축용 유리섬유를 생산하기 시작하였는데, 유리섬유 제품을 생산하는 과정에서 규격별로 절단한 후 발생하는 유리섬유 자투리를 피고회사 공장의 마당에 야적하여 보관하였으며, 1984. 10 경 공장건물을 증축하면서 공장부지 마당에 야적해 온 폐유리섬유를 흙과 함께 불법 매립하였다.

나. 그런데, 피고회사로부터 유리섬유 가루가 비산되어 인근 토지와 우

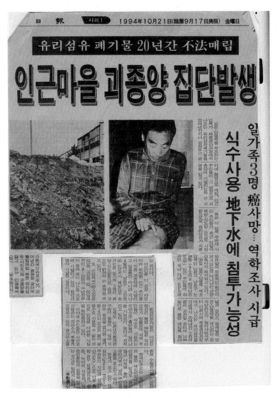

1994년 당시 고잔동 폐유리섬유 문제를 보도한 신문자료.

물 등에 날아와 원고 및 선정자들은 유리섬유 가루가 몸에 닿는 것을 느꼈고, 원고 및 선정자들이 음용하는 우물에서도 유리섬유 가루가 보일 정도였다.

다. 동국대학교 의과대학 예방의학교실 등에서 실시하여 1995. 3 발표된 역학조사 결과에 의하면 이 지역 내 33개 지하수에는 유리섬유 농도가 13.7~95.9fiber/cc 정도이고, 유리섬유의 길이는 50미크론 이상이 90퍼센트였고, 유리섬유로 인하여 피부질환 등 건강 장해가 발생하였다고 한다.

라. 따라서 피고회사로서는 폐유리섬유를 공장마당에 보관하거나 매립하는 경우 방지망과 덮개시설을 설치하는 등의 안전시설을 갖추어 폐유리섬유가 대기에 비산되거나 지하를 통하여 이동하지 못하도록 하였어야 함에도 이러한 안전조치를 취하지 아니하였고, 이로 인하여 원고 및 선정자들은 위장 장애, 피부질환, 괴종양 등에 시달리면서 생활하고 있으므로 피고회사는 원고 및 선정자들이 입은 손해를 배상할 책임이 있다.

3. 결론.

원고 및 선정자들은 위자료의 일부로서 일단 금 5,000,000원씩을 구한다.

결정사항-피고는 원고 및 선정자들에게 별지 손해배상표 손해배상액 (총합 1억7천5백5십만 원) 란 기재 각 해당금원을 지급한다.(이하 생략)

2002. 10. 30.

2002년 8월 9일

그렇지 않아도 경과보고를 드리려 했는데 선생님 메일을 먼저 받게 되어 송구스럽습니다.

엄밀히 말하여 판결은 아니고, 법원이 양측을 불러서 화해를 권유하면서 조정을 권한 것입니다.

저희가 곤혹스러웠던 것은 선생님께서도 아시다시피 환경분쟁조정위원회의 조정결정문을 받은 날로부터 60일 이내에 소송을 제기하여야 했는데, 당시 주민들이 실수로 조정결정문을 받은 날짜도 잘못 알았고 소송을 하겠다는 사람들도 제대로 확정이 되지 않아 하루 늦게 소송을 제기하는 실수를 하였습니다. 저도 당시 조정결정문을 받았다는 날짜를 그대로 믿었다가 나중에 당황하였습니다. 그런데 고잔동 주민들이 환경분쟁조정위원회에 대표를 보낼 때 대표로 위임한 서류에 하자가 있는 것 같아 그것을 문제 삼아 1심에서는 그날 간 대표를 제외하고는 승소하였는데, 2심에서는 주민들이 대표권한을 위임한 듯한 내용의 서류가 나와, 잘못하면 전부 패소할 가능성이 있었고, 이에 재판부에서도 적극적으로 우리에게 화해에 임하라고 권하였습니다. 저로서는 임 교수님 등 교수님들께서 그동안 노력하신 노고를 알기에 가급적 판결로서 승소를 이끌려고 하였으나, 잘못하면 전부 패소할 가능성이 있어 이를 주민들에게 설명하였고 주민들이 고심하다가 화해에 응하기로 하였던 것입니다. 결국 판결로서 시비가 가려진 것은 아니지요.

우리 주민들은 대체로 화해안에 수긍하고 있는데, 오늘 상대방 측에서 화해 금액이 과다하다면서 이의를 제기하여 다시 소송이 계속될 것으로 보이나 느낌으로는 결국은 화해가 될 것으로 보입니다.

저도 자세히는 알지 못하나, 1심에서 패소한 가족들이 자신들에게도 전액 보상을 해주어야 한다고 주장하고, 일부 주민들은 과다하다고 하면서 금전적인 이야기가 나오는 것 같습니다만, 그리 크게 문제가 될 것으로 보이지는 않습니다.

이 사건은 임 교수님의 열정과 노고가 없었으면 결코 이루어지지 않았을 것이라고 생각합니다. 그리고 유리섬유에 관한 연구가 지속되어 앞으로는 확고하게 정립되리라 믿어 의심치 않습니다.

그동안 너무 감사하였습니다.

인천에서 최원식 배상

〈고잔동 유리섬유 주민 피해 승소 축하잔치〉 안내

고잔동 유리섬유로 인한 20년간의 주민 고통이 8년 만에 승소하였습니다.

그동안 유리섬유로 인한 주민 피해문제 해결이 성공적으로 이루어질 수 있도록 애써주신 노고와 협조에 진심으로 감사드립니다.

이에 11월 16일, 그동안 여러모로 지원하고 도와주신 분들을 모시고 간단하게나마 주민들과 함께 축하잔치를 하고자 합니다.

주민들이 간단한 음식과 감사패 등을 준비하였습니다. 부디 참석하시어 자리를 빛내주시길 부탁드립니다.

 - 일시 : 2002년 11월 16일(토) 오후 4시

 - 장소 : 인천 동암북부역 로렐라이 호프(427-9771) (인천 동암 북광장 쪽으로 나와서 오른쪽으로 오시면 농협이 있고, 농협에서 횡단보도를 건너 골목으로 150여 미터 들어오시면 왼쪽으로 로렐라이 호프가 있습니다.)

임현술 교수가 받은 감사패의 내용.

인천환경운동연합, 고잔동 피해주민 일동

(*추신 : 감사패는 임현술, 정해관, 김지용, 김정란 교수님과 그동안 애써주신
몇몇 분들을 대상으로 제작하였습니다. 위 4분의 성함은 성명과 교수라는 명칭을
붙였는데 맞는지요.)

4명의 교수들이 각각 감사패를 받았다.

오후 4시에 참석하였습니다. 아, 이제는 마지막이겠지 하면서. 인천환
경운동연합 일일 찻집이었습니다.

오후 4시부터 잠시 고잔동 축하식이 있었고, 곧 내가 객이라는 것을 알
았지요.

축하식에 기념품과 선물 증정이 있었고 아마 각 선생님에게도 우편으
로 전달되리라 생각합니다.

이야기할 기회가 있어 저는 그때 고잔동을 가지 않았다면 얼마나 좋았을까? 매일 이 생각을 하면서 지냈다고 반복한 것 같습니다.

다른 말이 잘 나오지 않았습니다. 내가 왜 이렇게 말이 안 나오는지 잘 모르겠더군요.

이제는 잊어도 되겠다고 생각하는데.

아! 인천환경운동연합의 의장이 서울대 연구팀에 포함되어 있던 인하 의대 홍○○ 교수더군요.

술자리에서 잠시 고잔동 이야기가 나왔는데 우리가 본 것을 다른 사람이 보지 못하였다면 객관적으로 본 것이 아니라고 하면서 서울대에서 보고서 발표할 때의 수준에 머물러 있더군요. 기가 막혔습니다. 의장이 그렇게 생각하니 지역 주민도 불쌍해 보이더군요. 그들은 요즘 물을 끓이면 앙금이 안 생긴다고 하면서 항변하였으나 홍 의장은 조○○팀의 연구에 고집스럽게 집착하고 있더군요. 그러면 의장은 왜 공청회도 안했느냐고 하고 저도 항변하고.

그래서 인천이나 어디에서든지 원하면 우리가 발표한 내용을 발표하겠다고 하였지요. 이 이야기를 하고 고잔동이 아직도 끝나지 않았나 하는 생각이 들더군요.

임현술 올림

2002년 11월 25일

"선생님의 끈기 있는 노력이 결국 피해 주민들을 위한 좋은 결실을 가져왔네요! 수고 많으셨습니다. 조성일 드림."

서울대학교 보건대학원에서 이런 이메일을 보내 준 교수가 있었고요.

환경운동연합과 관련하여 일을 하고 있는 것 같은데 최예용 선생이 보낸 이메일을 조성일 교수가 보내 주었더군요.

----- Original Message -----

From: choiyeyong

Sent: Monday, November 25, 2002 11:13 AM

To: 조성일, 백남원 등

Subject: (보도자료) 고잔동 유리섬유에 의한 주민피해 손해배상 결정

안녕하세요? 최예용입니다. 얼마 전 아래와 같은 내용의 보건 분야 판결이 나왔습니다. 오랫동안 법정소송을 끌었던 사안인데요. 환경보건 분야를 전공하는 분들이 알고계시면 좋을 것 같아서 회람합니다.

〈인천환경운동연합 보도자료〉

고잔동 한국인슈로산업(주) 유리섬유에 의한 주민피해 손해배상 결정
'환경오염으로 인한 20년 간의 고통, 8년 만에 인정하다'

○ 1994년 사회적으로 쟁점이 되었던 한국인슈로산업(주)(고잔동 소재)의 유리섬유 폐기물 불법매립으로 인한 마을 주민의 피부질환(괴종양) 집단 발생 및 환경오염 사건을 기억하실 것입니다.

○ 당시 고잔동 일대는 덮개도 없이 야적해 놓은 유리섬유와 공장가동 과정에서 나온 유리섬유가 마을로 날아오고, 주민들은 20년 간이나 오염된 지하수를 식수로 사용하면서, 집단 괴피부질환 등 심각한 건강 장해가 발생했습니다.

○ 인천환경운동연합은 주민 건강피해에 대한 원인규명과 보상 등 대

책 마련을 위해 노력해왔으며, 인근주민 64명이 한국인슈로산업(주)을 상대로 집단소송을 냈고 지난 10월 30일, 서울고법에서 한국인슈로산업(주)에게 주민 64명에게 1억7천5백5십만 원을 지급하라는 조정에 갈음하는 결정을 내렸습니다.

○ 한국인슈로산업(주)이 가동된 1974년부터 20년 간 환경오염으로 인해 받은 주민들의 고통이 만 8년 간의 노력 끝에 재판과정을 통해 인정받은 것입니다.

○ 본 재판이 갖는 의미는 크게 네 가지로 볼 수 있습니다.

첫째, 주민 64명이 집단소송을 내어 1억7천5백5십만 원을 받은 것은 이례적이라는 것입니다. 1996년 당시 환경분쟁조정위원회는 2천6백만 원의 피해 보상판결을 내렸으나 피해주민들은 이에 불복, 64명이 집단으로 법적소송을 제기하였습니다. 그리고 법원은 7년간의 재판 끝에 주민들의 피해를 인정하였습니다. 앞으로 이 판결은 대기오염, 불법매립 등 환경오염으로 인한 주민피해에 대한 주민 집단소송의 중요한 판례로 남을 것입니다.

둘째, 유리섬유에 의한 피해를 인정했다는 것입니다. 즉 유리섬유 분진의 비산과 지하수 유입으로 인해 주민들이 위장 장애, 피부질환, 괴종양 등에 시달리게 된 점을 인정하였다는 것입니다. 유리섬유로 인한 피해를 규명하기 위한 8년 간의 노력으로 유리섬유의 환경오염과 건강피해에 대한 많은 연구가 이루어졌으며 이는 향후 중요한 사례가 될 것입니다.

셋째, 학술적으로 논란이 있더라도(폐유리섬유로 오염된 지하수에 의한 암 및 지방종 발병의 인과관계가 논란의 쟁점이었다. - 국립환경연구원의 역학조사 결과와 동국의대 연구진과의 학술적 논란) 책임소재에 대한 재판부의 판단이 가능하다는 것입니다.

넷째, 가해기업 측에서 무해하다는 것을 입증하지 못한다면 책임을 면할 수 없다는 사례를 남겼다는 점입니다. 아직도 우리나라 법은 피해자가 자신의 피해를 입증했을 경우, 그 피해를 인정하고 있는 상태입니다. 그러나 이 판례는 무해 입증책임이 오염자에게 있다는 중요한 사례를 만든 것입니다.

고잔동 피해주민들은 20년 동안 유리섬유가 비산된 공기를 마시고, 폐유리섬유로 오염된 지하수를 식수로 사용하면서 괴종양에 걸리고, 암으로 고생하고 위장 장애와 피부질환을 앓아왔습니다. 재판이 시작되고 7년 동안 함께 소송에 참여했던 주민 2명이 사망했습니다. 사건이 알려지기 시작한 후 8년, 이제서야 유리섬유로 인한 주민피해를 인정하는 결과를 얻어냈습니다. 그러나 20년 간의 고통과 그 후 재판과정을 포함한 8년 간의 고통은 돈 몇 푼으로 해결될 수 없는 크나큰 상처입니다. 그렇기 때문에 무엇보다 바라는 것은 앞으로는 이런 사건이 다시는 일어나지 않아야 한다는 것입니다.

2005년 2월 1일

정해관 교수가 성균관의대에 임용이 되었다는 이메일을 보내왔다.

2005년 3월 1일부터 성균관의대 교수로 근무하게 되었다. 축하하여야 한다.

2005년 3월 8일경

김지용 교수가 동국의대 가정의학과로 이적되어 갔다.

(중략) 나와 관련된 많은 사람과 결별을 하게 되는군요. 이렇게 되니 가정의학 전문의를 한 것이 후회가 되기도 합니다. 그러나 내가 출세를 하지 않는 한 어차피 있어야 할 일이지요.

그래도 고요한 경주에서 열심히 일하면서 살겠습니다. 이제는 집단 발병을 하여도 갈 수도 없을 것 같습니다. 나이가 있고 능력과 무관하게 돈 받고 하는 사람들이 있으니까요. 나도 돈 받고 하는 일이나 하면서 지낼 것 같습니다.

수고하십시오.

임현술 올림

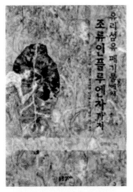

임현술 교수의 책 『유리섬유 폐기물에서 조류인플루엔자까지』 (2015.12.5 발간).

내가 『유리섬유 폐기물에서 조류인플루엔자까지』라는 책자를 발간(2005년 12월 5일)했는데 그 책의 36~39쪽에 폐유리섬유와 지방종을 기술하였다.

1995년 1월 인천광역시에 있는 일개 단열재를 생산하는 한국인슈로산업(주) 공장 인근에 거주하는 주민들에게서 피하 종양이 발생하였다는 보고가 있었다. 이 지역은 준공업지대로 주민들은 전통적으로 농업 및 수산업에 종사하여 왔으나 1970년대 이후 공업화가 진행되면서 인근 공단 취업 등으로 생활양식에 변화가 있었다. 한국인슈로산업(주) 공장은 1974년 처음 가동한 이후 20여 년간 보온재를 생산해 왔는데 이 중 일부 제품은 유리섬유가 주원료로 사용되었다.

공장에서 생산된 단열재 중 불량품은 공장부지 내에 매립하였으며, 매립된 폐기물의 양은 최소한 700톤 이상이었다. 매립 장소는 가장 가까운 주민들이 거주하는 지역에서 50미터 떨어진 곳이었으며, 주민들의 식수원이었던 우물도 매립지에 포함되어 있었다. 폐기물은 주로 유리섬유 단열재로 이루어져 있었다. 이 공장에서는 1993년까지 폐유리를 이용하여 유리섬유를 직접 생산하였으나 이후부터는 전량 외부에서 도입하여 사용하고 있었다. 이 지역에 거주하는 주민들은 공장이 가동한 이후 20여 년에 걸쳐 피부 및 호흡기장해를 호소하고 있었다.

저자를 포함한 역학조사팀은 1995년 초 이들에 대한 역학조사를 시행한 후 주민들의 피부질환 및 피하 종양이 폐유리섬유의 지하수 오염을 통하여 이루어졌을 가능성이 높음을 대한산업의학회에서 발표하였다.

이에 따라 이 지역에 대한 환경 및 역학조사가 서울의대 연구팀에 의하여 시행되었으나 지하수에서 유리섬유 등을 검출하지 못하였고 피하 종양 내에서 이물질이 없다고 하며, 지역 주민들은 건강 피해를 입은 적이 없다고 결론내렸다. 즉, 피하 종양 등 주민의 건강 장해와 폐유리섬유 간의 관계를 밝히지 못하였다.

그 후 저자를 포함한 역학조사팀은 이 지역에서 채취한 유리섬유 폐기물, 지하수 및 피하 종양의 대부분인 지방종 조직에 대한 광학적 및 전자현미경적 연구를 통하여 폐유리섬유와 지방종 간의 연관성을 밝히기 위하여 노력하였다. 폐유리섬유, 지하수 및 지방종 조직에서 모두 발견된 규산마그네슘 섬유가 지방종의 발생에 결정적인 역할을 하였고, 폐기된 유리섬유 중에서 발견된 규산마그네슘 섬유들은 모두 유리섬유 중에 장축을 따라 함입되어 있었는데, 이 회사 폐기물에 함입된 규산마그네슘 섬유는 폐기 후에 오염 등으로 첨가되었다고 볼 수는 없으며 원래 생산될 때부터 포함된 것으로 볼 수밖에 없었다.

이러한 과정을 통하여 서울의대 연구팀이 왜 지하수와 피하 지방종에서 폐유리섬유를 발견할 수 없었는지를 추정할 수 있었다. 그리고 이러한 사실을 환경부와 서울의대 연구팀에 통보하였으나 그들은 진실을 밝히는 데 소극적으로 일관하였다.

본인을 포함한 역학조사팀과 인천환경운동연합은 주민 건강피해에 대한 원인규명과 보상 등 대책 마련을 위해 노력하여, 지역 주민 64명이 한국인슈로산업(주)을 상대로 집단소송을 냈고, 2002년 10월 30일 서울고법에서 한국인슈로산업(주)은 주민 64명에게 1억7천5백5십만 원을 지급하라는 조정에 갈음하는 결정을 내려 한국인슈로산업(주)이 가동된 1974년부터 20년간 환경오염으로 인해 받은 주민들의 고통이 만 8년의 노력 끝에 재판과정을 통해 인정받게 되었다.

이렇게 인정받게 된 이유는 과학적 증거를 바탕으로 폐유리섬유와 지방종의 관련성을 입증하였기 때문이다. 그러나 정부와 서울의대 연구팀은 과학적 증거에 의하여 입증된 사실들을 자신의 능력이 미치지 못하여 보지 못하고 배척하는 실수를 범하였다. 환경오염에 의한 건강 피해는 그 조사 방법이 어렵기 때문에 오랜 기간 밝히기 위해 노력하여야 하고, 본 사람의 결과를 믿고 본 사람의 본 바가 왜 잘못되었는지 명확히 밝혀지기 전까지 계속적으로 연구하여 나가는 자세가 필요하다.

2010년 7월

한국교육방송공사(EBS) 「명의」 출연.

학교 행정실에서 전화가 왔다. 한국교육방송공사(EBS)의 「명의」에서 나를 대상으로 촬영을 하고 싶다고 한다. 해도 되는지 물었다. 나는 당연히 해도 된다고 응답하였다. 「명의」 촬영팀에서 연락이 왔다. 어떻게 선정되었느냐고 하니, 2007년도부터 자체적으로 과 별로 여론 및 전문가 조사를 하는데 예방의학에서 나에 대한 지지가 많았기 때문이라고 했다. 기뻤다.

예방의학 전문의로는 내가 처음이고 기초의학이 많이 나오지 않은 것으로 알고 있는데 예방의학을 알릴 기회도 되고. 감사하다고 하면서 기꺼이 촬영하겠다고 하였다. 어떤 내용을 촬영하면 좋을지 물어서 미군 공군 사격장에서 역학조사 한 내용과 고잔동 사건이 떠올랐다. 내가 연락처를 잘 모른다고 하였더니 EBS에서 연락을 하여 과거 역학조사를 한 지역을 방문하게 되었다. 물론 고잔동도 방문하여 과거 거주 주민들을 만났다.

촬영 때에는 지역이 변하여 혼자 찾아갈 수가 없었다. 그 지역에 들어서니 과거와 현재가 동시에 존재하는 양상이었다. 유리섬유 제조공장은 형태는 그대로 있었으나 내가 방문하여 처음 논란이 되었을 때 다른 곳으로 옮겨 갔다는 것을 알았다. 지역 주민이 "본래 안 보려고 하면 못 봅니다. 임 교수님은 주민의 입장을 전부 받아들여 보려고 하였기 때문에 보게 된 것입니다. 보려는 사람에게만 보입니다."라고 말했다. 김은해 씨는 아들이 박사학위를 취득하고 대기업 연구소에 취직하였다며 기쁜 소식을 알렸다. 과거에 집에 오면 가려워서 그렇게 긁었다고 했는데, 세월이 흘러갔다는 것을 알 수 있었다. 환경부가 인정하지 않으려던 시대적 배경,

역학조사 능력이 부족하였던 시절이어서 이런 결과가 나왔다고 결론을 언급하였다.

2010년 8월 13일

EBS 「명의」 '의학탐정, 최전선 임상의사'라는 제목으로 방송이 되었다.

임상의사가 아니라 현장의 역학자 또는 예방의학자로 표현하는 것이 정확하다고 하였으나 "의사는 환자를 접하니 항상 임상의사 아닐까요? 오히려 '최전선의 임상의사'라고 해야 옳지 않을까요?"라고 방송사 측에서 주장하여 제목이 그렇게 정해졌다.

"15년 전 어느 일요일이었다. TV 뉴스에서 흘러나오는 '고잔동은 암병동'이라는 다소 과격한 뉴스 멘트가 임현술 교수 귀에 들어왔다. 한 마을 대다수의 주민이 원인 모를 괴종양으로 고통 받고 있다는 뉴스였다. 임현술 교수는 주저할 사이도 없이 고잔동으로 향했다. 고잔동으로 향하는 차 안에서 '접했던 작은 단서 하나로도 의심하고 가설을 세웠다.' 고잔동에는 당시 유리섬유로 단열재를 만드는 공장이 있었다. 그리고 주민들의 식수로 이용되는 우물 근처에 그 공장에서 나오는 폐유리섬유를 묻었다고 한다. 그리고 공장 근처에 쌓아두었던 유리섬유가 바람을 타고 마을로 번져나갔다는 주민들의 증언을 토대로 임현술 교수는 사비를 털어 다른 나라에 검사를 의뢰, 물속에 유리섬유 말고도 다른 물질인 활석도 섞여 있음을 밝혀냈다.

임현술 교수는 오늘도 작은 농촌 마을을 돌며 인수공통전염병을 조사하고 다닌다. 어떤 이들은 그에게 다가와 소 관리법을 묻기도 하고, 보건소 직원이라고 오해하기도 한다. 그런 일을 그는 개의치 않는다. 병에 걸려 앉는 사람들을 찾아가 귀를 기울이는 것이 그의 천직이라 말한다. 아직 그에게 가야할 길은 멀다. EBS 명의 제168회에서 의학탐정 임현술 교수를 만나본다."

예방의학과 공중보건학에 고잔동 사건이 소개되다

2010년 대한예방의학회에서 '예방의학과 공중보건학' 교과서를 편찬하기로 하였다. 그 전에는 학회와 무관하게 편찬되었으나 학회에서 편찬하기로 한 것이다. 영남의대 사공○ 교수에게서 연락이 왔다. 환경보건의 역사와 환경오염 사건이라는 장에서 국내 오염사건의 저술을 맡았는데, 거기에 인천 고잔동 유리섬유 사건을 기술해야 한다는 것이다. 울산, 온산 공단지역의 오염사건에 관한 자료와 함께 전해 주었다.

그리고 그 후에 나에게 연락이 왔다. 자신이 기술한 내용이 많이 수정되었다고 한다. 나는 환경분야 쪽 편찬위원으로 조○○ 교수가 포함되어 있으니 실린 것만으로도 다행이라고 위로하였다.

2011년 12월 14일
서울대학교 보건대학원 자랑스러운 동문상 수상

서울대학교 보건대학원에서 자랑스러운 동문상을 준다고 한다. 그 수상후보자 추천서를 내라고 한다. 나는 환경분야는 되도록 제외하고 추천서를 제출하였다. 서울대학교 보건대학원 동창회장 김○○이 서울시 보건환경연구원장이었고, 서울대총동창회 부회장은 강○○ 선생이었다. 강○○ 선생은 고잔동 사건이 발생하였을 때 국립환경연구원 부장으로 이 사건에 개입하였다. 강○○ 선생이 나의 공로를 나열하였는데 아이러니

하게도 추천서에 적혀 있지도 않은 환경분야의 업적이 많다고 대부분을 환경분야에 집중하여 소개하는 것이었다. 본인이 환경분야이기 때문에 그럴 수도 있지만 자신들이 인정하지 못한 고잔동 사건에 대한 사과의 의미를 담고 있는 것이 아닐까 생각했다.

2015년 10월 29일
한국환경보건학회 가을학술대회

2015년 10월 29일 한국환경보건학회 가을학술대회가 대구가톨릭대학에서 열렸다. '대구지역의 환경과 건강'이라는 세션에서 '대구 안심연료단지 지역 주민 노출 및 건강영향 조사'라는 제목으로 발표를 의뢰받았다. 이 세션의 좌장은 국립환경과학원 환경보건과 유승도 과장이었는데 참석을 하지 못하여 전 과장이 좌장을 맡았다. 그 좌장은 과거 고잔동 사건이 발생하였을 때 경주병원을 방문하여 김정란 교수와 병리조직을 보고 의논한 국립환경연구원 대리였다. 그 좌장이 발표자인 나를 소개하면서 과거 고잔동 지역 주민 피해를 입증하였다고 소개를 해주어 너무나 기뻤다. 이미 고잔동 사건의 원인이 무엇인지를 다 알고 있는 것이라고 생각하였다.

고잔동 사건을 말한다

대담·정리 김예옥(글을읽다출판사 대표)

▌해가 뜨면 유리섬유가 무지개처럼 날렸다

민면식(고잔동 주민)

* 고잔동 사건을 최초로 외부에 알렸다. 군 입대 전부터 어깨에 혹이 나왔고 고잔동에 살고 있던 가족들도 다 지방종으로 고생하고 있었다. 2014년 현재 견갑골 양쪽에 다시 지방종이 올라왔다.

고잔동 사건은 1994년에 시작됐다. 한참 물을 쓰다 보면 돌덩어리 같은 게 하얗게 뭉쳐 물 내려가는 곳을 막았다. 물맛도 예전 같지가 않았고 송진 맛도 났다. 이곳은 물이 굉장히 좋은 '바가지우물'이 있던 곳이다. 고잔동은 바다가 가까워 물에서 짠맛이 날 것 같은데 여기는 가물어도 마르지 않고 단맛이 났다. 주변은 산으로 빙 둘러 있었다. 지금의 신원모방 자리도 산이었고 한국인슈로산업(주)이 들어오기 전 그곳도 산이었다.

현재 동아자동차 학원이 있는 자리에는 원래 큰 연못이 있었다. 산에서 자연스럽게 흘러내리는 물이 고여서 만들어진 것이다. 그런데 공장이 들어서면서 각종 폐기물을 버려서 크게 오염되었다.

그때 내가 사진을 찍어 처음으로 고잔동 문제를 환경운동연합에 제보를 했는데 그 내용이 거기서 발행되는 잡지 『함께 사는 길』 창간호(당시 제호는 월간 『환경』이었고 기자는 김소희, 간사는 김미경 씨였다)에 「저수지에서 생긴 일」이라는 제목으로 소개되었다. 이어서 『인천일보』의 이홍기 기자가 취재를 했다. 처음에는 인근 공장인 한국인슈로산업(주)에서 이 저수지를 오염시켜서 지하수가 오염된 것으로 추정했다. 그런데 한국인슈로산업(주)에서는 한국화약이 저수지를 오염시켰다고 주장했다. 저수지는 한국화약 소유였는데 한국화약은 문제가 생기자 골치가 아프니까 동아자동차에 저수지를 매각했고, 1996년경 동아자동차는 저수지를 매립하여 자동차학원을 시작했다.

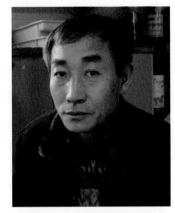

고잔동 유리섬유 문제를 최초로 외부에
알린 주민 민면식 씨(2006년).

　그때 우리집 싱크대가 하얀 것으로 막혀 물이 안 내려 가길래 현미경으로 관찰해보니 유리섬유였다. 다른 집들도 다 이상을 느끼고 있었다. 그런데 집집마다 나타나는 현상이 달랐다. 김영해 씨 집은 물을 끓이면 밀가루 풀어놓은 것처럼 허옇게 되었고 밥을 하면 밥이 파랬다.

　한국인슈로산업(주)이 1974년에 이곳에 들어오면서 콘크리트로 저장시설을 만들어 거기에 보일러 기름을 부었다. 그런데 그것이 땅속으로 스며들어 바가지우물에 기름이 엄청나게 많았다. 내가 현미경을 가지고 그 물을 관찰하면서 그때 기억이 되살아났다. 당시 우리가 기름을 퍼다가 석유곤로

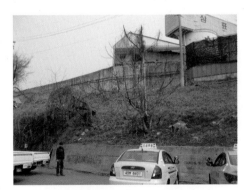

민면식 씨가 서 있는 곳이 바가지우물 자리.
위쪽 삼표레미콘이 있는 곳이 한국인슈로산업의
기름저장고가 있던 곳(2014년).

의 기름으로 쓰기도 할 정도였다. 그때는 다들 너무 모르니까 "여기서 석유가 나온다."고 좋아했다.

마을 주민들은 옛날부터 대대로 이 물을 먹고 살았다. 그런데 오염된 후 십 수 년 이 물을 먹다 보니 나와 어머니는 어깨에 불룩하게 혹이 생겼다. 등이 딱딱하지는 않았다. 처음에는 가족력인가 했는데 그게 아니었다.

그동안 쉬쉬하고 있던 마을 사람들이 너도나도 문제가 있다고 하기 시작했다. 옆집은 물론이고 아랫동네에도 문제가 있다고 했다. 나는 부평 평화의원에 가서 어깨의 혹을 제거해서 그 조직을 동국의대 경주병원에 보냈다. 동국의대에서 관찰한 결과 조직 안에 유리섬유가 보이니까 그것을 일본에 보낸 것이 임현술 교수님이었다.

마을 사람들은 지방종이 난 것은 유리섬유와 기름이 복합된 탓이라고 주장했는데 임현술 교수나 조○○ 교수는 그 이야기는 하지 않았다. 기름은 물을 끓여야 나타났다. 지하수에서 물을 받으면 무지갯빛이 돌았는데도 양쪽 다 기름 이야기는 한마디도 하지 않았다.

1995년 3월 28일, 환경부 중앙환경분쟁조정위원회에 재정신청을 했다. 우리가 확실한 피해자들이라는 주장을 담아서 진정을 했다. 고잔동 1통 1·2반 42가구 동네 사람 209명의 도장을 받아서 다 넣었다. 환경부에 몇 명이 올라갔는데 대표자를 세우라고 해서 당시 갔던 민영복, 김선배, 공정자 씨를 대표로 세웠다. 당시 네 명이 갔다. 재정신청을 해서 네 사람한테 각 1백만 원씩을 지급해주라고 했다.

그런데 환경부에서는 『인천일보』에 나가고 하니까 유리섬유에 대한 역학조사를 하겠다고 결정했다. 그리고 용역을 서울대 의대 조○○ 교수팀에게 주었다. 기름과 유리섬유를 같이 조사해야 하는데 당시에 기름은 빠졌다.

재정신청의 결과에 이의가 있으면 60일 이내에 민사를 신청해야 하는데 대표자들이 심각하게 받아들이지 않아서 하루 늦게 신청을 했다(당시 인천환경운동연합에서 60일째 되는 날이 일요일이므로 61일째인 월요일에 접수해도 된다고 자문을 해줘서 그것을 믿고 했는데 그게 아니었다). 법원에서 안 받아들여 준다고 했다. 마을 사람들이 당초 대표자가 된 세 사람은 대표성이 없다고 해서 3인을 제외하고 다시 대표를 선임했는데 김영해 씨가 되었다. 주민들이 하루가 지났기 때문에 김영해 씨한테 대표를 맡으라고 한 것이다.

서울대 용역조사의 일환으로 세계보건기구(WHO)의 조사관들이 와서 관정을 몇 개 뚫었는데 유리섬유보다 기름이 더 문제라고 했다. 환경부가 서울대에 유리섬유만 조사하라고 하니까 서울대도 유리섬유만 조사한 것이다. 그런데 서울대는 끝내 유리섬유가 없다고 했다. 우리가 물을 떠가서 (좋은 현미경이 있는) 콜라공장에 가서도 보고 관동대에 가서도 관찰했다.

그 두 곳에서 모두 유리섬유가 보이는데 서울대만 없다고 했다. 한 번은 우리가 임현술 교수한테 페트병에 물을 떠갔는데 유리섬유가 없었다. 그래서 임현술 교수가 크게 낙심했었다. 그때 왜 없었느냐 하면 유리섬유가 기름하고 뒤엉켜 있었기 때문에 페트병 옆에 있을 것이라고 했는데 실제 그렇게 벽에 붙어 있었다. 그것은 나중에 확인한 것이다.

임현술 교수는 서울대 조○○ 교수에게 페트병 벽에 붙어 있다고 가르쳐주었다. 그러나 조○○ 교수는 다시 조사는 안하고 없다고는 할 수 없으니까 보지 못했다고 했다. 인천지방법원에서 판사가 조○○ 교수에게 유리섬유가 없느냐고 했더니 "있는지 없는지 발견하지 못했다"고 답변했다. 판사가 기가 막혀 "있다도 아니고 없다도 아니냐?"고 했더니 "그렇다"라고 대답했다. 그러자 판사가 픽 웃었다. 우리는 역학조사가 잘못됐다고 학자의 양심을 버린 놈이라며 서울대에 플래카드를 들고 가려고 했다.

법원에서 하루 늦게 신청했다고 한국인슈로산업(주) 측의 변호사는 재판할 필요도 없는 사건이라며 무효를 주장했다. 우리 측 변호사는 대표로 되어 있는 세 사람이 대표성이 없는 사람들이라고 주장했다. 즉, 세 사람이 마을 사람들에게 알리지 않아서 늦게 대처했기 때문에 하루가 늦었다고 주장하고 나갔다. 하루 늦은 것 때문에 결국 고등법원에서 조정을 하게 되었다. 우리가 대법원까지 가려고 해도 하루 늦게 신청했다는 것이 결국 발목을 잡았다.

조사하는 과정에서 한국인슈로산업(주)은 1994년부터 샌드위치 판넬로 업종을 전환한 것으로 드러났다.

서울대 연구진에 자문위원으로 임현술, 조재구, 민면식이 들어가 있었는데 자문할 때마다 유리섬유가 있다고 해도 조○○ 교수는 받아들이지 않았다. 어떻게든 무마시키려고만 했다. 그리고 인천시나 구청 직원들이 고잔동에 조사를 나오면 이 물을 먹지 않았다. 그 물로 커피를 끓여 줄까 봐 염려를 했다.

우리는 물이 오염된 이후 상수도가 들어올 때까지 산에 있는 약수터로 물을 받으러 다녔다. 밥 지을 때가 되면 마을 사람들이 모두 물통을 들고 차를 타고 함께 올라 다녔다. 그런 난리를 피우니까 구청에서 물 차량을 보내주었다. 그러나 직장 다니는 사람들은 낮에 물을 못 받았다. 그러니까 또 공동수도를 놔주었는데 요금 계산과 겨울철 관리 문제 때문에 우여

곡절을 겪으면서 1996년에 집 집마다 수도를 놔주었다.

이곳은 원래 별장지대였다. 연못에서는 붕어들이 뛰놀고 산에서 내려오는 물로 농사를 짓던 곳이다. 그런데 공장이 들어오면서 수질도 토질도 다

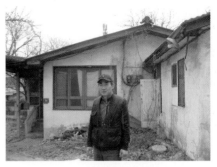

민면식 씨와 자신이 살던 고잔동 집(2014년).

죽었다. 환경병이라는 게 수 년이 지나야 나타나는데 지금도 혹이 나오는 사람이 있다(2014년 현재 민면식 씨는 등 날갯죽지 양쪽에 혹이 다시 불거졌다). 가까이 있던 네 집 중 세 집이 떠나고 김영해 씨만 살고 있다(김영해 씨도 지금은 다른 곳으로 이사해서 살고 있다). 민영복 씨는 소래에 나가 아파트에 살고 있고 김선배 씨도 석바위에서 아파트에 살고 있다. 김선배 씨의 남편, 시아버지, 시어머니가 암으로 세상을 떠났다. 김낙규 씨는 부평으로 이사했다. 이 너머 동네 사람들은 다 그대로 산다.

이 동네는 사람들이 암에 걸려서 죽을 곳이 아니다. 이렇게 사람들이 죽어가는 것을 지금도 몰랐을 텐데 혹이 났기 때문에 점차 알게 된 것이다.

우리 할아버지는 93세에 돌아가셨다. 인슈로 공장이 들어선 이후 이 마을에서는 기관지 고장이나 피부병을 앓는 사람들이 제일 많았다. 마을사람들은 밭에 나갈 때면 꼭 수건을 쓰고 나갔다. 날리는 유리섬유가 몸에 묻어 강력 테이프로 찍어내야 했다. 임현술 교수님도 그게 제일 좋은 방법이라고 했다.

한국인슈로산업(주)이 마을을 향해 후앙(환풍기)을 틀어놓았다. 해가 떠오르면 유리섬유 날리는 것이 무지개 같았고 안개비가 내려오는 것 같았

다. 그것을 쐰 야채를 다 먹고 살았다. 유리섬유를 만드는 과정은 보일러로 유리를 녹여 후앙을 틀어 바람으로 맞은편 벽면에 가서 솜처럼 엉겨 붙게 하는 것이다.

당시 공장에서 근무하던 사람도 암으로 죽는 경우가 많았다.

조○○ 교수처럼 역학조사를 하는 것은 정부 돈을 빼먹는 것이다. 제자들 시켜서 물 몇 번 뜨러 오고 몇 번 왔다 갔다 하고 했는데, 그래도 정확한 것을 파악하려면 여러 복합요인을 찾았어야 한다. 그런데 한 가지만 하니까 결과가 정확치 않은 것이다. 물에서는 못 보았고 바람에 날린 것만 봤다고 했다.

환경부 역시 마찬가지다. 공장은 이미 돌아가지 않는데 대기오염을 측정한다고 차량을 갖다놓았다. 그러면서 하는 말이 다른 지역보다 심하지 않다는 것이었다.

우리 주민들과 임현술 교수가 한 이야기는 당시 유리섬유가 날렸으니 토양을 조사하자, 처마 밑을 긁어보면 알 것이라고 제안했다. 그런데 환경부는 당시 3, 4개월마다 직원을 바꾸어놓았다. 담당자가 자꾸 바뀌어 구두로 하지 않고 우리도 서면으로 하기 시작했다.(2006년, 2014년)

▌하루를 넘긴 게 끝내 흠이었다

김영해(고잔동 주민)

* 고잔동 주민을 대표해서 8년간 소송을 이끌었다. 주민들을 설득하고 변호사와 상의하여 소송에 대비했으며 재판이 있을 때마다 법정을 드나들었다. 소송이 끝나고 마을 주민들이 수여하는 행운의 열쇠를 받았다.

고잔동 사건에 대해 이야기해 달라.

내가 고잔동에 들어온 것은 언니 김선배 씨가 여기 살았기 때문이다. 강화도에 살다가 1968년, 이 고잔동에 있었던 한국화약에 입사했다. 당시에는 한국인슈로산업(주) 자리도 야산이었고 그 뒤의 공단도 야산이었다. 거기에 집이 서너 채가 있었는데 별장이었다. 그리고 한국인슈로산업(주) 공장 쪽에 '바가지우물'이라는 샘물이 있었다. 가뭄이 들어도 끊기지 않고 흐르기 때문에 이 동네에 물이 없으면 사람들은 거기로 물을 받으러 갔다. 당연히 물맛도 좋았다.

그 우물 위로 한국인슈로산업(주) 공장이 들어섰는데 지형이 비탈져 있었다. 인슈로 측에서 공장 주변으로 자꾸 폐기물을 버리면서 땅을 메꿔오고 있었는데 결국 이 우물까지 점령하게 되었다. 우리도 점점 발전이 되니까 더 이상 물을 길으러 가지 않게 되었고 집 안마당에 펌프를 설치했다. 거기에서 조금 더 발전하니까 자가 수도를 놓게 되었다.

나는 언니 집 앞의 18평짜리 집을 개조해서 방 두 개와 부엌을 들이고 살았다. 소송을 하고 있을 때는 내가 그 집에서 20여 년째 살고 있던 때였

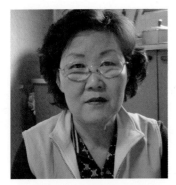
고잔동 주민을 대표해서 8년간 소송을
이끈 주민 김영해 씨(2006년).

다. 물이 문제가 되어 지하수를 파니까 금방은 괜찮았다. 그런데 그 물로 밥을 하면 파랗게 되었다. 마치 옛날 보리밥의 푸르끼리 한 것 같은 그런 상태였다. 민면식 씨 네는 횟가루처럼 허옇게 되었고, 우리도 물을 끓이면 물이 횟가루나 밀가루를 푼 것처럼 허옇고 그것이 그릇 가장자리에 엉겼다. 그때까지도 우리는 내용을 모르니까 "왜 이러나, 왜 이러나?"하고 있었다.

그 당시 민면식 씨가 환경운동연합 회원으로 활동하고 있었는데 거기에 이런 상황을 제보했다. 그 후 하루는 임현술 교수님이 인하대 교수와 같이 오셨는데, 그때 임 교수님이 우리 동네 사람들을 대상으로 설문조사를 하면 어떻겠냐고 하며 실태를 물었다.

우리 아들이 초등학교 5학년 때 그 마을에 들어갔는데, 문제가 된 것은 대학교 1학년 때였다. 아들은 집에 들어오면 가려워서 막 긁었는데 시퍼렇게 두드러기가 났다. 그래서 나는 애한테 공부하라는 소리는 안하고 빨리 샤워하고 자라고 하는 게 일이었다. 샤워를 하면 덜 가려우니까.

처음에는 우리 언니가 참견하지 말라고 해서 나는 주민들이 모이면 거기에 참석하는 정도였다. 그때 우리 언니도 가래가 많이 차곤 했다.

언론에 보도가 되니까 인천시에서 수질검사를 했는데 부적합하니까 마당에다 공동수도를 하나 놔줬다. 그때 유리섬유 공장과 바로 인접한 집이 네 가구인데 공동수도를 놓으면 누가 관리하고 수도세는 누가 내나? 그때 한 집에서 마당으로 내려오는 선을 계량기도 없이 따서는 화장실까지

다 그 물로 쓰는데, 다른 세 집은 설거지는 나쁜 물로 하고 먹는 물만 공동 수돗물을 썼다. 물 쓰는 게 다른데 누가 수도세를 공평하게 내려고 하겠나?

우리가 이 문제를 제기하니까 수도 놓는 비용의 50퍼센트는 우리가 내고 50퍼센

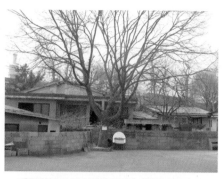

폐유리섬유로 큰 피해를 입었던 마을 주민들의 집. 앞 왼쪽 일부분 보이는 것이 김영해 씨 집이며 뒤로 왼쪽이 김선배 씨, 오른쪽이 민면식 씨 집이었다. 지금은 다 떠나 빈집으로 남아있다(2014년).

트를 시에서 부담한다는 조건으로 개인수도를 놔줬다. 시에서 이렇게 수도를 놔줬다는 것만으로도 물이 오염됐다는 것을 인정하는 것인데, 그럼에도 시에서는 우리 편을 안 들었다. 우리는 공무원을 안 믿는다고 그랬다. 우리가 시청이나 구청에 가서 난리를 피우고 그랬기 때문에 실상 더 힘이 들었다. 언론에 보도되고 하면 와서 수질검사를 하잖나? 그러면 수건을 대보면 수건이 금방 빨개졌다. 거기 유리섬유만이 아니라 폐유도 있었기 때문이다. 민면식 씨 네는 싱크대에 물이 안 내려가 밑을 뜯어보니까 허연 석회 같은 것이 단단하게 뭉쳐져 있었다.

그리고 한국인슈로산업(주)에서는 본동 앞으로 건물 하나를 더 지어 후앙(환풍기) 두 개를 달아놓고 그것을 동네로 뿜어댔다. 그것을 쐬면 따가우니까 바깥에 나갈 때는 수건을 둘렀다. 피부에 붙은 유리가루를 떼느라 포장용 누런 테이프로 살갗에 붙였다 뗐다 했다. 그러면 유리가 반짝반짝했다.

마을 대표로 재판 일을 도맡아 하셨다고 들었다. 재판 얘기 좀 해달라.

처음에 한국인슈로산업(주)과 가까워 피해가 컸던 두세 집만 보상을 제대로 받고 끝냈으면 간단했을 텐데, 민면식 씨가 조재구 씨를 끌어들여 저 건너 마을까지 범위를 넓혀놔서 일이 간단치 않았다. 너머 동네를 포함시키지 않았다면 한국인슈로산업(주)이 보상을 했을 것이고 그러면 임현술 교수님이 이런 고생을 안했을 수도 있다.

처음에는 내가 대표가 아니었다. 언니인 김선배 씨(9세 위)가 대표였는데 김선배 씨가 너무 법에 대해 몰랐다. 우리가 중앙환경분쟁조정위원회에 재정신청을 했는데 거기서 답변이 오기를, 이의가 있으면 60일 이내에 소송을 제기하라고 되어 있었다. 원래 한국인슈로산업(주) 공장 주변의 25미터 거리에는 집이 네 채가 있었고 가구공장 너머는 동네가 컸다. 그런데 같이 재정신청을 했는데 네 집만 보상이 나왔고 그것도 별로 흡족하지 않은 몇 십만 원씩 나왔다. 그것을 받아들이지 않으려면 소송하라는 내용이었는데 김선배 씨가 그것을 주민들에게 안 알린 것이다. 김선배 씨는 그냥 있어도 저절로 소송으로 넘어가는 줄 알고 있었다. 그래서 아무런 준비를 하지 않았는데 3일인가 4일인가를 남기고 조재구라는 분이-이 동네와 상관이 없는데-왜 안했느냐고 묻더라. "그냥 넘어가는 게 아니냐?" 했더니 "아니다. 왜 여태 하지 않고 그냥 있느냐?"고 해서 그때서야 서두르기 시작했는데 갑자기 돈들이 어디 있겠나? 인지대가 처음에는 5만 원인가 했는데 그때는 10만 원이었다. 그래서 결국 2백 몇 가구 중에서 60가구만 소송을 걸었는데 하루를 넘겨 61일째 되는 날 접수시켰다. 그러자 한국인슈로에서는 날짜가 지났다고 무효라고 주장하고 나왔다. 그래서 나와 조재구 씨가 우체국에 가서 우편물 받은 날짜를 확인했더니 정말 하루가 지났더라.

그때부터 안 되겠다 싶어서 김선배 씨를 내가 무시해버렸다. 무효라고 주장하는 한국인슈로산업(주) 측에 대고 내가 법정에서 막 퍼부었다. "우리는 통보를 받지 않아서 몰랐다(실제 몰랐고). 김선배 씨는 알았지만 마을 주민들은 몰랐다. 우리는 억울하다." 그랬더니 진정서를 올리라고 해서 그때 마을을 다니면서 사람들한테 진정서를 받았다. 그리고 김선배 씨와 민영복 씨, 공정자 씨한테 대표직에서 물러나야 한다고 말하며 그들의 확답을 얻어내야 했다. 그런데 김선배 씨를 설득하는 데 엄청 힘들었다. 사람이 지혜가 있어야 하는데, 김선배 씨는 "내가 여기서 빠지면 보상을 못받는데 왜 물러나느냐"고 막무가내로 나오더라. 김선배 씨가 비록 언니지만 그 언니 때문에 나는 열 받아서 죽는 줄 알았다. "언니 하나 물러나면 언니 식구들이 제일 많은데(7명), 다 산다. 다 죽을래? 아니면 언니 하나 죽을래?" 하면서 설득을 했다. 변호사한테 상의하면서 그런 방법을 썼던 거다. 그리고는 마침내 변호사 사무실에 가서 김선배 씨와 민영복 씨가 자신들이 그랬다는 것을 인정하는 도장을 찍었다. 그 다음부터 내가 대표가 되었다.

김선배 씨가 사람들한테 통보하지 않았다는 사실을 인정하고 대표에서 물러난다는 것을 변호사 사무실에 가서 확인한 것이란 말인가?

그렇다. 그것까지 법정에 제출했다.

그때부터 내가 움직이기 시작했다. 다행인지는 몰라도 그때 한국인슈로산업(주)에서 압류할 때 주민들의 주민등록이 다 들어갔는데 우리 남편 것이 제일 위에 있어서 내가 더 확실하게 나설 수 있었다. 인천지방법원으로부터 우리가 패소 판정을 받았는데도 한국인슈로 측이 고등법원에 항소를 하더라. 그래서 우리도 같이 항소해야 했는데, 또 돈이 들어가니까 자꾸 돈만 내라고 한다고, 물러나는 사람이 나오기 시작했다. 소송을 하면 집안 망한다는 이야기가 결국 시간 때문이다. 시간을 기다리지 못하면 지는 것이다. 우리는 눈으로 봤으니까 '네가 지나 내가 지나 해보자'는 심정으로 끝까지 가느라 8년이 걸렸다. 변호사님이 오라고 하면 가고, 또 가고 하면서 법정 싸움을 한 거다. 그래도 끝내 그 하루를 넘긴 게 흠이었다.

소송을 하라는 통보를 받지 못했다면 통보를 해주지 않은 주민을 상대로 마을 사람들이 소송을 걸면 된다고 하던데.

그래야 하는 게 논리적으로는 맞다. 소송을 걸면 원래 그 사람들이 걸리게 된다. 우리가 책임을 그 세 사람에게 물을 수 있으니까. 그런데 무식해서 몰랐으니까, 한다고 한 것이 그렇게 됐는데 그렇게까지 해야 하나 해서 안한 것이다. 우리가 그 세 사람을 상대로 소송을 하면 그들은 그냥 구속이 된다고 했다. 그때 김선배 씨와 공동대표가 민영복 씨, 공정자 씨였다. 구속을 시켜야 하는데 그럴 수는 없으니까 안 시키는 방법으로 하다 보니 그게 우리에게는 약점이 되었던 거다. 그 하루가.

고등법원에서 판사가 조정으로 들어가자고 했다. 한국인슈로산업(주)에서 하루 넘긴 것을 자꾸 문제 삼고 나오니까 그렇게 한 것이다. 판사는 "20여 년 공장을 가동했으면서 주민들에게 피해를 안 줬다는 건 거짓말이다, 그러니 주민들과 잘 지내라"고 한국인슈로산업(주)에 권고를 했다. 한국인슈로산업(주)이 자기들은 정당했다고 주장하자 내가 막 퍼부었다. 당시 공장에서 대형 후앙 2개를 마을 주민들이 사는 곳으로 뿜어대고 있었다. 그냥도 날릴 텐데 후앙으로 뿜어대니까 얼마나 심각했겠나? 내가 막 그런 이야기를 했더니 판사가 과학적으로 측정을 안 해봐도 자기 판단으로는 주민들이 피해를 입었을 것이라고 생각한다면서 그러니 화해하라고 한국인슈로산업(주) 측에 권유를 했다.

그 하루 때문에 조정에 들어간 것이니까 우리는 너무 속상했다. 판결이 났는데 지방법원 보상의 배를 지불하라고 했다. 그랬더니 한국인슈로산업(주)은 못주겠다고 하는 상태에서 서로 옥신각신했다. 그때 판사가 알았다면서 지방법원 판결의 50퍼센트를 보태주는 결정을 내렸다. 물론 그 액수가 굉장히 적은 것이다.

인천지방법원에서 할 때는 김선배 씨나 민영복 씨와 같이 다녔는데, 고등법원에 다닐 때는 여러 가지 문제로 나 혼자 다녔다. 말이 사람에 따라 다르게 나오기 때문에 더욱 조심했다.

조정으로 갈음되지 않았으면 실제 승소할 가능성이 많았나?

그렇다. 변호사님이 "이게 이렇게 안 되었더라면 얼마 정도 예상하세요?" 하고 묻더라. 내가 "여기에 동그라미 하나가 더 붙지 않았을까요?" 했더니 "맞습니다." 하더라. 그때 1억7천5백5십만 원의 보상이 나왔다.

주민 사이에 소송을 하면서 싸울 수는 없으니까 그냥 넘어갔기 때문에 그렇게 된 것이다.

변호사님이 돈이 나왔으니 통장을 가져오라고 해서 새로 전용통장을 만들어 가져갔다. 돈이 나온 데서 변호사님의 변호비용—아주 싸게 해주셨다—을 드리고 돈을 찾아서 사는 거리, 산 햇수 등에 따라 돈에 차등을

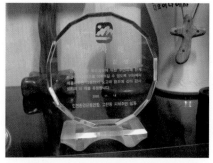
김영해 씨가 마을 주민들로부터 받은 감사패.
고잔동 사건 8년간의 재판을 맡아 마을 사람들의
입장을 대변했다.

두어 마을 주민들 통장에 넣어주었다. 그것을 끝내고 자체 행사도 했는데 애쓰신 분들에게 크게는 못했지만 금 한 냥짜리 열쇠고리를 하나씩 드렸다. 나도 받았는데 마을 분들이 우리는 가만히 앉아서 받는 것이지만 너는 차비 들여가면서 3년을 고등법원 다니느라 애썼다고 하면서 그것을 주셨다.

보상이 나오고도 김선배 씨와 민영복 씨가 끝까지 자기 잘못을 인정하지 않았다. 그들은 자신들이 대표를 계속 맡았더라면 자기들은 보상이 더 나왔을 것이라면서 그 몫까지 달라고 하더라. 참 기가 막혔다. 자신들의 실책으로 보상이 이렇게 적게 나온 것은 생각지 않고 우리처럼 똑같이 자기 몫을 달라고 하니까…. 지금도 생각하기가 싫다. 결국 식구들까지 동원해서 난리를 치는 통에 대표인 내 몫과 똑같이 챙겨줬다.

조○○ 교수가 역학조사를 한 것은 알고 있었나?

우리가 좀 속상했던 게 임현술 교수님을 배제했기 때문이다. 인천시에서 역학조사비로 1억5천만 원을 책정했는데, 그것을 서울대에만 주는 것이 아니라 임현술 교수님도 같이 참여하라고 준 것으로 알고 있다. 그런데 조○○ 교수가 임현술 교수팀을 합석시키지 않은 것으로 우리는 알고 있다.

임현술 교수와 같이 하라고 한 것은 인천시인가?

그렇다. 인천시에서 역학조사비를 줬다. 그때 인하대 교수도 우리한테 돌아섰다. 그러니까 임현술 교수한테 돌아선 것이다.

조○○ 교수가 임현술 교수를 배제하고 자기 혼자서 한 것이란 말인가?

임현술 교수팀 교수들이 연구원으로 같이 연구한 게 아니라 뭔가 잘못됐다고 하더라. 임현술 교수님은 거기에 한 번도 참석을 못했던 거다.

조○○ 교수는 대학원생들을 우리 마을에 기숙을 시키면서 우물을 몇 개 파게 했다. 그리고 대롱을 묻었는데 교수에 따라 그 물의 깊이가 달라진다고 했다. 그 물을 떠서 몇 시, 몇 시 하면서 조사를 했다. 그렇게 하니까 우리는 이렇게 우리를 배반할 줄 모르고, 마치 내 새끼처럼 밥도 해먹이고, 수제비도 해먹이고 부침개도 해주면서 대접했다. 1차 연구에서는 그렇게 안 나왔는데, 2, 3차에서는 우리가 기대하는 연구가 안 나왔다. 임현술 교수님이 이렇게 하라고 했는데도 서울대에서 안한 것으로 알고 있다. 그 후로는 조○○ 교수가 동네를 못 왔다. 우리는 대학교수라면 최고의 학자들이라고 알고 있었는데 그렇게 비양심적인 줄 몰랐다.

조○○ 교수도 이 동네에 왔었나?

물론 왔었다. 역학조사를 하는 과정에서 마을 사람들 신체검사까지 했다. 조○○ 교수가 서울팀을 데려와서 길병원을 빌려서 했기 때문에 우리는 얼굴을 다 안다. 그때 우리 몸에 이상이 있는지 검사했다. 연구과정 때까지만 해도 소송으로는 안 갔으니까 그들이 연구하는 걸 봤다. 학생들을 보내서 물도 채취하고, 마을 주민들에게 신체검사도 시켜주고 했는데 왜 돌아섰는지 모르겠다. 우리가 고등법원의 조정에 갈음하는 판결에서 좀 유리했던 것은 백남원 교수님을 조재구 씨와 찾아갔었기 때문이다. 우리는 그 교수님이 '이게 아닌데' 하는 걸 알았다. 그래서 찾아가서 거기서 유리섬유가 나왔는지, 안 나왔는지 그것만 써달라고 했다. 그분은 조○○ 교수팀에서 연구를 하다가 중간에 빠졌더라. 뭔가 맘에 안 들었던 것 같다. 내막은 모르지만. 그런데 변호사가 그분의 증언을 받았으면 좋겠다고 해서 두 번을 찾아갔다. 처음에 가서는 못 만났고 두 번째 찾아갔는데 그 즉시는 안 써 주시더라. 그래서 우리가 "부탁합니다" 하고 왔는데 나중에 우편으로 왔다. 그분의 증언이 재판에 도움이 됐을 것이다.

백남원 교수의 의견서

유리섬유를 취급하는 공장에서 발생되는 유리섬유는 크기가 미세하여 육안으로 볼 수는 없으나 공기 중에 분산되어 인근지역의 물, 지표면 및 주택 안방까지 침투되었을 것으로 추정됩니다. 그러므로 인근 주민들은 하루 종일(24시간) 유리섬유에 노출되었을 가능성이 있습니다.

공장 근로자들에게 유리섬유의 영향이 발견되지 않았으니 주민들에게 유리섬유의 영향이 없을 것으로 판단하는 것은 잘못된 생각입니다. 유리섬유가 공장 안의 근로자들에게 미치는 영향과 인근지역 주민들에게 미칠 수 있는 영향은 차원이 다르기 때문입니다. 근로자들은 1일 8시간 작업하고 또한 유리섬유에 노출되었다는 사실을 알고 있으므로 이에 대한 예방 대책(호흡 보호구 사용 등)을 세울 수 있으나 인근 주민들은 유리섬유가 눈에 보이지 않으므로 무방비 상태에서 1일 24시간씩 장기간 노출되었을 가능성이 있으며 피해는 더욱 클 것으로 판단됩니다.

임현술 교수 등의 연구결과는 음용수를 통한 인근 주민의 유리섬유 노출의 영향을 밝힌 것으로서 그 의의가 크다고 판단됩니다.

1999년 3월 5일 서울대학교 보건대학원 교수 백남원

조○○ 교수가 고잔동 사건을 맡았을 때는 전문가적 눈이 없었다고 하던데.

그러니까 임현술 교수님은 물을 떠가서 그냥 따르면 안 나온다고 했잖나? 그래서 용기를 이렇게 긁으니까 거기에 붙어 있어 그것을 밝혀낸 거다. 그런데 조○○ 교수는 그렇게 하지 않았다.

한 번은 조○○ 교수가 우리 마을에 왔더라. 그래서 우리가 이럴 수가 있느냐고 따졌다. 당시 민면식 씨 집에 일반 현미경이 있어서 이때도 물을 떠다 이렇게 해보고 저때도 물 떠다 저렇게 해보고 하면 안 나올 때도 있었지만 나올 때가 많았다. 우리가 보면서 "저거 바늘 같지? 저거, 유리야, 유리." 했다. 일반 현미경에도 보였는데 그들의 현미경은 성능이 좋은 것일 텐데 왜 안보이나? 그래서 우리가 이렇게 해도 보이는데 어째 그럴 수가 있느냐? 돈 받고 일하면서 그렇게 하느냐? 그 돈은 우리가 준 것 아니냐? 왜냐하면 인천시에서 준 거니까. 거기서 얼마를 떼먹었냐고 심한 소리까지 했다.

그러니까 뭐라고 하던가?

우리가 뭐라고 하니까 말도 못하고 갔다. 자기네들은 했는데 안 나온다고 했다. 민면식 씨가 이렇게 해보자고 해도 안 먹힌 것으로 알고 있다. 아

무튼 연구원생들 보내서 물 검사하고 길병원 빌려서 건강검진 할 때만 해도 우리가 좋게 생각했다. 우리는 믿었다. 2차 발표 때 뒤집히는 것을 보고 우리들이 불신하기 시작했다. 조○○ 교수 온다니까 난리가 났었다. 진짜 우리가 무식하게 떠들어대니까 못 당하잖나.

임현술 교수는 이것에 상처가 많으시다.

가다가 좀 옆길이나 아닌 길로 가는 것을 보면 못 참으시는 거다. 인하대 교수가 임현술 교수님과 처음에 같이 왔는데 역학조사를 하면서 조○○ 교수팀에 붙었다. 다 임현술 교수님한테서 돌아섰으니 실망하고 힘이 빠지는 거다. 혼자서 저렇게 하시니까. 거기에 동국의대 정해관, 김지용 교수가 협조를 했다. 김지용 교수는 고등법원에 와서 한 번 증언해 주셨다(정해관 교수도 증언을 했다). 조○○ 교수는 증인으로 나오라고 했는데 안 왔다.

임현술 교수님이 어떤 때는 후회도 하셨다고 한다. 조사를 하는 과정에서 조○○ 교수는 역학비를 받았지만 임현술 교수님은 십 원도 없었잖나.

우리도 마찬가지였다. 인천지방법원에도 교수님이 오셨는데 우리는 교수님과 차 한 잔만 마셨다. 끝나고는 식사를 하자고 하니까 가야 한다고 했다. 변호사님과 찻집에 들어가 딱 차 한 잔 마신 것밖에 없다. 한 번도 식사 대접도 못해 보고 차비도 못 드리고 어떤 때는 비행기를 타고 오셨는데도 우리가 십 원 하나 드린 게 없다. 소송이 다 끝나고 행운의 열쇠 하나밖에 드린 게 없다. 임현술 교수님은 우리가 볼 때 당신의 열정을 다해서 소신껏 연구를 한 것이고 조○○ 교수팀은 하라고 하니까 형식적으로 한 것이 아닌가 생각한다. 임현술 교수님이 보는 방법까지 말씀을 해줬는데도 그렇게 안 했으니까.

지난 3월, 임현술 교수님이 전화를 하셨더라. 책을 내고 싶은데 도움을 달라고 하셨다. 세월이 너무 흘러 다 잊어버렸기 때문에 도움이 될 수 있을까 걱정을 했는데, 이야기하면 뭔가 생각나지 않을까 싶어서 해드리겠다고 했다. 교수님이 말씀하시면 해드려야 한다. 얼마나 고생을 하셨는데. 재판이 끝나고 자축행사에서 임현술 교수님께 한 말씀 하시라고 했더니 "이제는 나도 학생들에게 이렇게 가르친다, 솔직하면 나만 손해난다."고. 얼마나 속상했으면 저렇게 학생들에게 하실까, 너무 안타까웠다.(2014년)

▌인정받기 힘드니까 미쳐 정신병원에서 죽거나….

임현술(동국의대 교수)

* 고잔동 유리섬유 문제를 처음 조사하여 학계에 보고한 역학자. 환경부가 동국의대를 젖혀두고 서울대에 용역을 준 데다 유리섬유가 없다는 결론까지 내면서 처음의 연구 결과를 뒤집자 큰 심적 고통을 겪는다. 이후 자체적으로 재조사를 벌여 폐유리섬유에 활석이라는 물질이 포함되어 있고 그것이 지방종의 직접적인 원인이었음을 입증했다.

고잔동 사건을 이야기해 달라.

고잔동 사건이 있기 전에 승용차를 모는 사람에게 발생한 유리섬유의 건강 장해에 대해 발표한 적이 있다. 그것이 우리나라에서 유리섬유 문제를 다룬 최초의 사례였다.

그 문제를 해결하고 유리섬유에 대해 잊어가고 있는데 어느 날 유리섬유를 다루는 지역에서 사람들이 암을 앓고 있다는 텔레비전 보도를 보았다. 그때만 해도 국민의 건강을 위한다면 뭐든 열정적으로 할 때여서 그 지역이 포항이었다면 도와주고 싶었다. 그런데 포항이 아니라 인천의 고잔동이라는 곳이었는데 그럼에도 한번 가보고 싶었다. 집사람이 또 좀이 쑤신다고 하면서 놀렸다. 인천에 있는 아는 의사에게 전화를 했더니 4년 전부터 알고 있었다며 시큰둥해 했다.

가고 싶어도 가지 못하고 있는 사이, 때마침 동국대학교 총장 선거가 있어 서울에 올라가야 했다. 그래서 필동에 갔다가 고잔동 현장에 가보기로 했다. 그때 백남원 교수 밑에서 석사를 한 사람이 튜브를 50개 정도 가지고 갔다. 그는 내가 가자고 할 줄 알았단다.

그는 물만 뜨고 나는 그 지역 주민들한테 이야기를 들었다. 그 마을 사람들은 피부질환을 앓고 있었

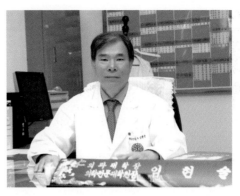

임현술 교수. 고잔동 유리섬유 문제를 처음 조사하여 학계에 보고하였다. 고잔동 사건은 임 교수에게 엄청난 고통을 안겼지만 학자로서 정상에 서게 한 계기이기도 했다.

는데 스카치테이프로 몸에 붙은 유리를 떼어내고 있다며 목욕하면 오히려 더 시원하다고 말했다. 나는 물속에 있는 유리섬유가 물에 녹아서 그런 것이라고 생각했다. 또 하나는 악성 암이 많다고 했다. 갈 때 설문지를 만들어 현장에서 설문조사를 실시했다.

주민들은 그 물이 옛날에는 아주 좋았고 미군들도 떠다가 먹었는데 근래에는 뜨러 오지 않는다고 했다. 또 물을 끓이면 건더기가 많이 생기는데 그게 유리섬유라고 생각한다고 말했다. 민영복 씨 집에 현미경이 있어서 그것으로 봤더니 뾰족뾰족한 것이 있었다. 물에 뭔가 많이 있었고 그것이 유리섬유인 것 같았다. 정해관 선생이 슬라이드를 보더니 길게 네모난 것이 유리섬유 같다고 했다.

그날 설문조사를 다 했다. 마을이 두 개 있는데 위쪽 마을 주민들은 최근 물이 나빠졌다면서 여기저기서 물을 길어오고 있었다. 그러면서 목욕을 하면 몸이 가렵다고 했다. 그걸 보고는 마시는 물이 최근에 오염되었을 것이라는 생각이 들었다.

그날 조사결과를 바탕으로 해서 산업의학회에 논문을 발표했는데 큰 반향을 일으켰다. 그 영향으로 국립환경연구원의 직원이 포항과 경주에까지 왔다. 또 평화의원에까지 가서 슬라이드를 봤다. 내가 평화의원에 주민 지방종 조직을 경주로 보내달라고 했는데 3개 조직을 보내줬다. 그것을 조사해서 김정란 교수가 유리섬유가 꽉 차 있다고 하였다. 슬라이드를 보기 전에 나는 유리섬유가 몸에 들어가 사람을 찌르면 거기에 지방 세포가 모이지 않겠느냐고 하면서 그것을 그림으로 그려 김정란 교수에게 보여줬더니 자신이 본 것과 똑같았다고 해서 확실하다고 생각하였다.

평화의원에서 보내준 조직 3개를 김정란 교수가 터치프린트 해서 유리섬유 같은 것을 봤는데 자기가 생전 처음 보는 것이라고 했다. 밑에 하얀게 가라앉아 있고 뭔가 반짝반짝하는데 그게 유리섬유 같다고 하였다. 그러므로 주민들의 피부, 호흡기질환은 너무 당연하고 지방종도 확실하며 악성 암의 경우 논란이 있을 것이라고 생각했다. 이를 가지고 산업의학회에서 발표하였다.

그 후 국립환경연구원에서 용역과제가 나왔는데 내 지도교수인 서울대 김정순 선생님이 지원서를 냈고 같은 서울대 조○○ 교수도 냈는데 조○○ 교수가 됐다고 했다. 아마 김정순 선생님은 나와의 관계 때문에 안됐을 것이고, 나도 내면 안 된다고 생각했다. 그렇지만 내가 최초로 한 것인데 남이 확인하는 식의 용역을 한다는 게 웃기는 일이라고 생각했다.

어쨌든 서울대 조○○ 교수팀이 역학조사를 시작했다. 그런데 어느 날, 처음에 나와 현장에 같이 갔었던 인하대 홍△△ 교수가 조○○ 교수팀에서 연구원으로 들어오라는 제안을 받았다고 했다. 나보고 어떻게 하면 되겠느냐고 해서 나는 잘 됐다고 격려를 해주었다.

서울대가 첫 자문위원 모임에 오라고 해서 갔다. 그 자리에서 나는 역학조사는 주변에서 도와주어야 한다며 지역 주민들에게 협조를 잘 하라고 당부했다. 속으로는 눈물을 흘렸다. '우리나라는 아직 그런 수준이니까, 영원히 노벨상을 못타고, 괜찮으면 서울대가 뺏어가니까.'

지역 주민이 사진을 찍었다면서 보여주니까 서울공대 교수가 유리섬유 같다고 했다.

그렇게 자문을 했는데 고작 5만 원을 주었다. 그래서 '내가 오는 것을 싫어하는구나' 하고 생각했다. 차비만 12만원을 들여서 경주에서 왔는데. 환경부의 용역은 회의를 하러 가면 차비를 안 준다. 그때 당시에는 그것을 몰랐다.

두 번째는 가지 않았는데 서울대팀에서 유리섬유가 안 보인다고 했다.

그래서 우리 동국의대 연구진도 지역 주민에게 물을 떠다 달라고 해서 조사했다.

그런데 정말 없었다. 나는 물에 녹았다고 생각했다. 또 벽에 붙어 있을 것 같았다. 나중에 김지용 교수가 페트병의 벽을 긁어내 유리섬유가 있음을 확인했다.

3차 자문회의에는 나만 갔다. 거기서 내가 이야기한 것은 헛소리였을 것이다. 유리섬유는 시간이 지나면 녹을 것 아니냐, 홍△△ 교수가 안 보인다면서 끓여서 봤더니 뭐가 많이 있더라고 했다. 아라고나이트로 실험을 하고 있다고 했다. 나는 물에 오래 있으면 빛날 수 있지 않느냐, 녹았을 수도 있는데 잘 조사해야 하지 않느냐, 깨끗한 물이었는데 응어리가 생겼다면 그것이 뭔지 알아봐야 하지 않느냐고 말했다. 그리고 백남원 교수한테 가서 배웠으면 좋겠다고 했다. 그러나 내 말을 듣지 않았다.

4차 자문회의도 갔다. 그즈음 지역 주민들이 지하수에서 기름이 나왔다고 이에 대하여 조사해야 한다고 주장하였다. 그 부분이 악성 암일지 모른다고 생각했다. 그런데 그때 유리섬유가 없다고 서울대가 악을 쓰는데 이럴 때 기름 이야기를 하면 유리섬유 문제가 희석되기 때문에 그것은 나중 문제라고 생각했다. 그리고 주민들이 그렇게 원하는데 서울대는 왜 수질검사를 안 하나? 수질검사만 해도 오염을 알 수 있는데. 용역을 받으면 기본적인 것을 해야 하는데 왜 안 하는지 이상했다. 기름은 내가 잘못 말하면 이상하게 될 것이라고 생각하여 이야기하지 않았다. 이것저것 이야기하는 것은 아무것도 밝혀내지 못할 가능성이 높다. 기름은 악성 종양(암)과 관련이 있어 양성 종양이 해결된 후 언급할 수 있다고 생각하였다. 그런데 유리섬유도 보이지 않았다고 하는데 악성 종양 이야기를 할 수가 없었다.

수질검사는 너무 당연한 것인데 그것을 서울대가 빠뜨리는 게 문제지, 내가 하라 마라 하면 이상하지 않은가? 알아서 할 것이라고 생각하였다.

나는 서울대가 물과 조직에 폐유리섬유가 없다고, 아무 피해가 없다는 식으로 갈 줄은 몰랐다. 학자는 모든 것을 완벽하게 조사하여 설명할 수 있어야 하지 않는가?

빨리 결론을 내라고 환경연구원이 서울대에 닦달을 했다고 한다. 그런데 어느 날인가 중앙환경분쟁조정위원회에서 오라고 해서 갔다. 그 전에 지역 주민들이 중앙환경분쟁조정위원회에 환경피해에 대해 보상을 해달라고 재정신청을 했는데, 그것을 심의하는 자리였다. 내가 거기 가기 전에 슬라이드를 비추는 환등기가 있느냐고 물었더니 있다고 했다. 그래서 안 가져갔다(포항에서 환등기를 들고 서울까지 올라올 생각을 하니 보통 일이 아니었다). 가서 보니 환경부 분쟁평가위원회에서는 내가 가져간 슬라이드를 보지도 않았고, 환등기도 없었고, 보자는 소리도 없었다. 저 사람들은 같은 학자인데 일단 보고 나서 이야기해야 하는 것 아닌가? 본 다음에 아니라고 하면 되지 않나? 그런데 왜 보자는 소리를 안 하나? 자문이라는 게 정말 쓰잘데기 없구나 하는 생각이 들었다. 그중 한 선배는 자기 부부도 지방종이 있다며, 그 흔한 지방종 가지고 그런다며 비웃었다.

나중에 그 심의 결과를 보니 피해 사실은 인정되지 않고 정신적인 위자료만 지불했더라.

결과가 너무 허무하게 끝나서 우리팀 교수들에게 다시 점검해보자고 이야기했다. 현미경을 볼 수 있는 정해관, 김지용 선생이 존스 홉킨스 대학 사람을 만나서 봤는데 거기서도 빛나는 것이 있다고 했다. 분명 옛날 것은 있다고 했다. 이 모든 것을 해결하려면 유리섬유가 벽에 붙어 있을 수 있다는 사실을 확인해야 했다. 4차 회의가 끝난 후 김지용 선생이 벽면에 유리섬유가 붙어 있다고 가져왔다.

그래서 다시 현장에 가자고 해서 네 명이 갔다. 우리는 네 명이 있어야 한다. 정해관 선생은 나를 도와 역학조사를 하고 김지용 선생은 현미경으로 유리섬유를 보고, 김정란 교수는 조직에서 유리섬유를 보았다. 김 교수는 나중에 물에서 보는 것도 익숙해져서 물속에 유리섬유만이 아니라 활석(탈크)까지 들어있다는 것을 알았다. 그래서 다시 김지용 선생이 논문을 발표했다.

정신적인 위자료만 지불하자 지역 주민들이 소송을 제기했는데 1차 소송에서 패소하였다. 이는 서울대의 결과를 인정했기 때문이었다. 너무 기가 막혔지만 주민들은 힘이 들어서 항소를 안 한다고 했다가 나를 생각해서 항소를 했다. 그때 정해관, 김지용 교수가 법정에서 증언을 했다.

2차 소송은 서류 마감시한을 하루 넘긴 61일째 접수시켜 판사가 조정 합의로 이끌었다. 정식 판결을 안 받은 것이다. 그러나 우리의 결과를 인정한 셈이다. 판결을 받으려면 늦게 서류를 제출한 주민 대표와 다른 주민들 간에 소송을 벌이며 싸워야 하니까 더 이상 나갈 수가 없었다.

2차에 이기고 주민들이 우리를 초대해서 갔더니 인천환경운동연합이 호프집을 여는 것이었다. 최열 환경운동연합 이사장과 인하대 홍○○ 교수(인천환경운동연합 고문)가 왔는데 거기서 어떤 사람(인천환경운동연합 간사)이 자기가 날짜를 잘못 계산했다며 60일째 되는 날이 일요일이어서 그 다음날 월요일 서류를 제출해도 되는 줄 알고 마을 주민들에게 그렇게 자문을 해줬다고 하더라. 그 이야기를 듣는데 '그럴 수도 있지' 하면서 겉으로는 웃었지만 속으로는 얼마나 화가 났는지 모른다.

무엇이든 처음 하는 사람은 인정을 받기 힘든 법. 그러므로 미쳐서 정신병원에서 죽든지, 아니면 행려병자로 죽든지 한다. 때문에 잊어버리는 것이 결국 이기는 것이라고 알고는 있었지만 그럼에도 잊을 수가 없었다.

그러면서 우리팀은 정밀한 조사를 위해 현미경을 보자고 했다. 정해관 선생이 투과전자 현미경을 볼 수 있는 곳을 알아냈다. 그래서 일본에서 본 것이다. 그리고 국내에서는 포스코와 수원 현대연구소에서 주사전자 현미경을 봤다.

예방의학회 학술대회에서 우리는 봤다고 하고 서울대는 아무것도 없다는 식으로 같은 날 동시에 발표했다. 그것이 신문에 나가니까 환경부에서 모임을 하자고 해서 우리는 네 명이 갔다. 서울대는 조○○ 교수, 조교로 예방의학 전공의로 있던 주○○, 포항공대 사람, 해양대 사람, 서울대 병리학과 교수가 왔다. 인하대 홍△△ 교수는 안 왔는데 이상하게 알 만한 사람은 안 오더라.

거기에 온 사람들은 우리의 발표를 보고 바쁘다고 다 나가버렸다. 우리는 상대편 공대 교수한테 유리섬유 제조공정에서 탈크가 사용되느냐고 묻기도 했다. 그랬더니 그렇다고 확인해 주었다. 그 뒤 서울대 병리학교실에서 동국의대 것에는 이물질이 있다고 확인했다. 해양에서 물을 본 사람은 조○○ 교수와 동기였는데 그는 못 봤다고 했다.

우리가 물을 나중에 봤느냐고 했더니 1주일 뒤 조사했다고 했다. 그래서 벽에 붙어있을 거라고 했는데 실제 그것은 그 사람이 답변할 수 있는 문제가 아니었다.

경주에서 환경부가 있는 과천까지 네 명이 갔는데 자문비도 안 주었다.

그 자리에서 우리는 공청회를 하자고 제안을 했는데 환경부 사람이 한숨을 쉬면서 왔다 갔다 하더니 공청회는 절대 안 된다며, 못하겠다고 했다.

국가에서 왜 공청회를 안 하나? 하도 안 하겠다고 나오니까, 그렇다면 서울대에 가서 다시 한 번 보자고 합의를 했다. 그리고 서울대에 주사전자 현미경을 보러 김지용 선생이 혼자 갔다. 그러나 현미경을 보는 시간이 1시간에 불과해 확인할 수 없었다고 한다.

내가 예방의학회지에 논문을 냈는데 끝내 답변이 없었다. 당시 편집위원장이 조○○ 교수였다. 그런데 다른 사람이 조○○ 교수가 논문 하나를 처리하지 않고 있다고 지적하자 예방의학회지의 편집 점수가 나빠질 우려가 있어 그때서야 우리한테 보냈다고 한다. 그 소리를 듣자 '조○○ 교수가 우리 논문을 뭉개고 있었구나' 하는 생각이 퍼뜩 들었다. 그래서 예방의학회지가 아닌 역학회지에 내게 되었다.

맨 처음에 그것을 학계에 보고한 선생님이 왜 용역에서 배제가 되나? 정부용역이란 그런 것인가?

그렇다. 객관적으로 한다는 뜻이다. 나도 참아내야 한다고 생각했다. 내가 남의 것을 해도 그럴 수 있으니까.

지금도 최초 보고자는 배제되고 제3자에게 넘어가나?

대개 그런 식이다. 논란이 되는 경우나 보상 문제가 결부되어 있으면 지금도 다른 사람이 맡는 경우가 많다.

조○○ 교수팀이 그것을 맡은 것은 처음부터 큰 문제가 없었다는 말인가?

조금 논란거리는 될 수 있을지 모르나 객관성을 위해서 그렇게 했다고 하면 할 말이 없다.

팀이 구성되었을 때 선생님이 팀의 일원으로 들어갈 수는 없었나?

조○○ 교수가 넣으려고 했는데 환경부에서 빼라고 했는지, 아니면 조○○ 교수가 넣지 않겠다고 했는지 모른다. 그런데 나에게 그런 문제가 발생했다 해도 굉장히 어려웠을 것이다. 예를 들면 나도 똑같은 경험이 있다. 내가 캠프캐럴 역학조사를 했는데, 그것을 사전에 주장한 대학교수가 있었다. 그런데 그 사람한테 절대 주지 않는다. 그러니까 용역을 내어 내가 역학조사를 했다. 그때는 지역 주민들이 조직되어 있어, 자기들이 추천하는 의사를 하나 넣어야 한다고 해서 사전에 주장한 대학교수가 연구원에 포함되었다.

서울대는 자기 식으로 조사를 해서 결론이 났고 별문제가 없다고 생각하는데 선생님이 딴지를 걸고 있다고 생각하나?

그럴지도 모른다. 조○○ 교수의 모습을 보면서 나도 서울대 교수였다면 저렇게 되었겠구나 하는 생각을 했다. 그러니까 그는 훌륭한 교수였고 학부성적도 좋았고 집안도 괜찮고 프라이드도 강하니까 나한테 진다는 것은 상상도 할 수 없었을 것이다. 또 성실하다. 윤덕로 교수 밑에서 연탄가스를 연구했는데, 스승의 치다꺼리를 하면서 살았다. 실제 자기가 하고 싶었던 분야는 환경과 직업이었다. 그런데 한번도 필드를 경험하지 못했다.

그리고 당시엔 물에서 유리섬유를 볼 수 있는 사람이 우리나라에 없었다. 해양 전문가가 서울대팀에 포함되어 있었지만 할 수 있는 사람이 아니었다. 없으니까 어쩔 수 없었다. 한국에선 백남원 교수밖에 없었는데 그는 또 내 편이 되어있으니 넣을 수가 없었다. 그래서 자신의 고등학교 친구를 넣었다. 서울대팀에 참여했던 병리학자도 우리 것에는 유리섬유가 있다고 했다.

늘 조교들이 물을 뜨러 왔다고 하던데?
당연히 그랬을 것이다.

유리섬유가 처음에는 보이다가 나중에는 안 보이나?
처음에는 벽에 안 붙는 용기에 뜬 것이고, 뒤에는 페트병에 물을 받았기 때문이다. 유리섬유는 페트병 벽면에 붙는 성질이 있다.

마을 사람들은 벽에 붙은 것은 물에 기름이 섞였기 때문이라고 하던데?

그럼 다른 용기에도 붙어야 하는데 안 붙었다. 이미 외국에서 페트병에 물을 받으면 붙으니까 잘 조사해야 한다고 나와 있더라. 벽에 붙은 것을 템(투과전자 현미경, TEM)과 셈(주사전자 현미경, SEM)을 통해 봤는데 템을 통해서나 셈을 통해서 볼 수 있는 사람이 없었다.

지금은 어떤가?

지금은 국내에서도 투과전자 현미경을 통해 섬유상 물질을 보는 사람이 있다. 몇 군데 있을 것이다. 일본에 가서 배워서 본다. 서울대가 왜 그렇게 될 수밖에 없었느냐 하면, 뭔가 문제가 있다고 해서 서울대가 현장에 가겠나? 가만히 앉아 있어도 되는데. 나는 국내에서 현장조사를 많이 한 김정순 선생님 밑에서 배웠기 때문에 현장에 가서 하는 방법에 익숙하다.

김정순 교수도 같은 서울대인데 왜 다른가?

그분은 미국에서 역학을 배웠다. 미국은 현장 중심이어서 현장에 가는 건 당연하다. 그런데 한국에서는 현장에 잘 가지 않는다.

조○○ 교수는 국내파인가?

해외에서 학위를 안했다.

조○○ 교수와 선생님은 연배가 비슷한가?

나보다 4, 5년 정도 선배다.

조○○ 교수가 선생님에 대해 잘 알고 있었나?

역학 쪽에서 어떤 일을 하는 사람인 줄은 알고 있었을 것이다. 대한예방의학회 이사장을 역임하고 그랬으니까. 그러니까 고잔동 건은 조○○ 교수 자신도 내 조사를 믿을 만하다고 생각했을 거다. 자신도 관계가 있을 것이라고 생각하는데 같이 참여한 전문가들이 물에도 없다고 하고, 조직에도 없다고 하니까 어떻게 하겠나?

그때 적어도 역학을 하는 사람이라고 하면 '왜 없다고 할까? 그럼 어떻게 해야 할까?'를 생각해야 하는데 이 사람은 자신이 전공한 것만 관여하고 나머지는 관여하지 않았던 것이다. 다른 전문가한테서 답이 오기만 기다린다. 그게 그쪽을 존중해주는 것이고 또 학문의 전문성을 인정하는 것이라 생각한다. 그러면 안 보인다. 역학을 하는 사람은 이쪽저쪽 얼개를 맞추어야 모두 논리적으로 통하게 된다.

보통 내가 일을 할 때면 대개 임상의가 시비를 걸어온다. 그 사람들도 다 정해진 일만 하려고 한다. 그래서 전문가라고 하는 사람들은 자기가 아는 것만 이야기한다. 더 이상 이야기하지 않는다. 그럼 실수가 나지 않는다. 그런데 나는 마구 이야기한다. 그래서 실수가 따르기도 한다. 뭐 하나가 있으면 100퍼센트 중에 10~20퍼센트가 틀릴 수 있다. 그 틀린 것을 맞춰가는 게 역학이라고 생각한다. 또 그렇게 배웠다. 앞뒤를 맞추려면 어마어마하게 틀려있는 것을 설명할 수 있어야 한다. 그런데 배운 바가 없다면 불가능하다. 솔직히 말해서 조교일 때 배운 것은 살아있지만 교수가 되어서는 새로 공부할 수도 없고, 결국에는 죽어있는 학문을 하고 있는 것이다. 대부분 다 그런 식일 것이다.

조○○ 교수가 용역팀에서 하는 역할은 무엇이었나?

나처럼 컨트롤 하는 것이다. 연구는 다른 교수와 조교가 하고 나머지는 나온 결과를 듣고 판단하는 거다.

원래 정부용역이라는 게 그렇게 하는 것인가?

현장에 가서 직접 하는 사람은 드물다.

(중략) 그럼에도 현장에서 거의 답이 나오는 것 같다.

대부분의 답이 현장에 있는데 한국에서는 그게 무시되고 있다.

지금도 그런가?

지금도 그렇게 현장 중심으로 하는 게 쉽지 않다. 하는 사람들이 다 처음이니까.

고잔동 사건이 역학이나 환경의학 분야에 끼친 영향은 무엇인가?

지방종이나 지방세포가 흔히 나쁘다고만 알고 있다. 그러나 뭔가 기능을 한다는 것을 알면 언젠가 센세이션을 일으킬 수도 있다. 지방종 자체는 별 것 아니다. 그런데 이런 식의 사건이 물려 있었다는 것은 환경의학에서는 정말 대단한 것이다. 한국의 역학분야에 어마어마한 발전을 가져온 것이다. 우선 투과전자 현미경과 주사전자 현미경으로 섬유상 물질을 관찰하고 숫자를 셀 줄 알게 되었다. 포항공대에서 뭐라고 했느냐면 자기들은 주사전자 현미경을 사용하긴 하는데 물이나 조직에서 섬유상 물질을 본 적은 없다고 했다.

이 사건 때문에 어쩔 수 없이 하게 된 것이다. 그래서 테크닉으로 발전했고 지금은 석면을 볼 때도 투과전자 현미경과 주사전자 현미경으로 관찰한다. 과거 위상차 현미경과 편광 현미경으로 판단하던 것을 전자 현미경을 이용한 성분 분석까지 하여야 하므로 더욱 정확해진다. 이와 같이 세상은 발전해간다.

그 사건 자체보다 그 사건으로 인한 영향이 더 중요한 것 같다.
학문적으로 토론거리가 있다는 것 자체가 의미가 있는 것이다.

선생님께서도 헛일을 하신 것은 아니시다.
나는 지역 주민에게 도움을 주었다. 변호사한테 내가 편지를 썼는데, 돈 때문에 서로 싸워서 꼴불견 되는 건 싫다고 했다. 일 원 한 푼 받겠다는 소리를 한 적도 없고 우리가 얼마 들였는지 일체 이야기하지 않았다. 몇 천만 원 이상 들어갔는데 다 내 월급으로 충당한 것이다. 서울대는 1억5천만 원짜리 특급 연구이고, 다른 하나는 제로에서 자기 돈을 들여가며 투과전자 현미경과 주사전자 현미경으로 관찰하는 식의 외로운 사투였다.

고잔동 사건은 선생님이 한 역학조사 중에서 제일 기억에 남는 사건인가?
논란이 있으니까 당연히 기억에 남는다.

조○○ 교수가 동국의대의 결과를 받아들였으면 쉽게 넘어갈 수 있었을 것 같은데.

물에서만 봤더라도 좋았을 텐데, 당시에 우리나라에선 물에서 섬유상 물질을 볼 수 있는 사람이 없었다. 자기 연구원을 데려와 우리 슬라이드를 보게끔 했으면 좋았을 텐데, 그렇게 안 한 것이다.

한 번 역학적인 것 때문에 조○○ 교수가 나한테 왔었다. 그래서 내가 논문 초안을 다 줬다. 그런데 경주에 가서 조직을 보자는 이야기는 안 하더라. 그것은 그나 나나 할 수가 없었다. 병리학자가 봐야 하는 거니까. 나도 물어보는 것만 무뚝뚝하게 전문가적 지식으로 얘기하는 선에 머물 수밖에 없었다.

왜 그랬나?

조금이라도 말을 실수해서는 안 되니까. 그리고 내가 뭐 하자고 하는데 그쪽에서 거절하면 무안한 일이다. 마치 내가 관여하는 것 같잖나. 나도 객관성을 유지하고 조금이라도 틀리지 않으려고 제한적으로 이야기할 수밖에 없었다.

선생님과 같이 작업했던 다른 세 분에게 서운한 감정은 없었나.

그런 부분이 당시에 있었을지는 몰라도 그렇지 않다. 이 사건이 7년을 끌었다. 그들도 대학교수다. 나보다 나이가 어린데 7년간 이 소용돌이 속에 있어야 하는 것에 얼마나 스트레스를 받았겠나. 그들이 나에게 야속한 면이 더 많았을 것이다. 용역도 안 되었고 실비도 안 되는 것으로 일을 해주었다. 그래도 그때 행복했던 것은 우리 대학에서만은 슬라이드를 많이 봐 내가 올바르다는 것을 믿어주었다는 것이다.

지금은 다 떠났나?

김정란 교수는 지금도 동국의대에 같이 있다. 병리학교실에. 그러나 정해관 교수는 성균관의대 사회의학교실의 주임교수로 가 있고, 김지용 교수는 결혼을 해서 서울에 있어야 한다고 해서 동국대 분당한방병원에서 10년 이상 있다가 현재 강북삼성병원 삼성물산부속의원 원장으로 있다. 나와 정해관, 김지용 교수는 예방의학 전문의, 산업의학 전문의를 다 가지고 있다. 가정의학 전문의로. 가정의학전문과 예방의학 전문, 직업의학 전문 세 가지를 가지고 있었다.

그 물에서 활석이 발견된 것이 굉장히 중요한 의미를 가지는 것 같다.

그렇게 되어버렸다. 유리섬유와 활석인데 유리섬유는 언젠가는 녹는다. 언젠가는. 활석은 자연산이어서 없어지는데 무지막지한 시간이 걸린다.

이제는 고잔동 사건에 대해 개인적인 상처가 많이 씻기셨나?

많이 씻겼다. 힘들면 조○○ 교수가 더 힘들어야 마땅한데 내가 왜 더 힘들어야 하나 하면서 스스로 바꾸기 위해 노력했다. 의도적으로 잊기 위해 부단히 노력했다. 고통스러울 때도 있었는데 그것을 기억할수록 나만 손해인 것 같았다. 그래서 초연해지고자 했는데 안 되는 면도 있었다. 일상적으로 이야기를 꺼내지는 않지만 발표해 달라고 하면 언제든 할 수 있다.

지금도 선생님께 발표 요청을 하나?

옛날 환경성 질환 중에서 이렇게 명확한 게 별로 없기 때문이다.

그런가? 우리 일반인 눈으로는 저기에 기름탱크가 있었고, 유리섬유를 생산했으니까 그 물을 마시면 당연히 피해가 있을 것 같은데 그걸 왜 입증해야 하나? 그리고 왜 그것을 아니라고 하나? 저절로 심증이 가는데 그걸 밝혀내 인정받기가 그렇게 힘든가?

그렇다. 그렇게 어렵다. 국가가 증명하려고 했으면 자기들도 볼 줄 알아야 한다. 국립환경연구원이 연구소인데 자기들도 물에서 봐야 한다. 고잔동 사건도 '그들이 물을 떠가서 보지 않았을까' 하는 생각이 들더라.

환경부는 환경성 질환을 인정하지 않으려고 노력했다.

(중략) 그런데 과학으로 검증을 해서 논란을 잠재우는 것 아닌가? 과학이 아니면 잠재워지지도 않잖나?

결국 국가에서 잘해야 한다. 미국 사람들은 이런 사실을 어떻게 알아내는지 탐문한 것이 내 글 「미국 역학조사」였다(이것이 책 『유리섬유 폐기물에서 조류인플루엔자까지』로 발간되었다.). 나는 미국이 어떻게 알아냈나를 많이 조사했는데 나중에 보니 '미국 사람들이 했던 방식을 내가 주로 썼구나' 하는 걸 알겠더라. 책에는 없는 방식을. 그리고 어째서 내가 그 방법을 썼을까 생각했더니 '아, 김정순 선생님께 배워서였겠구나.'라는 데 결론이 미쳤다. 그런데 그걸 솔직히 인정하고 싶지 않더라. 인간이란 다 그런 것이다.

필드에서의 경험은 가치 있는 일이다. 그래서 내가 감염병을 조사하면 정부에서 그냥 믿어줬다. 그것은 논란거리가 없으니까. 보상하거나 그런

게 없고 허점을 고치면 되니까. 내 경험 중에서 감염병은 더 재미있는 게 많다. 그것을 쓰고 싶고 언젠가 쓸 것이다.

결과적으로 선생님은 인생에서 역전의 드라마를 쓰셨다. 대단한 성취를 이루셨다.

내가 찾는 크고 작은 현장들은 내 기록의 보고이자, 원천이 돼주었다. 살아 숨 쉬는 생명의 숲과도 같은…. 만약 내가 서울대 교수가 되었으면 어떻게 해나갔을까? 어쩌면 제2의 조○○ 교수가 되어 있을지도 모른다. 서울대 교수라는 사실 하나만으로도 무조건 대접받는 세상인데 뭐가 아쉽다고 맨발로 사막을 누비고 다니겠나? 적당히 안주한 채 그냥 있어도 쏠쏠한 재미의 프로젝트들이 나를 수시로 노크할 텐데….

그런데 동국의대에 적을 두고 있는 현실의 나는 다르다. 현장을 휘젓고 다니며 먹잇감을 찾아 나서지 않으면 누가 나를, 나의 존재를 알기나 하겠는가? 나는 야전 전사처럼 나를 필요로 하는 현장들을 누비고 다녔는데 참으로 신기한 건 내가 세운 가설들이 마치 기다렸다는 듯이 응답해 현장에서 딱딱 들어맞는 짜릿한 기쁨을 가끔씩 내게 안겨주었다는 사실이다. 이러한 현상은 때론 더 큰 성취감으로 나를 일으켜 세우곤 했다.

하늘은 어느 누구에게나 두 가지를 주지 않나 보다. A를 주면 B를 안 주고, B를 주면 A를 안 주는 식의 절묘한 순리. 나는 시간이 지나면서 긍정적으로 생각을 바꾸기 시작했다. '지금 이대로를 사랑하자. 서울이 아닌 지방에서 살아가는 나를 보듬어주자.'

만약 내가 서울에 있었다면 어떻게 살아갔을까? 바쁘게 휘몰아치며 살아가는 지금보다 훨씬 바쁜 나…. 상상이 잘 가질 않는다. 그러나 분명한 건, 역학자로서 지금의 나보다 더 큰 성취감이나 만족은 없었을 것이라는 사실이다. 국민들 편에 서서 내가 할 수 있는 일들을 차곡차곡 이루어 나간, 지금의 이러한 자각은 어쩌면 뒤지지 않겠다는 일념이 가져다 준 내 의지의 산물인지도 모른다. 나는 결국 지방에 위치한 한계를 멋지게 극복해냄으로써 국민들에게 미력하나마 도움을 줄 수 있었다고 자부한다. 부지런히 서울을 오가느라고 몸은 좀 고생했지만 말이다.

결과적인 이야기이지만 이게 올바른 선택이 아니었을까 하는 생각이 든다. 내가 의대에 다니던 70~80년대는 지방으로 내려가야 한다고 생각하는 순수한 목소리가 많았다. 서울에만 의사가 집중되어 있으니까, 누구든 지방에 내려가 군·면 단위에 가서 봉사하는 의사가 되는 게 필요하다면서 수도 없이 열띤 토론을 하곤 했다. 그래서인지 나는 지방에 내려가는 걸 두려워하지 않았다. 그런데 그 당시 그렇게 주장하던 사람들은 다 어디로 갔을까? 말할 것도 없이 대부분 수도권에서 살아가고 있다. 사람 대접을 제대로 받기 위한 어쩔 수 없는 타협이었으리라.

수도권 편중현상은 비단 의사들만의 문제는 아니다. 심지어 시민단체까지 서울에 있어야만 큰 목소리를 낼 수 있다. 씁쓸하지만 엄연한 현실이다. 제대로 된 시민단체라면 굳이 서울만을 고집할 필요는 없다. 사회전체가 자기밖에 모른다. 나도 예외일 수 없다. 지방대에 적을 두고 살아가는 현실 외에 그 어떤 손해도 내키지 않는 게 솔직한 내 마음이지만, 분명한 것은 두 가지가 모두 이루어지지는 않는다는 사실이다.

세상일은 기가 막힌 것이다. 두세 가지를 모두 얻으려는 순간에 다 뺏기고야 만다. 욕망이란 컨트롤 키를 잡고, 적당한 선에서 멈추어야 한다. 마음을 비운 만큼 행복지수는 올라간다고 하지 않나. 적당한 선에서 만족해야 한다는 생각이 들었다. 긍정모드로 바꾸어야만 하는 건 선택이 아닌 필연처럼 여겨졌다. 나는 긍정의 힘을 믿는다. 선천적인 긍정의 소유자가 부럽다. 언제나 허허 웃으면서 사는 누군가가 되고 싶다.

나는 나이가 어느 정도 있는 사람이 자기는 행하지 않으면서 문제점만 지적하는 것은 죄악이라고 생각한다. 어리면 모르지만 나이가 들었을 때는 다르다. 나잇값을 해야 한다, 예를 들어 지방에 의사가 적어 문제가 된다면 지방으로 가는 솔선수범을 보이면서 말하는 건 옳지만, 입으로만 지껄이는 건 위선에 불과하다.

나는 여러 번 죽고 싶었다. 하지만, 죽고 싶었던 그만큼 살기위해 몸부림쳤다. 안간힘을 다해 내 의식구조를 뜯어고치려 했다. 나는 지방에 있는 사람이라는 현실을 기꺼이 받아들이고자 했다. 그래야만 살 수 있었으니까.

서울대 출신으로 내 나이에 기초의학을 하며, 지방에 있는 사람은 드물다. 이건 어쩌면 매우 큰 상징적 의미를 던져주는 사실인데 아무튼, 나는 지방에 내려가기로 했고, 산업현장이 있는 포항을 택했다. 포항에서 내가 맞닥뜨린 것은 실망 투성이었다. 그래서 두 달간 욕만 하고 있었다. 하지만 현실은 조금도 바뀌지 않았으며 바뀔 수 있는 건 아무것도 없었다. '절이 싫으면 중이 떠나야지. 그렇다면 내가 떠나야 하나….' 내 스스로에게 정답을 묻는 이 물음은 결국, 긍정에 기대어 일에 몰입하라는 명령으로 나를 살찌우게 했다(2014년).

■ 모양은 엉성했지만 그래도 팔찌는 됐다

김정란(동국의대 교수)

* 병리학자로 그리고 병리의사로 환자의 몸속에 폐유리섬유가 있는 것을 확인했다. 한 주민의 지방종에서 다량의 유리섬유를 관찰한 것을 계기로 고잔동 사건에 본격적으로 참여하기 시작했다. 최종적으로 이 이물질은 유리섬유 이외에 활석섬유가 포함되어 있었고 이것이 지방종을 일으켰다는 사실을 밝혀냈다.

고잔동 사건에 대해 이야기해 달라.

어쩌면 내가 이 논란의 중심점이었을지도 모른다. 조직 내 이물질이 있다는 것은 아무도 부인할 수 없는 일이니까. 이 사건 전까지 나는 유리섬유에 대한 지식이 없었다. 임현술, 정해관 교수가 환자 조직검체를 몇 개 가져왔다. 고잔동 주민의 피하에 결절이 있는 것을 그 지역 의원(평화의원)에서 제거한 것인데 처음에 3개를 가져왔다. 그 뒤에 더 가져왔지만….

그중 한 사람의 검체에서 유리섬유 수치가 조직 1g당 4억 개 이상이 나왔다. 가져온 조직으로 유리슬라이드를 만들어 현미경으로 보는데 유리섬유가 보였다. 그때는 이것이 모두 유리섬유인 줄 알았다. 유리섬유는 조직 내에서 이물질이다. 조직이 우리 과로 접수되면 우선 조직을 육안으로 관찰하고 슬라이드를 만들어 현미경으로 본다. 이물질을 편광 현미경으로 보면 결정은 반짝반짝 하얗게 보인다. 그게 바로 유리섬유였으면 이런 사건은 없었을 것이다. 유리섬유에 노출된 환자의 조직에서 편광에 이중굴절을 보이는 이물질이 나타나니까, 우리는 저게 유리섬유구나 했다.

실제로 크리스털 유리는 편광 하에서 이렇게 이중굴절을 보인다. "와, 이렇게 바글바글 나오는구나. 유리섬유가 저렇게 많이 들어있구나."했다. 조직을 잘라서 단면을 유리슬라이드에 밀착도말을 했는데, 자를 때 이미 서걱서걱 유리가 잘리는 느낌이 있었다. "유리가 조직 내에 있고, 저것도 유리, 저것도 유리, 유리, 유리, 유리…."했다.

"아, 맞아. 유리섬유구나" 했다.

그래도 혼자 결정하는 것이 부담이 되어

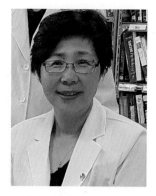

김정란 교수. 병리학자이자 의사로 고잔동 주민의 지방종에서 다량의 이물질이 들어 있음을 확인했고, 최종적으로 그것이 유리섬유와 활석임을 밝혀냈다.

같이 트레이닝을 받았던 서울대 동문 병리의사들과 조직 슬라이드를 돌려서 봤다. "와, 대단하다. 유리가 이렇게 보이는구나." 하면서 다들 감탄했다. 실제는 우리가 모두 유리섬유에 관해서는 무지했던 것이다. 우리는 유리섬유를 봤다고 완전히 믿었다.

그렇게 하고 얼마 안 되어 문제의 역학조사를 하게 되었다. 환경부에서 용역을 발주한 것이다. 그런데 용역에서 우리 동국의대는 빠지고 없었다. 서울에 있는 대학을 대상으로 공고를 했다고 하는데, 실제로는 미리 정보를 알고 있는 곳만 그 시간에 맞추어 낼 수 있도록(의도했든 아니든 간에) 공고기간이 아주 짧았다고 한다. 나는 이런 식의 일 처리방식(담합)이 세월호 사건 등이 발생할 수 있는 환경이라는 생각이 자꾸 든다.

그리고 서울대 조○○ 교수팀에게 용역이 돌아갔다. 조○○ 교수가 연구비를 많이 받아 우리나라 최고의 연구진으로 팀을 구성했다. 그런 것을 보면 동국의대가 빠지는 게 어쩌면 당연했을지도 모른다. 그래도 우리가 섭섭한 것은 우리 쪽에서 문제를 제기한 것인데 뭔가 일정부분 어떤 역할을 담당했어야 하는 게 아닌가? 임현술 교수는 특히 그렇게 생각했을 것이다. 나는 딱 한 번 그들의 모임에 간 적이 있다. 조〇〇 교수팀에서 이렇게 하겠다는 계획을 발표할 때 들으러 갔다. 그때만 해도, 특히 임현술 교수는 "우리는 논문 발표한 것으로 끝이야. 조직에서 유리섬유가 나왔어, 우리는 이제 끝. 연구비를 받은 사람들이 잘 해서 좋은 결과를 내주길 바래." 했다.

그런데 시간이 지나고 서울대의 발표를 보니 결과가 이상한 거였다. 그 서울대팀에는 나와 서울대에서 트레이닝을 같이 받았고 우리의 검체 슬라이드도 보았던 병리학자가 있었는데 그쪽 조직검체에는 유리섬유가 없다는 거였다. 그는 "지방종 발생이 유리섬유와 관련이 있겠다."며 흥미를 느껴 그 팀에 들어간 것이었는데…. 병리학자들은 대부분 종양의 발생 원인에 흥미가 많다. 기대가 컸을 텐데…. 거기다가 그 팀은 물을 관찰했는데 그곳에서도 안 보인다는 거였다. 환자에게서 절제해온 조직에도 없었다. 결국 서울대팀에서는 아무도 유리섬유를 보지 못했다. 물에도 없고, 조직에도 없고, 하면서 유리섬유가 없는 것으로 끝나가고 있었다. "이번 사건은 유리섬유와 관계가 없는 거야."하면서 동국의대의 해프닝으로 치부하는 분위기였다.

그럴 때마다 임현술 교수는 "유리섬유가 있었는데…."하면서 나에게 기대를 걸 수밖에 없었다. 자신이 의심이 들 때마다 나한테 "유리섬유가 있는 게 맞느냐?"고 확인을 하곤 했다. 난 확실하게 있다고 말할 수밖에….

그렇게 되자 임현술 교수는 비록 용역은 서울대에 빼앗겼지만, 저것을 우리가 마무리 지어야 한다고 생각했다. 그래서 우리한테 고잔동 현장에 가자고 했다. 나나 김지용 교수는 현장 타입이 아니다. 우리는 자료가 오면 그것을 가지고 연구실에서 실험을 하는 그런 사람들이다. 우리의 일

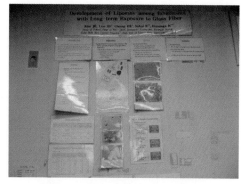

김정란 교수 연구실 벽에는 20년이 지난 지금도 고잔동 폐유리섬유 관련 자료가 붙어있다. 고잔동 사건의 의미를 압축하고 있는 장면이라 할 수 있다.

자체가 그렇다. 나는 생전 이 경주에서 바깥도 잘 안 나가는 사람이다. 그리고 병리조직을 주로 보는데, 물은 물론 유리섬유도 본 적이 없다.

임현술 교수의 요청에 따라 우리는 현미경을 가지고 현장에 다 같이 갔다. 임현술 교수는 역학조사에서 현장을 굉장히 중요시한다. 학교까지 가져오면 그 사이에 증거가 없어질 수 있다고, 이유 불문하고 가서 봐야 한다고 했다.

드디어 고잔동에 가서 물을 검사했는데 정말 물속에 유리섬유가 있었다. 그런데 내가 조직에서 본 것과는 달랐다. 굉장히 굵은 유리섬유였다. 이런 굵고 길이가 긴 커다란 섬유는 조직 내로 들어올 가능성은 없다. 그러나 물이 유리섬유로 오염되어 있다는 사실은 증명이 되었다. 보통 물을 페트병에 받지만 우리는 팔콘(FALCON)의 50ml 원심관 튜브(conical tube)에 받아왔다. 검사실에서 많이 사용하는 검체통(42쪽 참조)이다. 페트병과는 재질이 다르다. 또 마을 사람들이 물을 떠서 이곳 경주까지 가져왔을 때도 물에서 유리섬유를 봤다. 먼저 팔콘튜브에 담아온 물을 실험

실에서 관찰해 유리섬유를 확인했고, 고잔동 현장에서도 물속에 유리섬유가 있는 것을 확인했다. 그러니까 조직에서도, 물속에서도 유리섬유를 확인한 것이다. 임현술 교수는 의심이 날 때나 이것저것 맞추다 아귀가 안 맞으면 쫓아와서 "그거 맞습니까?"하고 물었다. 나는 "맞아요."했다. 때로는 나도 흔들릴 때가 있었다. 나도 처음 조직을 검사했을 때 여러 개 중에 하나의 검체에서만 수치가 높게 나왔으므로 다른 검체에는 없는 것이 아닌지 마음이 흔들렸다.

고잔동에 다녀온 후 정말 이제는 제대로 해야겠다는 생각을 했다. 정해관 교수와 자주 이야기하면서 아이디어를 내기 시작했다. 정해관 교수는 정말 해박한 분이다. 새로운 사실이 접수되면 모든 사실을 연결하고 과학적으로 분석하고 의문을 구체화하고 해결 방법을 모색한다. 이런 능력은 일을 진행하는데 정말 도움이 많이 되었다. 우리는 결국 조직에서 저런 물질이 나오면 파이버카운터를 해야 한다고 생각해서 그것을 할 수 있는 사람을 찾다가 일본에까지 갔다. 히사나가 나오미 박사는 역학과 관계있는 분이고 사카이 기요시 박사는 파이버카운터를 직접 하는 사람이다. 그분들과 접촉해서 일본에서 파이버카운터를 하고 그래서 조직에 섬유 형태 이물질의 계수가 나온 것이다. 검체들 간에 저만큼 큰 차이가 날 것이라고는 생각도 못했다.

그리고 우리나라에는 당시 EDXA가 달린 전자 현미경을 보유한 곳이 별로 없으니까 수원의 현대자동차 연구소에 가서 보고 포항공대 산업과학기술연구소의 김○○, 유○○ 박사와 유△△ 박사의 도움으로 전자 현미경을 사용하여 제대로 연구를 하게 되었다. 그런데 이들 전자 현미경이 모두 인체 조직이나 생물검체를 보는 것이 아니라 재료를 관찰하도록 특화된 것이어서 우리가 시료를 조금이라도 긴 시간 전자 빔에 노출시키면 검체에 구멍이 뚫렸다. 그럴 때면 마음이 얼마나 조마조마하던지…. 그후 동국대학에서도 EDXA가 달린 전자 현미경을 구입하여 전자 현미경을 이용한 연구를 쉽게 할 수 있는 발판을 마련하였다. 한때 EDXA가 달린 전자 현미경으로 연구를 할 수 있도록 전공을 조금 바꿀까 생각한 적도 있었다. 그러나 우리 모두, 특히 나는 전공분야와 밀접한 일은 아니어서 열정이 조금씩 식어갔다.

결론적으로 조직에서 다량으로 보였던 이물질은 탈크(talc)였다. 다른 말로 하면 활석이다. 우리가 사용하는 탈콤 파우더와 베이비 파우더의 성분이다. 유리섬유 속에 탈크가 들어있었던 것이다. 우리가 제대로 일을 시작해보니 주 구성성분이 유리섬유는 칼슘실리케이트이고 활석은 마그네슘실리케이트였다.

그때 공장사람들이 폐유리섬유 판넬을 땅에다 파묻거나 야적하였는데 임현술 교수는 그것의 일부를 가져와 의자 밑 상자에 넣어놓고 있었다. 문제가 된 것이 활석이었다는 사실을 알고 나서 이 폐기물을 조사해보니 그속에 활석이 많이 들어 있었다. 대개 활석은 자연 상태에서 매끈매끈하고 납작한(flat) 시트 형태로 되어 있다. 폐판넬(유리섬유)을 넣어 놓았던 상자 바닥에 먼지처럼 하얗게 활석분말과 유리분말이 깔려 있었다. 이 분말들을 검경하였더니 모두 가는 유리섬유거나 섬유 모양의 활석이었다. 주로 폐판넬의 구성성분인 장 유리섬유 속에서도 장축으로 섬유모양의 활석이 삽입되어 있었다. 활석이 유리섬유를 만드는 데 섞여 들어간 것이라고 생각되었다. 이것이 물속에서 유리섬유와 같이 관찰되었다.

조직에서 보인 활석은 납작한 모양의 시트형태이었다. 비늘처럼 벗겨진다. 활석이 유리를 만들 때 같이 들어가 섬유 형태로 조성되었다가 떨어져 나와 지하수를 오염시키고 마시는 물을 통하여 소화기관에 흡수되고 조직 내에 존재하고 있었던 것이다. 섬유 형태의 활석이 조직 슬라이드를 만드는 과정(탈수과정) 중 원래 모양으로 바뀌어 이렇게 된 것이다.

동국의대는 유리섬유를 발견했는데 서울대는 물 자체에 유리섬유가 없다고 한 것인가?

서울대는 '물에도 없고 조직에도 없다, 그러므로 지방종은 물을 마셔서 생긴 것이 아니다. 지방종은 그것과 관련이 없다.'라고 했다. 그런데 실제로는 조직속에는 물론 물속에도 있더라. 나중에 대부분이 유리섬유가 아니고 활석이었다는 걸 알았지만….

그런데 그렇게 반짝반짝하는 게 많이 들어있는데 서울대는 왜 안 나왔다고 했나?

조직 내에서 이런 이물질이 나와도 몇 개 안 나오면 오염으로 치부하고 무시할 수 있다. 다음 의견은 사견이다. 임현술, 정해관, 김정란, 김지용 등 동국의대 연구진은 모두 서울대에서 트레이닝을 받았고 동국대에서 교수를 하고 있는 사람들이었다. 서울대는 교수가 연구비를 따오지만 실험이나 실무는 대학원생이나 조교, 연구생들이 시행하는 경우가 많다. 그런데 모든 일을 교수들이 직접 뛴 우리보다 낫겠는가? 물론 우리 동국의대가 조사하고 난 후 고잔동의 환경이 바뀌어서 폐유리섬유의 농도 자체가 줄어들었을 수도 있다. 그렇지만 나중에 우리가 다시 고잔동을 방문했을 때도 물속에서 폐유리섬유가 관찰되었다. 그러니 서울대 팀이 없었다고 하는 건 설득력이 약하다.

우리가 주민들에게 물을 보내달라고 했더니 여기까지 페트병을 몇 개씩 들고 왔는데 거기에는 폐유리섬유가 없었다. 분명히 지난번에는 있었는데, 없는 거였다. 미치겠더라. 나중에 알고 보니 페트병은 벽에 유리섬유가 붙는 성질이 있었다. 실험실 용기에는 안 붙는데. 그래서 우리가 페트병을 잘라 벽을 긁어 실험하였더니 거기에서는 유리섬유가 많이 있었다.

나는 학생들에게 실습강의 중에 가끔 '마음이 있어야 보인다'라는 말을 한다. 마음이 없으면 보이지 않는다. 또 아는 만큼 보이는 것이다. 그게 페트병 벽에 붙을 줄 어떻게 알았겠나? 일반 유리도 크리스털 유리처럼 같은 유리니까 편광 하에서 하얗게 이중굴절이 되는 줄 알았던, 나처럼 무지했던 사람이….

서울대는 틈새를 놓쳤을 가능성이 있다. 서울대팀에는 자연대 교수가 들어있었다. 그 교수가 물을 분석하고는 유리섬유가 없다고 했다한다. 저건 일반 유리섬유가 아니었으니 그 사람들이 어떻게 알았겠나? 유리만 찾았을 텐데. 자연대 교수들에게 지방종의 원인이 무슨 의미가 있겠나? 지질학과 사람들은 "유리섬유를 찾아주세요." 하니까 유리섬유만 찾은 것이다.

전체를 보는 관점에 문제가 있었다. 너무 세부적인 것만 본 것이다. 그러면 전문 분야와 분야 사이, 아니면 그 변두리에 있는 것은 놓치기가 쉽다. 너무 전문가들만 모인 집단이어서 전문 분야 사이사이의 틈을 놓친 것이다. 그들이 능력이 없는 사람들도 아니고, 또 성실하게 연구에 임하였지만 각 연구 분야에 직접적으로 속하지 않고 경계 부분에 위치한 것이어서 놓칠 우려가 있다.

우리에게 행운이 따를 수 있었던 것은 교수들이 직접 연구에 임한 점이다. 즉 현상에 약간의 변형이 있어도 그것을 파악해 낼만 한 역량이 있고 경험이 있다는 점과, 조직 속에 이물질이 굉장히 많이 나온 케이스를 우리가 보유하고 있었기 때문에 의심스러운 순간이 와도 흔들리지 않았다는 점이다. 전문가일수록 더 찾기 어려운 경우도 있다. 유리가 어떤 것인지 정확하게 아니까 그런 유리는 아무리 찾아도 없는 것이다. 우리는 그 분야에는 아마추어니까 유리가 아닌데 유리라고 생각하고 포기하지 않고 계속 앞으로 나갈 수 있었고 결국 해결점도 찾아낼 수 있었다. 크리스털 유리는 편광으로 보면 이중굴절을 보인다. 그런데 일반 유리는 이중굴절을 일으키지 않는다. 유리는 단단해서 고체처럼 보이지만 물리성상은 액체다. 결정이 아니다. 그래서 편광에도 이중굴절을 보이지 않는다. 하얗게 변할 수가 없는 것이다.

그들이 물에서 폐유리섬유를 못 본 이유는 전자 현미경으로만 검사했기 때문이기도 하다. 우리는 일반 광학 현미경을 먼저 이용하였다. 현미경은 나의 전문분야이다. 현미경을 이용하는 검사는 아주 효과적으로 사용할 수 있다는 말이다. 전자 현미경은 수만 배 확대가 가능하지만 전자 현미경으로 분석할 수 있는 시료의 양은 극히 제한되어 있다. 크게 확대해야 하니까 일반 현미경보다 전자 현미경은 적은 양의 검체를 검사할 수 있을 뿐이다. 넓은 범위 여기 저기 흩어져 있을 때 높은 배율로 몇 번 보는 것과 저배율로 넓은 범위를 확인하고 의심스러운 부분만 확대하여 보는 방법 중 어느 경우가 어떤 것을 발견할 가능성이 높겠는가? 일반 현미경으로 많은 부위를 보고 가능성이 높은 부위를 선택하여 의심스러운 물질을 전자 현미경으로 확인했어야 한다.

서울대팀 보고서에는 일반 현미경으로도 검사했다는 말은 없다. 전자 현미경으로 검사하려면 검체의 극히 일부를 관찰할 수밖에 없기 때문에 활석을 못 봤을 가능성이 크다. 즉 검사한 시료의 양이 너무 적었다는 말이다. 일반인들은 '아, 전자 현미경으로 봤으니까 훨씬 정확하게 봤겠지, 저 동국의대 같은 시골학교보다는 대서울대에서 연구한 결과가 당연히 옳겠지' 했을 가능성도 있다. 우리 동국의대는 '지방종의 원인이 무엇인가'로 출발했다. 그에 반해 서울대는 지방종의 원인을 찾기보다 동국의대에서 유리섬유가 문제됐다고 하니까 유리섬유 전문가가 유리섬유만을 찾으려 했기 때문에 고잔동 사건을 해결하지 못했을 수도 있다. 그들은 유리섬유만 찾은 것이다. 우리는 지방종의 원인을 찾다보니 폐유리섬유 속에 탈크가 들어있었고 결국 유리섬유보다 탈크섬유가 지방종을 일으켰다는 사실을 알아낸 것이다.

지방종을 일으키는 원인은 오로지 활석이지 유리섬유는 아니란 말인가?

유리섬유 자체는 원인인지 아닌지 아직 잘 모르겠다. 조직 내에서 유리섬유도 활석섬유도 모두 관찰되었다. 조직 내에서 유리섬유는 지방종의 압착도말 슬라이드에서 관찰되었고 활석섬유와 비슷한 크기였다. 분명히 장 유리섬유는 아니었다. 폐유리섬유 속에 탈크가 삽입되어 있었다. 유리섬유에 있던 탈크가 떨어져 나와 물에 들어간 것이다. 원인은 유리섬유인데 유리섬유 자체가 아니고 그 속의 섬유상의 탈크가 지방종을 일으키는데 더 큰 역할을 했을 것으로 추정된다.

활석이 유리와 결합해서 뾰족하게 되었다는 것인가?

그렇다. 섬유상으로 변하여 우리 몸에 문제를 일으킨 것이다. 세포에 손상을 일으키기 위해서는 섬유의 길이가 길고 가늘어야 한다. 특히 종양이 발생하려면 길고 가늘어야 할 뿐 아니라 장기간 조직 내에서 머물 수 있어야 한다. 때문에 활석섬유가 유리섬유보다 지방종을 일으키는 데 더 큰 역할을 했다고 추정되는 것이다.

탈크는 유리와 결합되어 있는 한 그 형태를 유지하나?

아니다. 유리섬유 속에서 쉽게 유리되는 듯하다. 유리섬유 속에서 떨어져 나와 옮겨 다닐 가능성이 아주 높다. 그러나 유리된 후에도 섬유 형태는 유지된다고 본다.

그렇게 길게 되어있는 것이 몸에 들어가면 형태가 변하지 않나?

탈크의 형태가 변하려면 물이 빠져나가는 등 조성이 변해야 하는데 우리 몸 안에서 물이 빠져 나갈 가능성은 없다.

뾰족하게 되지 않으면 몸에 크게 문제가 없나?

일반적으로 활석은 비발암성으로 섬유화를 일으키는 성질이 있다. 인체에서 발생하는 섬유화는 심각한 질병을 일으킬 수 있다. 지방종은 양성 종양이긴 하지만 변이세포에서 만들어지는 종양이다. 조직 내에서 발견된 활석은 길이가 15마이크론, 직경 1마이크론 미만으로 인위적으로 성형된 섬유 형태이기 때문에 지금까지 보고된 활석에 의한 병변과는 달리 변이세포를 만들고 결국 지방종을 일으켰을 것으로 추정한다.

활석은 천연 물질인가?

원래 자연산 광물이다. 활석은 일반적으로 납작한 결정 물질이지만 일부 지역에서는 섬유상 활석도 있다.

유리섬유는 마셔도 몸에 축적이 안 되는 것인가?

아니다. 물론 축적이 될 수 있다. 석면은 몸에 들어가면 부러지지는 않고 길게 쪼개지는 성질이 있기 때문에 장기간 체내에 머물러야 암을 일으키는데 잠복기가 길어서 한 20~30년이 지나야 악성 종양을 일으킨다. 그러나 유리섬유는 부러져 짧아질 뿐 아니라 쪼개지지는 않는다. 변이손상을 일으키려면 길어야 하는데 시간이 지나갈수록 짧아진다. 거기다 시간이 지나면 몸에서 제거된다. 또 유리섬유는 물에 녹는다. 차창 유리도 오래 쓰면 녹기 때문에 표면이 매끈하지 않다. 우리 몸에 들어가면 석면에 비하여 상대적으로 빨리 없어지기 때문에 유리섬유는 악성 종양까지 일으킨다, 안 일으킨다를 두고 논란이 있다. 활석은 폐질환, 피부암, 난소암과의 관련성에 관한 연구들이 있다. 대부분 탈콤파우더 내에 불순물로 들어간 석면과 오염물질이 그 원인이라고 알려져 있다. 최근에 우리나라에서도 오염된 파우더에 대한 뉴스를 본 기억이 난다.

이 공장에서 활석을 일부러 집어넣은 게 아니란 말인가?

그럴 것이다. 일부러 집어넣은 게 아니고 경로는 모르지만 활석으로 오염되었기 때문에 불량품이 나왔고 폐기시켰을 것이라고 추정할 뿐이다. 나도 과정을 지켜본 적도 없고 전문가도 아니니까.

(전문가에 따르면 유리섬유를 제조할 때 활석을 넣을 수도, 넣지 않을 수도 있다고 한다. 이 공장에서도 제조할 때 활석을 넣었을 가능성도 존재한다.)

그럼 공장 사람들은 거기에 활석이 들어있는지 몰랐을 것 같다.

몰랐을 것이다. 다른 공장 제품에서는 발견할 수 없었다. 이것을 연구하느라 다른 회사의 정품 유리섬유를 몇 종 사와서 관찰했다. 전공분야도 아닌데 참 많을 일을 했다. 지금 같았으면 못했을 것이다. 그때는 젊어서 가능했다.

폐유리섬유이기 때문에 그렇게 되었단 말인가?

그럴 것이다. 그 사람들이 유리섬유를 만들었는데 그 섬유가 제품의 기능을 못하니까 버린 것이다. 깨진 유리병 같은 폐유리를 이용하여 유리섬유를 만들었다고 들었다. 뜨거운 액체상의 유리를 분사하면 유리섬유가 만들어진다. 커튼 같은 것도 유리섬유로 만들어진 것이 있다. 그런 유리섬유를 만들었는데 불량품이 나온 것이다. 부서지거나 강도가 약하거나 하여 폐기한 것이다. 그것이 우물 등을 통해서 마을 사람들이 먹는 지하수가 오염되었다. 탈크가 섞여 들어간 불량품이 만들어진 것이다.

병리학적으로 이 사건은 어떤 의미가 있나?

병리학계에서는 섬유상 이물질이 지방종을 만들었다는 것 자체가 굉장히 특이하다고 생각하고 있다. 일반적으로 종양의 원인은 아직 잘 모른다. 그런데 그 한 원인이 제시되었다. 당연히 의미가 크다. 섬유상 물질이 종양을 일으키는 예로 제일 많이 거론되는 것이 석면이다. 몸에 들어가면 악성 종양을 일으킨다. 탈크도 섬유상 형태라면 석면보다 못할지는 몰라도 종양을 일으킬 가능성이 있다. 이 활석 사건을 연구하면서 후속 연구를 한 적이 있다. 일반 탈크, 석면, 섬유상 탈크 광석을 구해 분쇄한 후 쥐에 주사하여 염증을 유발한 논문을 제자가 학위논문으로 썼다. 혹시 난소에 암이 발생하지는 않을까 기대했지만 종양이 발생하기 전에 실험동물이 모두 사망하였다.

이게 보고된 것도 처음인가?

실험 논문으로 이런 개념을 가지고 연구한 논문은 처음이라고 할 수 있을 것 같다. 조금씩 디자인이 다른 논문들은 있다.

고잔동 유리섬유 공장이 들어와 20년 지나서 암으로 죽은 마을 사람들이 가까이에 네다섯 명이 있다고 하는데 그들이 유리에 노출되어 발병했을 가능성이 있는 것 아닌가?

가능성은 항상 있다. 그러나 나의 개인 생각으로 유리섬유 자체로는 암을 일으킬 가능성이 높지 않다고 생각한다. 섬유상 물질이 암을 일으키기 위해서는 앞에서 말한 것처럼 가늘고 길어야 한다. 유리는 부러지기 쉽다. 그리고 빨리 제거된다. 그러므로 세월이 갈수록 자꾸 짧아진다. 고잔동 사람들의 몸에 지방종이 생긴 이유도 유리섬유 자체보다는 광석인 활석이 몸에 오래 남아있었기 때문이다. 활석은 종양을 자주 일으키지 않는다. 이 사건에서는 활석이 길고 가는 섬유 모양으로 만들어졌기 때문에 문제를 일으킨 것이다. 그렇다고 고잔동 사건에서 악성 종양의 발생이 이번 사건과 관계가 없다는 것은 아니다. 물속에 유리섬유가 오염되었다면 우리가 확인하지 못한 다른 물질도 오염되었을 수 있다. 아쉽게도 지금은 확인할 방법이 없다.

주민들은 지방종의 원인으로 유리섬유 외에도 폐유 때문에 그렇다고 하는데 맞는 말인가?

폐유가 지방종을 일으켰을까? 완전히 배제는 못하지만 가능성이 그렇게 크지는 않다. 나는 기름을 잘 모른다. 우리나라에 기름 오염사건이 많이 있었는데 지방종이 생겼다는 말은 없었다. 그러나 얼마나 오랜 기간, 어떤 기름이 어떻게 노출되느냐가 중요할 것이다. 이번 사건처럼 기름을 포함하여 식수에 다른 물질이 오염되었다면 달라질 수도 있겠다.

고잔동 사건의 의미를 다시 설명한다면?

유니크한 일이다. 어떻게 탈크가 유리섬유에 불순물로 들어가서 문제를 일으켰는지 하는 것이. 탈크는 우리나라도 생산광산이 있지만 대부분은 원석 자체를 수입하는 것으로 알고 있다. 그게 유리섬유에 불순물로 다량으로 들어가기가 결코 쉽지는 않다. 여기가 인천이라는 묘한 장소여서 그럴 가능성이 있을까? 그래서 내가 논문을 쓸 때 인조라는 말을 썼다. 인천광역시에서 단열재를 생산하는 공장 인근 주민에게서 많은 이물질이 함유된 지방종이 발생하였다. 즉, 이물질은 인조활석섬유(사람이 활석을 섬유모양으로 인위적으로 만들었다는 의미)라고 했다. 유리섬유는 만들지만 활석은 만들어 내지는 못한다. 단지 활석을 섬유 상태로 만들었다. 성형

시켰다는 말이다. 이번 사건은 이런 인조광물섬유가 종양을 유발했을 가능성을 제시하게 하였다. 뿐만 아니라 인조광물섬유의 폐기물 처리 기준을 다시 설정해야 한다고 생각했다. 내 논문을 인용해보겠다. "섬유상 물질이 어디에서 기원하였는지는 명확하지 않다. 폐기된 유리섬유 중에서 다수의 활석섬유가 발견되었으며 이 섬유는 유리섬유 내에 장축을 따라 함입되어 있었는데 다른 회사에서 생산한 유리섬유 중에서는 이러한 이물질을 발견할 수 없었다. 활석은 고압 및 고열의 자연 지질환경 하에서 생성된 자연광물로 유리섬유가 생성되는 1200~1400℃ 정도의 고압에서 합성되기는 힘들며, 단지 활석 속에 포함된 물 분자가 상실되어 구조의 변화를 가져올 수 있다. 따라서 활석이 유리섬유의 생산 공정 중에 합성되기보다 원료 물질에 오염물질로 포함되어 있었을 가능성이 더 높다. 특히 이 회사에서는 주로 폐유리섬유 등을 이용하여 유리섬유를 생산하였으므로 원료 중 활석이 오염되어 유리섬유와 함께 성형되었을 가능성이 많다. 활석에 대한 노출은 주로 채광, 가공, 분리, 포장 등 생산 공정이나 고무공장, 세라믹 공장 등에서 이차적으로 일어나며 화장품용 탈크 등 완제품에 의해서도 일어날 수 있다."라고 나온다.

서울대에서 용역을 가져가는 것은 어쩔 수 없다 하더라도 연구팀에 왜 동국의대가 빠졌나?

연구팀을 구성하는 사람 마음인데…. 고잔동 사건에서 연구팀에서 모두 빠진 것에 대해서는 할 말이 없다. 사상 초유의 사건을 한발이라도 해결에 앞장서 있는 사람을 배제하고 진행한다는 것이 효율적이지 못하다는 의미로 한 말이다. 환경연구원에서 우리를 한 번 불렀다. 자꾸 의견충

돌이 나오니까. 과천까지 갔다. 네 사람이 갔는데 도대체 얘기가 안 된다. 그때 그들은 유리섬유를 가지고 이야기했고, 우리는 탈크를 가지고 이야기했다. 거기 있는 서울대팀 전문가에게 이 물질이 탈크가 맞는지 문의하기도 했다. 우리는 문외한이니까.

그들 중 일부는 회의 도중 자리를 떴다. 말이 안 된다고 생각했을까? 그들이 회의에 나올 때는 자신들이 모두 옳다고 생각하면서 왔을 텐데 각자의 의견에 연결고리가 없었다. 그래서인지 조○○ 교수만 남기고 다 가버렸다. 그 팀은 우리나라에서 최고의 석학으로 꾸려졌다.

그들은 자기 전문분야만 알았지 전체를 꿰는 것은 조○○ 교수의 몫이다. 구슬이 서 말이라도 꿰어야 보배다. 정말 개개인은 보배고 구슬인데 연결이 안 되는 것이다. 우리는 엉성하지만(?) 꿰어져 연결이 되어 있었다. 거기는 낱개다. 모양은 엉성할지 몰라도 우리는 팔찌를 만든 것이다. 전문가들이 맞지만 유리섬유만 찾았기 때문에 못 찾은 것이다. 진리를 찾아야 하는데 유리만 찾은 것이다.

조○○ 교수는 그 자리에서 한 마디도 하지 않았다고 하던데?

실무적인 내용은 아는 게 없었을 것이다. 실무는 조교나 연구원들이 다 했다. 어떤 면에서는 서울대 교수 노릇하기 편하다는 생각도 들었다. 그 똑똑한 연구원이나 조교 선생이 해오는 것 봐주고 아이디어나 살짝 보태고.

각 분야의 전문가들이 나중에 어떤 반응을 보였나?

자리를 박차고 나갔다기보다는 결론은 안 나고 시간은 질질 늘어나니까 패널로 왔다가 하나씩 나갔다. 앞에 있던 몇 사람만 남았다. 조○○ 교수가 잘못했다기보다 거기는 서로 잘 모르는 사람들이 만나 자기가 맡은 분야의 일만 한 것이다. 아니다. 연구진에 속했던 사람들은 모두 올바른 방향으로 이끌어야 할 의무가 있다. 서울대팀의 이런 결과는 직무유기다.

그에 반해 우리 동국의대 연구진은 맨날 만나고 언제든 생각나면 토론도 하고 의견도 주고받고 하니까 전문가 사이의 틈이 발생하지 않은 것이다.

그럼 조○○ 교수가 문제점이 제기됐는데도 수습하는 과정을 바꾸지 않은 이유는?

우리 자체를 인정하지 못하는 것이다. 우리가 한 것을 자세히 들여다 볼 생각도 없었다. 자기가 이야기하는 걸 반박하니까. 혹시 틀렸나 이런 정도만 생각했지, 우리가 한 일을 이해할 생각도 이해할 능력도 없다고 생각한다.

어쨌든 처음에 접근한 사람을 빼고 하는 건 아무리 생각해도 이해가 안 간다.

유리섬유에 반전문가가 되어있던 우리를 배려했더라면 이런 상황까지 안 왔을 것이다.

이 건에 대해 다른 아쉬움은 없는지?

이번 일이 끝나고 나서 아쉬움이 남는 게 하나 더 있다. 임현술 교수가 책을 써야 한다고 생각한 것도 그런 이유일 것이다. 나도 논문을 하나 썼는데, 임현술, 정해관 교수도 같은 내용으로 한글 논문을 썼다. 그런데 외국에까지 알리려면 영어로 써야 하는데 우리는 언어가 짧아(?) 논문 작성에 시간이 많이 걸렸다. 그때는 관례상 언어가 달라지면, 또 청중이나 독자가 달라지면 출판이 가능했다. 그런데 작성 도중에 한글이든 영어든 두번 발표하면 중복 출간으로 간주되는 환경으로 변화되어 다시 발표할 기회를 잃어버렸다. 외국어로 논문을 작성하는 데 시간이 많이 걸리다보니 논문을 쓰고도 이중게재에 걸려 사장돼 버렸다. 임현술 교수는 그래서 틀을 바꾸어 책으로 내고 싶어 한다.

요즘은 번역하는 곳에 맡기면 어느 정도 잘 번역한다. 그때는 그게 쉽지 않았다. 번역을 맡기면 전문적인 내용을 모르고 해놓으니까 말이 안 되는 경우가 있었다. 우리가 영어로 능숙하게 쓰지는 못하지만 내용 파악은 잘한다. 그래서 업체와 몇 번 주고받다가 세월이 바뀌어 출간할 시간을 놓쳤다.

이 고잔동 사건으로 조○○ 교수도 내상이 컸던 것 같다.

임현술 교수한테 항상 한 끝 차로 밀리는 것이다. 앞으로 쭉 나가려는데 임현술 교수가 다리를 걸고 있는 형국이다.

조○○ 교수가 정년퇴임을 하면서 '이제는 털고 갑시다.'라는 의미로 임현술 교수한테 편지를 썼더라. 그런데 그 편지 속에 가시가 있었다. 그러니까 임현술 교수는 가시에 찔려 악 소리를 내면서 막 답글로 대응하고 있는 것이다.

이런 사건은 다시 일어날 수 있을까?

그렇다. 주류와 비주류의 의견 충돌은 항상 일어날 수 있다. 처음에는 임현술 교수가 비주류였다. 지금은 아니다. 예방의학회에서 할 수 있는 보직은 다했다. 한 개도 안 빼놓고 다했다. 주류가 된 것이다. 한 가지 바람이 있다면 이번 사건의 경험을 바탕으로 주류에 속한 사람들은 모두 비주류에 속한 사람들도 배려하고 존중했으면 한다.(2014년)

▌ 새로운 것을 발견하는 것의 경의로움

정해관(동국의대 교수)

* 연구과정에서 발견되는 다양한 소견들을 논리적으로 연결하고 취합하며 새로운 연구 전략을 수립하는 일을 연구진과 함께 하였다. 논문을 쓰는 일과 학술대회 발표 등의 학술적인 일도 담당하였다.

고잔동 사건에 대해 이야기해 달라.

임현술 교수가 고잔동에 가야 한다고 해서 사전에 정보 없이 갔다. 토요일 저녁에 고잔동에 도착해서 동네 사람들에게 설문조사를 하고 물도 떠서 조사했다. 인하대의 홍△△ 교수도 같이 갔다. 유리섬유 공장 가까이에 있는 7가구는 물론 그 너머 30여 가구까지 설문조사를 했다. 당시 김지용 선생이 현미경을 가져갔는데 물에서 유리섬유가 보인다고 했다.

평화의원 임종한 원장이 지방종이 생긴 고잔동 사람들의 조직검사 겸 지방종 검사를 했다. 하루 만에 모든 자료를 모아서 그것을 바탕으로 리포트를 작성했다. 그게 1995년 1월이었고 2월 말 산업의학회 춘계학술대회에서 발표했다. 하루 가서 한 것인데도 나온 결과가 명확하다고 생각했고 발표하자 센세이션을 일으켰다.

그 전에 국립환경연구원에서 두 번이나 고잔동의 지하수를 조사했는데 별 문제가 없다고 판정을 했다. 그 이유 중의 하나는 물속에서 유리섬유를 직접 검사한 것이 아니고 물속의 규소 농도를 측정해 규소 농도가 높으면 유리섬유가 있는 것이라고 했는데, 농도가 낮다고 유리섬유가 없다고 한 것이다. 그것은 사실 말이 안 된다.

당시 환경부는 이 일에 불편해하는 상황이었다. 신문과 방송에 보도되었기 때문에 어디에 따로 그 문제에 대해 연구 용역을 내는 것으로 했고 그것 때문에 임현술 선생님이 환경부에 몇 번 불려갔는데, 갔다 오면 화가 많이 나 있었다.

그리고는 갑자기 준비할 시간도 없이 용역이 나왔다. 그 당시 환경 과제로는 아주 큰 것이다. 용역과제를 발주할 때 큰 규모는 공개입찰을 하게 되어 있다. 그런데 그 과제에 대한 용역공고가 거의 시간을 주지 않고 짧게 나와 지원할 수 없는 상황이 되었다. 서울대는 사전에 준비해서 서울대만 참여하게 되었다. 환경부인지 혹은 자문팀에서였는지 모르지만 이 문제를 제기한 동국의대 연구진은 객관성을 위해서 참여해서는 안 된다고 미리 선을 그었다고 들었다. 나는 그것이 타당성 있는 것이라고 생각지 않는다.

그 용역을 맡은 서울대의 조○○ 교수팀은 당시 환경연구로는 제일 크게 팀을 꾸려 지하수 전문가와 광물 전문가까지 모여 연구를 시작했다. 그런데 결론은 물에서나 조직에서 유리섬유를 발견하지 못했다는 것이다. 물에서 유리섬유나 다른 광물을 발견하지 못했고 조직에도 없다고 했다. 또한 고잔동 역학조사에 대해서도 사망률이나 지방종 발생률이 다른 지역에 비해 높다고 할 수 없다고 결론을 내리면서 당시 우리가 제기한 모든 문제를 부정해버렸다.

그 와중에 최종보고 자리에서 우리가 서울대의 문제점을 제기할 기회가 있었는데 이것을 서울대가 받아들이지 않았다. 우리와 서울대는 주요한 문제에 대해 서로 다른 결과와 시각을 갖고 있었다. 서울대가 연구를

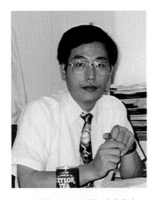

정해관 교수. 고잔동 사건에서
논리적인 부분을 뒷받침했다.
연구전략을 짜고, 논문을 쓰고 학술
대회에 발표하는 역할을 했다. 특히
논문을 쓰는데 심혈을 기울였다.

하는 동안 우리는 돈도 없고 자비 들여서 하는 것이어서 맘껏 할 수 없었다. 주민들과의 관계가 좋았지만 서울대가 조사를 진행하는 동안에는 우리는 다른 조사를 하지 않았다. 다만 물에서 발견되지 않는다는 것을 서울대가 계속 주장해서 우리도 현지에서 물을 떠와 경주에서 다시 조사했다. 그런데 정말 이상하게 유리섬유가 안 나왔다. 그 전에 조사했을 때는 유리섬유가 발견되었는데. 그래서 우리는 안 나오는 이유를 밝히기 위해 여러 차례 시도하다 김지용 교수가 용기 벽에 붙어있음을 발견했다. 그 벽을 긁어내서 유리섬유가 있음을 확인했다.

그래서 서울대와 공동연구를 하자고 했더니 서울대는 그런 형태로 확인하는 것은 정통적인 방법이 아니라고 동의할 수 없다고 했다. 우리와 평행선을 달렸다. 그렇게 되면서 12월, 서울대가 최종보고를 했고 결과적으로 우리팀의 연구가 다 부정되었다. 왜 우리는 봤는데 서울대는 보지 못했다고 하는지 알 수가 없었다. 서울대의 최종결과는 결국 유리섬유가 물에도, 조직에도 없다는 것이고, 환자 역시 다른 지역보다 많다고 할 수 없다는 것이었다.

그때부터 우리가 다시 재확인하는 과정에 들어가 그 다음해 말까지 계속 진행하였다. 왜 물에서는 발견되지 않았는지, 조직에서 발견된 것과 물에서 발견된 것의 관계를 어떻게 설정할 것인지, 물로 마신 것이 어떻게 흡수되어 지방종으로 되는 것인지 등을 논리적으로 설명하기 위해 문헌조사와는 다른 연구를 했다.

4명의 교수가 진행했는데 임현술 교수는 대외적인 역할−회의 참석 같은−을 도맡았고 내부적으로는 김정란, 정해관, 김지용 교수가 주축이 되어 브레인스토밍해서 그때그때 계속 연구결과를 검토하고 추론하는 과정을 밟았다. 교과서적이고 정형적인 것이 아니라 우리가 가진 지식과 경험으로 추론하는 방식이었다. 김정란 교수는 현미경으로 조직검사를 했는데 병리조직 분야에서 뛰어난 감각을 갖고 있었으며 풍부한 경험이 있었다. 김지용 교수는 환경 속에 있는 것을 찾고 탐사하는 것에 재능이 있었고 독창적인 시각을 갖고 있었다. 나와 김정란 선생은 겹쳐지는 부분도 있는데 이 점이 새로운 문제를 개발하고 잡아내는 데 있어 시너지로 작용하였다. 나는 역학, 의학에서 추론하는 작업을 했다. 그렇지만 대개 세 명이 토론을 해서 새로운 아이디어를 내고 뭔가 나오면 한 단계 더 나가보고 하는 게 1년간 계속되었다.

평화의원 임종한 원장에게서 조직 3개를 받는데 그것을 김정란 교수가 현미경으로 처음 보았다. 그 외에 몇 가지 시도를 했다. 지방종은 흔한 질병이라 김정란 교수에게는 새로운 것이 아니지만 이 지역의 지방종 조직에서는 처음에 칼로 자르면 유리가 반짝반짝 잘리는 이물감이 느껴졌다고 하였다. 병리학자의 예리한 감각이 빛을 발하는 순간이었다. 그것 때문에 뭔가 이물질이 있다고 해서 슬라이드에 접착도말하여 관찰해서 섬유상 이물질을 발견한 것이다. 그것이 조직 속에 숨어있으면 어떻게 보이나 하는 의문이 들어 편광 현미경으로 봤는데 편광을 보이는 많은 이물질이 발견되었다. 그것이 가장 큰 근거가 되었다.

그런 문제들을 서울대팀에서는 조직에서도 물에서도 확인하지 못했다. 서울대팀이 물속에 유리섬유가 없다, 지방종의 발생과 폐유리섬유와는 상관이 없다고 하니까 결국 우리가 유리섬유를 관찰하고 인과관계를 다시 입증을 해야 했다.

서울대는 전자 현미경을 갖고 봤는데도 확인하지 못했다고 하니까 우리도 전자 현미경을 보러 다녔다. 기흥에 있는 현대계열 산하의 연구소에 가서 전자 현미경으로 봤고 서울대에 가서도 보고자 했는데 할당 시간이 짧아서 충분히 찾아볼 수가 없었다. 서울대는 전자 현미경을 한번 보려면 예약이 밀려 한 번에 한 시간 단위로만 볼 수 있었지만 우리가 전자 현미경을 빌려 본 기관들에서는 통상 밤늦게까지 충분한 시간을 볼 수 있었고 필요하면 며칠에 걸쳐 반복해서 볼 수 있었기에 사소한 의문도 남기지 않고 충분히 검사하고 사진을 남길 수 있었다. 이 과정을 거친 후 나중에서야 서울대에서 본 소견이 왜 그렇게 충실하지 않았는지에 대해 이해할 수 있었다. 그러다가 일본에서 유리섬유와 석면을 연구하는 히사나가 교수와 연결이 되어 두 차례 일본 나고야 대학에 갔다. 처음에는 정해관, 임현술 교수가 갔고, 두 번째는 김정란, 정해관, 김지용 교수가 가서 검증했다. 우리가 발견한 것이 뭔지를 광물학적으로 감정했고, 그것이 조직에 어마어마하게 많이 들어있다는 것도 확인했다. 그것을 바탕으로 포항공대 전자 현미경실에서 다시 전자 현미경을 빌려 보았다. 그렇게 거의 1년 정도 자비를 들여 연구를 했는데, 연구결과가 쌓이니까 왜 우리는 봤는데 서울대는 못 봤는지, 또 우리가 발견한 결과와 왜 상충되게 나왔는지 알게 되었다.

그해 가을 예방의학회에서 이 결과를 발표했는데 그때 서울대 조○○ 교수도 발표를 했다. 두 연구가 같은 자리에서 나란히 발표되어 큰 관심을 끌었다. 우리는 조○○ 교수의 연구가 무엇이 잘못되었는지 논리적으로 조목조목 지적했다. 그 후 논문을 내고, 출판하고, 재판으로 넘어갔는데 조○○ 교수 쪽에서는 그쪽의 소견을 바탕으로 우리의 연구는 정통적인 방법이 아니라는 입장을 견지했다. 교과서적 방법이 아니기 때문에 제대로 본 것이 아니라고 했다. 우리 쪽은 새로운 문제를 해결하기 위해서는 새로운 시각과 방법으로 접근해야 한다고 주장했다. 기존의 교과서적인 방법은 그것을 확인하기 위한 몇 가지 전제조건이 충족되는 경우에만 유용하지 새로운 것이 발견되면 이전의 발견이나 방법을 뒤집을 새로운 이론과 시각과 방법이 필요하다고 주장했다.

학술적으로는 그렇게 평행선을 달리다 끝났고 논문 출판에서는 병리학회지를 포함하여 국내 학회지에 네 번 나갔다. 국내 저널도 그렇지만 해외 저널에 싣기 위해 많은 노력을 했는데 결과적으로 실패하였다. 그 이유가 몇 가지 있는데 새로운 문제가 나올 때 그것을 뒷받침할 사실들이 확고해야 하는데 한 번의 에피소드라는 한계 때문에 우리의 주장이 받아들여지기 어려웠다. 임현술 선생님은 그 논쟁까지 다 포함해야 한다고 했는데, 나는 팩트만 간결하게 써야 한다고 주장했다.

그러다 보니 여러 차례 거절됐고 시간이 지났다. 지금도 임현술 선생님은 왜 논문을 안 내느냐고 하는데 그런 문제들이 있다. 처음에 간결하게 논리적으로 썼어야 했고 또 논문은 내가 써야 했기 때문에 그렇게 됐다.

서울대팀을 구성하고 있던 전문가들에 대해 이야기해 달라. 서울대팀이 동국의대의 결과를 접수하지 않은 것이 이런 쪽에서는 일반적인가?

일반적이지는 않다. 이 문제가 터졌을 당시에는 유리섬유나 섬유상 물질을 연구하는 전문가가 제한되어 있었다. 특히 물속의 섬유상 물질을 볼 수 있는 전문가가 없었다. 당시 최고 전문가가 서울대 백남원 교수인데 그분도 원래 공기 중에 있는 석면을 분석하는 분이다. 그나마 그분이 제일 가까운 분이었다. 그분께 우리가 처음에 본 시료를 보냈더니 유리섬유인 것 같다고 했다. 그분도 물속의 유리섬유를 본 경험은 많지 않았다.

조○○ 교수는 더 말할 것도 없다. 그 당시 서울대는 자연대의 광물 전공 교수에게 가져갔는데—나중에 우리도 토론하는 과정에서 알게 되었는데—그분 역시 물속의 섬유를 본 적이 없었다. 또 외국에서도 물속의 섬유가 문제되는 경우는 거의 없었기 때문에 이것을 어떻게 볼 것인가의 문제는 굉장히 어려운 일이었다. 이것을 하나하나 합의하면서 봐야 하는데, 조○○ 교수는 자연대의 전문가에게 맡겼고 없다고 하니까 그 결과를 그대로 수용한 것이다. 더 세부적으로 들어가면 실무를 담당하는 당사자들이 동국의대는 의사들이자 한창 반짝반짝한 교수들이었고 서울대는 주로 대학원생들이어서 서로 토론을 하다보면 서울대가 말발이 안 섰다. 그렇게 되니 깊이 있는 내용은 이야기를 할 수 없었다. 조○○ 교수와 이야기를 하다보면 토론하지 않으려는 분위기가 강했다. 서울대에서 아니라고 했는데 무슨 소리냐 하는 식이었다. 조○○ 교수가 가진 독특한 백그라운드가 작용한 것이라고 볼 수 있다. 서울대가 한국에서 표준이라고 생각하는 것이다.

나는 이 문제를 이렇게 생각한다. 과학은 원래 내가 관찰한 현상을 합리적으로 이해하기 위한 것이고 거기서 기본은 관찰이다. '내가 본 사실을 어떻게 설명할 것인가' 하는 문제를 고민하는 과정에서 이론 작업을 하고 이것이 모여져 합리적인 이론이 도출되는 것이다. 이것이 토대가 되어 우리가 쌓아온 거대한 지식체계에서 법칙이 나오고 그 법칙에 따라 다시 사물을 해석한다. 그러니까 과학은 귀납적으로 새로운 이론을 도출하는 것과 이미 알고 있는 지식을 근거로 문제를 해석하는 두 가지 방법이 있다. 두 가지가 같이 진행되는 것이다.

유리섬유가 물속에 있을 때 이를 어떻게 발견하고 어떻게 검사할 것인가, 유리섬유를 마시면 어떤 경로로 배설되고, 어떤 것은 흡수가 되고 어떤 것은 병을 일으키나 하는 지식체계는 기존의 지식을 근거로 만들어져 있다. 그런데 여기서는 기존에 알려지지 않은 새로운 사실이 나왔으니까 그것을 해석하는 과정에서, 우리가 알고 있는 지식체계에 비어있는 부분들이 드러나게 되고 그래서 채워 넣는 과정이 요구된다. 우리가 알고 있는 지식을 확장해나가는 과정이 과학의 일반적인 발전과정이다.

나와 두 김 교수가 이 문제를 2년 이상 연구한 것은 과학에서 새로운 것을 발견해나가는 과정에 있는 전형적인 경로를 따른 것이다. 과학자로서 새로운 영역을 탐구하고 찾아내는 희열이 굉장히 컸던 것이다. 나는 그것을 아주 즐기는 편이었고 임현술 교수는 당신이 본 것을 입증해야 하고 인정받지 못하는 것에 대해 울분이 작용했기 때문에 인정받느냐 안 받느냐에 집착하는 쪽이었다. 그것이 서로의 입장 차이라고 말할 수 있다.

조○○ 교수는 전형적인 한국의 엘리트이다. 서울대 교수여서 모범생이다. 부지런하고 솔선수범하며 성실하다. 문제는 새로운 사실을 조사하는 역학조사에 대한 경험이 전혀 없다는 것이다. 임현술 교수는 전형적으로 현장연구의 막강한 경험이 있고 이를 즐겨하므로 현장에서 새로운 문제를 다루는 데 익숙하고 능숙하다. 조○○ 교수는 주로 책상에 앉아서 공부하는 탓에 기존 것에서 벗어나 찾아내는 데 한계가 있다. 과학을 보는데 전형적인 입장 차이가 나는 것이다. 조○○ 교수는 기존 지식으로 설명되지 않으면 없는 것이라고, 잘못 본 것이라고 한다. 우리가 알고 있는 많은 과학의 지식체계가 기존의 지식체계로 만들어져 있어 거기서 벗어나면 아니라고 하는 것이다.

그런데 엄연히 마을사람들이 피해를 입고 있는데도 아니라고 주장하는 것이 과연 타당한가?

마을 사람들이 땅값이나 보상 때문에 억지를 부리고 무리한 주장을 한다고 생각하는 것이다. 또 그런 주민들의 주장에 동조하면 한심한 학자라고 생각한다. '그런 과학자는 지식체계가 낮은 사람이 아니냐' 면서 의심한다. 쉽게 말해 다른 사고, 뭔가 다른 시도를 하려고 그런 것만 찾아다닌다고 생각하는 것이다. 지금도 조○○ 교수는 자신의 주장이 옳다고 굳게 믿고 있다. 15년 뒤 현지조사를 했는데도 역시 아무 문제가 없다고 하였다.

오늘날 사회가 복잡해져서 기존의 이론과 맞지 않는 케이스가 많을 것 같다.

예를 들면 헬리코박터의 경우가 거기에 해당한다. 산도가 엄청나게 높은 위 속에서 세균이 자란다는 것은 당시만 해도 미친 소리였다. 그 소리를 한 사람이 20년 동안 바보취급을 당했다. 그런데 지금은 모든 게 다 바뀌어 누구나 그 사실을 인정한다.

과학에서 새로운 것은 늘 그렇게 미친 짓 취급을 받으면서 시작된다. 그것이 논문으로 인정받기 위해서는 시간이 지나 지식체계로 자리 잡아야 한다. 이 사건의 경우는 새로운 문제를 봤다는 데에서는 중요하지만 이 사건이 갖는 범용성 내지는 적용성 측면에서 굉장히 특수하다. 다시 일어나기도 힘들고 아주 제한적이다. 유일하게 기록만 남아있는 상태다. 나중에 다른 곳에서 이 비슷한 문제가 생길 가능성은 있지만 현재까지는 이런 문제가 재현되기는 어렵다. 논리적으로 이 문제를 보완해가면서 비어있는 부분을 메꿔가는 일과 완전한 지식으로 확립시키는 노력을 해야 하는데, 쉽지 않다. 이 고잔동 문제가 아쉽게 된 것은 나나 김정란 교수는 원래 이 분야의 전문가가 아니어서 후속 작업이 없다보니 추진력이 떨어졌다는 점이다. 우리가 했던 그것까지는 했지만 그 다음 계속 새로운 것으로 지식이 확장되어야 하는데 그게 안 된 게 제일 큰 단점이다. 그러다보니 임현술 선생님의 개인적인 일로만 남게 되었다.

피해자들의 몸에 지방종도 있고 주변 사람들이 암에 걸려 죽는데, 역학조사를 통해 아무 관련이 없다고 나오면 참 실망스러울 것 같다. 그 부분에서 왜 학자들이 피해자들의 이야기를 제대로 수용하지 않으려 할까 하는 의문이 든다. 왜 그런가?

두 가지 측면이 있다. 수용하지 않는다기보다 과학자의 기본적인 태도는 항상 회의적인 시각을 갖는 것이다. 그러니까 어느 것도 100퍼센트 맞지 않는다는 전제 하에 접근한다. 그렇기 때문에 피해자 입장에선 '저게 뭐야, 나는 이렇게 고통을 받는데' 할 수 있다. 그런데 그게 정말 귀담아 듣지 않을 것도 있고 귀담아 듣지만 비판적으로 들을 수 있는 것도 있다. 일방적으로 듣지 않는다고 이야기하는 것은 감각의 차이일 수 있다. 또 하나의 문제는 보상 문제, 이해관계가 얽힌 문제일 때다. 그것은 문제의 본

질과는 무관하게 1차적인 이해관계가 문제를 과장되게 할 수 있기 때문에 듣는 입장에서는 그것을 캐내야 할 필요가 있다. 가령 조○○ 교수의 입장에서는 피해주민들이 자기주장만 하고 과학적인 증거가 부족한데 지나치게 과장한다는 입장을 가지고 있었던 것이다.

그런데 이게 처음에 마을 주민이 환경운동연합에 제보해서 언론에 등장하기 시작했다. 실제는 주민들의 삶이 파괴되고 있어서 불거진 문제가 아닌가?

환경문제가 제기되는 현장에서는 복잡한 이해관계가 개재되는 경우가 있다. 그럼에도 불구하고 보통은 설문조사를 하거나 문헌조사를 해보면 약간의 과장이 있을 수는 있지만 생각했던 것보다 훨씬 객관성이 있는 자료가 나온다. 설문지의 결과나 주민들이 느끼는 것을 무시해서는 안 된다는 것이다. 주민들이 느끼는 것에서 답을 찾기 시작해야 한다. 사건에 부딪힐 때마다 그런 생각이 든다. 결국 그 속에 답이 들어있다.

우리는 과학적 지식은 정형화되고 딱 들어맞는 것이어야 한다고 생각하는데, 결국 그런 생각 때문에 문제를 무시하게 된다. 있는 사실을 근거로 시작해야 한다. 그런 주장을 할 때 우리가 아는 지식과 틀리더라도 일단은 팩트에 접근하는 시도를 해봐야 하는데 그게 잘 안 된다.

그게 우리나라 학계가 현장을 소홀히 하는 것과 관련이 있나?

우리나라에서의 과학이란 서울대나 모범생이들이 배운 과학이기 때문이다. 교과서에 나와 있는 대로 완벽하고 연역적 지식체계로 접근해야 명확한 것이라는 자세에 입각해 있어 새로운 팩트가 잘 안 보인다. 그래서 그런 것이다.

그럼 지금은 역학조사에서 현장이 많이 중시되고 있나?

예전과는 비교할 수 없이 많이 좋아졌다. 가령 실제 어떤 문제가 터지면 국립환경과학원(전 국립환경연구원)이나 질병관리본부가 거기 들어가서 문제가 있는지 없는지 찾아내는 과정은 커다란 발전이 있었다. 인력도 많이 늘어났고 정부가 접근하는 방식도 많이 좋아졌다.

고잔동 사건이 현장조사를 중시하게 되는데 영향을 미쳤을까?

글쎄. 나 개인적인 생각으로는 여러 가지 많은 영향을 미친 게 사실이라고 생각한다. 반대로 서울대 쪽에서 참여했던 사람들에게도-지금은 그 분야에서 이름난 사람이 되었다-깊이 있게 이야기를 하지는 않았지만 적잖은 충격을 남긴 것은 분명하다. 조○○ 교수나 임현술 교수는 지금까지 평행선을 달리고 있지만 실제 관여했던 많은 사람들은 '과학이란 무엇이냐' 하는 물음을 던지는 계기가 되었다. 내가 아는 한 그때 서울대 쪽에 참여했던 젊은 의대 연구자들에게도 긍정적인 영향을 미쳤을 것이다. 그것이 축적이 되어 오늘날 환경보건 정책을 수립하는 데 영향을 주고 있을 것이다.

이 고잔동 사건을 연구했던 몇 년은 네 분이 자발적으로 하셔서 성취감이 컸을 것 같다. 이런 일을 과학자가 만난다는 것은 행운 아닌가?

그렇다. 과학에서 새로운 것을 발견하는 것은 가치 있는 일이므로 그런 면에서 과학자에게는 잊지 못할 사건이다. 나에게도 과학이란 사실에 근거해야 한다는 측면에서 잊지 못할 교훈을 주었다. 이후 다른 문제를 해결할 때 그런 시각을 견지하는 데 큰 영향을 끼쳤다. 우리가 새로운 문제, 전혀 예측하지 못한, 혹은 기존 지식으로 해결되지 않은 문제에 접근할 때 어떻게 해야 하는지, 그것이 우리가 갖고 있는 지식과 경험을 활용해 접근했을 때 해결 가능하다는 확신을 심어준 사건이었다. 유리섬유 사건을 다뤘던 2년 동안 굉장히 큰 가르침을 받았다.

이 사건에서 아쉬움이 남는다면?

논문 출간의 문제다. 즉 외국학술지에 게재되지 못한 게 아쉽다. 내가 논문을 쓰기 위해 시간과 노력을 들인 것이 몇 십 편의 논문을 쓰는 것만큼이었다. 그럼에도 발표하지 못했다.

당시 자료는 다 가지고 있다. 이 문제가 좀 아쉬운 것은 고잔동이란 특수한 상황에서 벌어졌던 일이다. 다시 재현되기가 어렵다는 것이다. 세계 어디에서도 비슷한 보고가 없다. 언젠가 다른 곳에서 생길지도 모르지만 현재로서는 사실상 다시 발생하기 어렵기 때문에 다른 사건으로 자료를 더욱 강화해가는 것이 힘들다. 특히 새로운 문제를 주장하는 것은 받아들여지기가 어렵다. 그렇기 때문에 이런 형태의 논문이 받아들여지지 않고 끝난 경우는 무수히 많다고 봐야 한다.

중복 게재의 문제도 있었나?

그렇다. 역학회지가 그 당시 한글 저널이어서 비슷한 내용을 영어로 써서 외국 저널에 내던 게 어느 정도 용인되던 분위기였다. 그 이후 국내 저널도 검색이 가능해지면서 같은 내용이면 차별화할 수가 없었다. 처음에는 한글 저널은 검색이 안 된다는 점 때문에 이중 게재가 아니었는데 그 이후에는 실제로 이중 게재에 해당되었다. 이중 게재가 허용되려면 양쪽 학회지 편집장한테 승인을 받아야 한다. 이전 논문과 이 논문이 어떤 차이가 있는지 합리적으로 설명을 해야 한다. 이미 룰이 바뀐 것이다. 마지막으로 투고했던 게 불과 몇 년 전이다. 그때 외국 저널에서 호의적이었는데 영어로 썼다는 것 빼고는 기존의 논문과 차별이 어려웠다. 그래서 포기를 했다.

나는 역학회지에 오랫동안 관여했고 지금은 부편집장으로 있다. 과거 역학회지의 논문을 등재하는 작업을 했기 때문에 검색이 가능하다. 그래서 이중 게재의 문제를 넘어서기가 힘들다. 그것을 넘어서기 위해서는 다른 방식으로 접근해야 하는데, 즉 논문보다는 리뷰 등으로 해야 하는데, 우리가 영어를 사용하는 게 아니라서 내러티브한 방식으로 기술하는 데는 어려움이 있다. 시간과 노력을 많이 들여야 하는데 이제 20년 가까이 지나서 그 일에 계속 투자를 할 수 없다. 임현술 선생님은 처음이나 지금이나 마찬가지의 주장을 하지만, 실제 콘텐츠에 관한 것은 김정란, 김지용, 정해관 교수 세 명이 해왔기에 깊이 있는 내용은 임현술 교수가 모를 수 있을 것이라고 생각한다. 그렇다보니 임현술 선생님은 계속 미는 입장이고 나와 김지용 교수는 동국의대를 떠난 지 오래되었으니까 계속 할 수 없었다.

임현술 교수가 아직도 큰 상처를 갖고 있는 이유는 무엇인가?
임현술 교수가 상처를 갖고 있는 부분은 많다. 젊은 시절 힘든 시기에 자신이 주장했던 것이 받아들여지지 않았던 상처가 그대로 있는 것이다.

10년 전, 20년 전의 일도 마치 어제 일처럼 생생하게 반응한다. 그게 스스로에게는 굉장히 큰 고통이기도 하다. 퍼스낼리티 구조가 다른 분이다. 그게 강점이자 단점이다. 강점을 잘 살려가서 오늘날 학계에서 성공한 것이다.

물론 단점도 적지 않다. 아직도 스스로 피해자라고 생각하는데 그것은 잘못된 것이다. 그때 유리섬유 사건을 비롯해 몇 가지 사건이 있을 때는 공식적인 지위를 갖지 못하고 시간과 돈을 쏟아 자발적으로 한 것이어서 그럴 수 있다. 그러나 그것이 굉장히 값지고 귀중한 것이어서 우리 환경보건이나 산업보건 역사에서 큰 디딤돌 역할을 했다. 역사적으로 중요한 사건에서 설령 겉으로 드러나지는 않더라도 그분이 직·간접으로 관여한 게 굉장히 많다. 그런 게 많은 이들에게 도움이 되었고 후배들이 따르는 요인이기도 하다. 야전에서 임현술 선생님만큼 뛰어난 분은 없다. 거의 직관적으로 정곡을 찌르면서 접근한다. 반면에 논리적으로 치밀하게 꿰어 맞추고 대응하는 것에는 좀 약하다. 뒤로 오면 그런 점이 도드라진다. 이 유리섬유의 경우는 논리적 백업 그룹이 있어서 조화롭게 해나간 것이다.

조○○ 교수도 이 사건으로 상처를 입은 건 아닐까?

아마 학문적 자존심에 큰 상처를 입었을 것이다. 학회에서 후배로부터 논리적으로 반박을 당하는 것이 편치 않았을 것이다. 스스로 자부심이 크고 엄밀하고 철두철미한 분이다. 그런 면에서 나는 훌륭한 분이라고 생각한다. 그러나 이 문제나 다른 문제를 풀어가는 데는 굉장히 부정적으로 작용할 수 있다. 그것이 한계라고 생각한다. 과학 하는 방식을 바꾸어야 한다는 것을 분명하게 만든 사건이다.

지금은 달라졌나?

많이 바뀌고 있다. 지금 학생들에게 이런 문제를 던져주면 굉장히 잘 풀어간다. 문제를 찾아내는 것도 빠르다. 옛날의 과학이 교조적이고 틀에서 벗어나지 않는 것이 미덕이었다면, 오늘날에는 눈에 훤히 보이는 부분을 아니라고 주장하면 문제가 생기게 되어 있다.

법정에서 증언을 하셨나?

1심을 거쳐 2심 고등법원으로 가면서 변호사가 변론과정에서 협조를 요청해 나도 두 번 증인심문에서 증언을 했다. 두 번째 증언할 때 우리 쪽 변호사의 요지가 있고 상대편 변호가 있었는데 열심히 대답을 했다. 판사가 전문적인 내용을 정리해 보내달라고 해서 10장 정도로 요약해 보내주었다. 판사가 객관적이고 호의적이어서 주민들의 승소로 이어졌다.(2014년)

김지용(동국의대 교수)

* 유리섬유가 페트병의 벽면에 붙는다는 사실과 여과지로 지하수를 걸러 유리
섬유가 어떤 성상인지를 밝혀냈다.

고잔동 사건에 대해 이야기해 달라.

우리가 세운 가설은 이런 것이다.

"유리섬유 공장이 있는데 이 공장에서 노폐물을 야적장에 쌓았기 때문
에 지하수를 오염시켰고 지하수를 주민들이 먹으니까 이것이 들어가서
암의 발생이 높아졌다. 그러므로 이것과 연관성을 갖고 있다."

그때 문제가 되니까 공장이 폐쇄됐을 것이다. 마을 주민들은 그 이후
지하수를 안 썼다. 주민들의 건강에 문제가 생기고, 후에 서울대가 환경
부 용역을 받아 시료를 채취해서 검사했더니 안 보였다는 것이다. 만약
보였다면 개연성의 원칙으로 여기도 존재했었다고 할 텐데, 이 마을 사람
들은 있었다고 하는데 서울대는 보지 못했다. 나오지 않았다고 주장하는
것이다.

산업위생 분석 전문가로서 내가 현장에 가봤더니 몇 가지 문제가 있
었다.

첫째, 유리섬유가 내장되어 있던 지하수는 논란이 있은 후, 봄 여름 가
을 겨울이 지나면서 더 이상 폐기물을 버리지 않았고 음용수로도 쓰이지
않았다. 그렇다면 상식적으로 생각해 유리섬유는 밑으로 가라앉았을 것

이다. 물을 떠봐야 이미 가라앉아서 보이지 않을 수 있다는 말이다. 내가 거기서 2박3일 거주하면서 6개월 이상 사용하지 않은 지하수 펌프를 마을 주민들에게 다시 틀어달라고 해서 4시간마다 틀고 끄고를 반복하면서 시료를 채취했다. 그러니까 가라앉았던 유리섬유가 올라왔을 것이다. 이것이 첫 번째 가설이다. '그것을 어떻게 일으킬 것인가'였다.

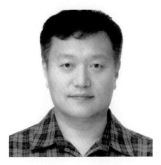

김지용 교수. 산업위생 전문가로 유리섬유가 페트병의 벽면에 붙는다는 사실을 밝혀냈다. 또 여과지로 지하수를 걸러 유리섬유가 어떤 성상인지를 확인했다.

둘째, 유리섬유의 성상을 모르니까 살펴봐야겠다고 생각해서 물을 떠 여과지에 걸러내서 그것을 현미경으로 관찰하는 것이다. 여기에서 두 가지 사실을 알게 되었다. 물을 페트병에 받아서 이것을 시간대 별로 따로따로 분석해보았다. 그 자리에서 분석하고, 한 통은 가져와서 나중에 분석해봤다. 하나는 심 씨 댁 지하수이고 다른 것은 변 씨 댁 지하수이다. 두 집이 서로 차이가 있었다. 하나는 유리섬유가 보이고 다른 하나는 보이지 않았다. 하나는 왕창 나타나고 하나는 안 나타났다. 그리고 가져와서 나중에 본 것은 안 보였다. 그래서 이상하다 싶어 내가 페트병을 잘라 안쪽 벽면을 훑어봤더니 엄청나게 많이 보였다. 유리섬유가 불순물 때문에 끈적끈적해져 페트병에 달라붙어 있었던 것이다. 그래서 물을 분석해도 거기에 묻어 있어 보이지 않았던 것이다. 농도를 구할 수는 없지만 존재 여부는 확인했다.

결론은 두 가지다. 하나는 가라앉아서 안 보였다. 둘째는 실온에 보관하는 과정에서 이 성상이 페트병에 달라붙는 성격을 갖고 있어 시간이 지나면 안 보이게 된다. 그래서 시간대 별로 해보고 긁어서 해봤더니 보였다.

또 여과지 전처리한 슬라이드를 분석하기 위해 보관할 때 세워놨더니 슬라이드의 아래 쪽으로 다 떨어졌다. 무게가 있어서 떨어져 여과지 바깥 쪽 슬라이드 위에서 관찰되었다.

그런데 서울대는 이것이 한 번도 보이지 않았다고 했다. 물을 떠와서 여러 번 분석을 했지만 한 번도 보이지 않았다는 것이다. 한두 개는 보였는데 공중에서 날아와 들어간 것이라고 하면서 보이는 것도 부정해버렸다.

나는 생화학적, 물리학적 분석을 했다. 칼슘, 마그네슘 등의 유리섬유와 동일한 성상을 갖고 있었다.

나는 그 이야기만 했다. 보려고 하지 않으면 안 보인다, 물을 떠와서 봤더니 보이지 않았다, 나는 왜 안보였을까 분석을 했더니 그때서야 보였다. 임현술 선생님이 보고 싶은 마음이 없었다고 한 말이 그 말이다. 물을 떠와서 봤더니 없었다. 보려는 마음을 가지면 보이는 것이고, 볼 마음이 없으니까 보이지 않는 것이다.

선생님이 떠온 물과 서울대가 뜬 물은 동일한 물이었나?

아마 그랬을 것이다. 나는 겨울철에 했고 서울대는 여름철에 했을 것이다. 서울대의 경우 비가 많이 와서 희석이 된 것이 아니었을까 생각한다. 내가 할 때는 겨울 갈수기라 농축된 것을 볼 수 있었다고 생각한다. 일반적이고 통상적인 방법으로는 볼 수 없었고 정적인 상황을 얼마만큼 소용돌이치게 하느냐, 긁어서 볼 수 있을 만큼의 정성과 의지가 있느냐의 문제였다.

서울대는 왜 안보였을까, 왜 못 봤을까? 그것을 가지고 논문을 쓴 것이다. 우리가 발견한 것을 화학적으로 분석했을 때 과연 유리섬유였는가에 대해 질문했는데, 그것이 유리섬유와 동일했다. 그러므로 물속에 유리섬유가 있었다는 것을 확인한 것이다.

받아 놓은 지 오래된 물도 유리섬유가 여전히 벽에 붙어 있나?

그렇다. 그래서 내 입장에서는 '있다'라고 이야기할 수밖에 없었다. 있다, 없다가 당시엔 상당한 논쟁거리였다. 우리는 있다는 것이었고 서울대는 없다는 것이다. 그 당시 마을 주민들에게 소화기 계통의 암이 집중되어 있었다. 소화기 암이라면 먹는 것을 통해 생긴 것이다. 그렇다면 결국 물밖에 없지 않겠느냐? 그럼 물속에 있어야 하지 않느냐? 해서 물속에서 발견할 수 있었고 서울대는 왜 발견할 수 없었는지 그 이유를 이해할 수 있었다.

서울대가 굳이 안 보고자 한 것은 왜 그런가?

서울대는 정체된 물을 뜬 것이고, 그것도 놔두었다가 봤으니까 그런 것이다. 모터를 틀었다 껐다 하면 토장국이 뒤집어지듯이 물이 소용돌이치는데 그때 물을 받았어야 한다.

고잔동 사건은 그럼에도 서울대에 치인 것 같다.

거기는 억 단위의 지원을 받아 검사하고 우리는 돈 한 푼 안 받고 내 차비 들이면서 들어가서 조사했다. 거기는 주민들의 내시경 검사도 다 했다.

그쪽은 발견할 온갖 수단을 다 썼지만 발견하지 못했다. 그 지역에 거주하면 누구라도 의심할 수 있었다. 그 소스가 어디냐에 따라 '공기냐, 물이냐'인데, 음용수밖에 생각할 수 없을 텐데, 펌프로 물을 퍼서 먹던 지역이었으니까 그 지하수에 집어넣거나, 폐기했거나 했으니까 누가 보더라도 오염된 것을 마신 것 때문이 아니겠나? 당시 사건이 발생할 때는 아무도 검사하지 않다가 마을 사람들이 오염된 것을 알고 안 먹고, 안 쓰고 할 때 가서 검사하고 안 보였다고 하는데, 물이 오염이 안 되었다면 가설이 무너지는 것이다. 서울대는 모든 게 거기서 끝났다. 서울대는 오염되지 않았다고 했다. 한두 개 보였지만 시료 채취 과정에서 공기 중에서 떨어진 것이라고 단정을 지어버린 것이다. 우리는 물이 오염되었다는 데서 출발했다.

서울대의 연구진이 굉장했다고 하던데?

돈 받았으니까. 참여한 사람들이 다 서울대 출신들인데, 쓸데없는 것을 엄청 많이 했다. 결과 보고서를 책 분량으로 두 권 냈는데 그것을 보면 할 필요가 없는 것을 많이 했다. 우리는 그것을 물타기라고 한다. 몽땅 의학적으로 접근했다고 하는데 정작 분석에 대한 전문가가 없었다. 그냥 전문가에게 돈 주고 물속에 있는 것을 분석해달라고 해서 그럴 것이다. 물을 전문으로 하는 사람이 없었다. '쫙 했더니 안 보였다, 높았지만 문제없었다, 위암검사를 했는데 높긴 했지만 문제없었다'라고 했다.

시집간 딸은 안 생겼는데 시집온 며느리가 생겼다. 이것은 유전성이 아니라 환경성임을 말하는 것이다. 그것을 증명해야 하는데, 우리는 물이 오염돼서 그렇다고 했고 서울대는 절대 아니라고 했다.

지하수에는 지저분한 흙도 나오는 데다 이물질도 고르지 않게 나온다.

수돗물은 일정하지만 지하수는 깨끗할 수도 지저분할 수도 있다. 그게 자연계다. 자연계의 분석을 어느 한 시점에서 조사해서 있다, 없다 하는 게 학자로서 잘못된 것이다. 자연계는 다양성의 입장에서 접근해야 한다. 성상이 페트병에 붙는다는 얘기는 없었는데 그냥 내가 추론해서 긁어본 것이다. 해보니까 침전물이 붙었다. 그것을 훑어보니까 거기에 응어리져 있었다.

서울대가 못 본 것이 끝내 문제가 된 것 같다.

여과지를 만들고 투명화시켜서 볼 수 있는 사람은 나 같은 산업위생을 전공한 사람이어야 가능하다. 내 분야이기 때문이다. 내 스승인 백남원 교수님이 우리나라의 석면의 대가다. 석면을 여과지에 올려놓고 남아있는 석면의 잔류물을 보는 데는 테크닉이 필요하다. 그것을 여기에 이용해 본 것이다. 조○○ 교수는 그런 것을 알지 못하니까 누군가에게 용역을 맡겼을 것이다. 똑같은 과정이어도 밝힐 수 없었을 것이다. 조○○ 교수 밑에서 일한 연구원들도 그렇게 따라갈 수밖에 없었을 것이다. 이런 것을 가져가도 읽을 능력이 없다. 일반적으로 의사가 읽을 능력이 없더라. 기존의 사고를 뒤집어야 하는데 그렇게 하지 않는 것이다. 그냥 없다면 없는 것이다. 자기가 그 사람의 능력을 검증하거나 잘못된 것을 밝히거나 하는 것이 아니다.

조○○ 교수는 역학적으로 문제가 있는데 무시했다. 또 물속에 한두 개가 있는데 그것이 공기 중에서 오염된 것이라고 단정 지었다. 그것이 잘못된 것이다. 나 역시 이런 과정을 몰랐다면 그렇게 생각했을 것이다. 돈 주고 맡긴 것인데 그쪽에서 없다고 하면 그것을 갖고 이의를 제기하지는 않는다. 의사들은 남의 영역에 이의를 제기하지 않는다. 나는 임현술 선생님을 통해 그것이 아닐 수 있다는 사실을 배운 것이다.

임현술 선생님은 고잔동 사건으로 상처를 크게 입으셨다.

그 분은 원래 그런 분이다. 팩트를 바라보는 태도의 문제다. 조○○ 교수는 폴리티컬한 점이 있는데 임현술 선생님은 그런 것은 전혀 없고 매번 손해를 보신다. 고지식하다. 그 점이 참 좋다. 그래서 많이 배웠다.

그럼에도 무척 힘들었다. 완전히 매도당했고 온갖 비난을 받았다. 그때부터 같은 전공자끼리도 돌아서고, '재네들 왜 저래, 매스컴 타려고 그러는 거 아냐?' 하는 시선이 무척 힘들었다. 조○○ 교수 밑의 제자들도 '교수가 이야기하니까 발견했지만 아닌 것 같다, 많이 발생했지만 관련성이 없는 것 같다'고 하면서 선후배가 다 그런 식으로 나와서 참으로 힘들었다.

당시엔 웬만하면 빨갱이로 몰리는 때였다. 산업, 근로보건이 사회적으로 인정받지 못하고, 언론도 한 개밖에 없고, 서울대가 발표하면 동아, 조선이 다 보도해주는 식이었다. 그게 너무너무 힘들었다. 사회적으로 받아들여지지 않는 풍토 때문에 힘들었다.

홍△△ 교수가 현장에 같이 갔다고 하던데?

고잔동 현장과 가까운 인하대에 재직하고 있어서 그랬다. 임현술 선생님이 여러 사람들을 끌어들여야 한다고 했다. 인하대도, 서울대도 끌어들였는데 그게 적군이 되었다. 패착인 것 같다. 여러 사람 끌어들였는데 정치적인 사람들이 있었다. 홍△△은 내 동기다, 여기서 이게 나왔다, 물을 끓였더니 나왔다, 칼사이트가 나왔다고 했다. 대단한 것을 발견한 것처럼 얘기했는데, 칼사이트를 잘못본 것이라고 했는데 우리가 물을 끓인 적도 없었다. '고생했겠네' 하면서 들으려 하지 않았고, 그래서 아주 힘들었다. 자기 비용 들여서 이 고생하면서 연구했는데…. 누가 시켰으면 안 했을 것이다. 안 시켰기 때문에 했던 것이다. 듣고자 하는 사람은 확확 들리는 것이고 이게 아니다 하는 사람은 안 들리는 것이다.

결국 조○○ 교수의 문제로 귀결되는 것 아닌가?

그런데 사실은 서울대 사람들이 못 봤다. 못 본 것을 못 봤다는데 누가 뭐라고 할 것인가?

결과를 종합적으로 분석해야 하니까 조○○ 교수의 문제인데, 서울대에서 결론을 내리고 보고서도 냈으니까 그것을 뒤집을 정도의 역량이 있는 사람은 아니라고 본다. 어떤 식으로든 자기의 권위를 갖고 싶어하는 사람이다. 본인은 잘 모르고, 전문가에게 맡겼는데 없다고 하니까 고민할 필요가 없었을 것이다.

임현술 선생님은 현장을 강조하시는데 선생님도 영향을 받았나?

그때 사물 보는 것을 배웠기 때문에 어디를 가더라도 그것이 남아있다. 내가 아직까지 현장을 고집하는 이유는 위로 올라가면 안 보이기 때문이다. 삼성 본관의 양호실에서 환자를 보는 게 내 일이다. 여기서 직원들의 건강을 관리하는 것이다. 처음에 여기 와서 굉장히 견제를 당했다.

내가 고민 고민하다가 삼성에 들어온 이유는 삼성에서 의사의 기준을 바꾸면 그대로 우리나라나 다른 나라의 원칙이 된다고 생각했기 때문이다.

전에 일했던 포항지역에는 중소기업이 아주 많다. 그런데 그런 곳에 돌아다니면서 교육을 시켜도 안 변한다. 내가 한 번은 어느 사업장에 가서 분진의 농도가 높다고 하니까 노조위원장이 왔다. 이게 문제가 되냐고 해서 그렇다고 했더니 그 다음날 피켓 들고 서 있더라. 본질적인 문제가 수당 높여달라는 것으로 변질된 것이다. 환경을 바꿔달라고 하는 게 아니라. 그래서 환경에 접근하는 게 무척 힘들다.

그런데 삼성에서 하면 다른 그룹이나 외국에서도 '근로자 건강은 이렇게 하면 되는구나' 생각할 것이다. 여기서는 하겠다 하면 돈은 주니까 뭔가 하면 되지 않을까 생각했다. 아무래도 딴 사람이 하는 것보다 낫지 않을까 생각한다. 현장을 떠나면 그게 안 된다. 타협을 해야 하니까.

고잔동 사건은 2차 재판에서 승소한 것인가?

인과관계를 인정받은 것이다. 물속에 유리섬유가 있었다는 것을 인정한 것이다.(2014년)

▌법원까지 서울대 배지에 눌렸다

최원식(변호사)

* 고잔동 사건을 맡아 2심에서 승소를 이끌어냈다. 완전한 승소는 아니지만 고잔동 주민들이 만족한 것은 사실이다.

인천에서 노동과 인권 분야의 변호를 하다보니까 인천환경운동연합과도 친하게 되었다.

어느 날 환경운동연합에서 희안한 환경사건이 있다고 가져온 게 고잔동 유리섬유 사건이었다. 가해회사가 유리섬유 제조회사이고 유리섬유를 제대로 관리하지 않아 비산된 것은 사실이고 주변 주민들에게 지방종, 암 등이 많이 발생한 것도 사실이었으나, 유리섬유가 지방종이나 암 발병과 인과관계가 있는지 의학적으로 분명하지 않았기에 우선 이 사건을 환경분쟁조정위원회에 보내라고 조언하고 준비해줬다. 환경부에서 용역을 발주했는데 서울대 조○○ 교수가 맡아서 하게 되었다. 임현술 교수는 유리섬유가 지방종뿐 아니라 암까지도 유발하는 원인이라고 확신하고 있었다.

그런데 뜻하지 않은 일이 발생하였다. 환경분쟁조정위원회의 결정이 있고. 이 결정에 이의가 있으면 60일 이내에 소송을 제기하여야 하는데, 나중에 보니 소송을 하루 늦게 냈다(환경분쟁조정위원회를 거쳐 재판으로 넘어가는 것은 명시된 날짜를 지켜야 한다). 당사자들이 결정문 받은 날을 잘못 알려줬기 때문이었다. 당사자들에게 알아보니 환경분쟁조정 신청을 할

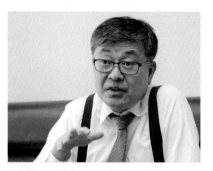
최원식 변호사. 노동·인권 변호를 맡으면서
고잔동 사건을 소개받았다. 우리나라 최초의
환경병 사건으로 법정에서 인과관계를 가지고
치열한 공방을 벌인 사례로 기억하고 있다.

때 대표자 3명을 써 내라고 하여 다른 사람들 의견을 묻지 않고 즉석에서 3명을 엉겁결에 써 냈다고 하였고 이 3명에게만 환경분쟁조정위원회의 결정문이 송달되었다. 그래서 1심에서는 송달된 3명 이외에는 승소하였다.

소송에서는 치열한 과학적 공방이 오갔다. 서울대가 역학조사를 실시하였지만 인과관계를 인정하지 않았기 때문에 동국대 의대와 서울대 의대 양쪽에서 증인이 나오면서 과학적 인과관계 공방이 치열하게 진행되었다. 서울대의 권위가 우선인지 동국대 의대팀 즉, 우리의 주장을 인정하지 않았다. 1심 법원은 지방종과 연관이 없다고 하면서도 (보상)액수는 상당히 정해 주었다. 재판부에서도 내심으로는 상당 부분 개연성이 있다고 생각한 것 같다.

2심 항소심(고등법원)에서 이 세 사람들에게 대표권을 위임했다는 서류가 제출되었다. 한국인슈로산업(주)에서 찾아낸 것이다. 그러자 재판부에서 조정을 시도했다. 재판부는 주민들도 피해를 입은 게 맞다며 양쪽을 설득시켜 조정하면서 종료되었다.

고잔동 사건은 유리섬유가 지방종의 발병 원인이라는 것을 세계 학계에 처음 보고한 사례이다. 법원은 세계 최초로 보고된 첫 사건이어서 선뜻 손들어 주기에는 상당히 부담을 느낀 것 같다. 지방종 안에도, 물에도 유리섬유가 있었다. 발견한 것 자체도 상당한 기술이 있어야 한다. 그래서 유리섬유가 인체에 들어오면 지방종을 일으키는 것이 분명하다고 생각한다.

학계의 첫 보고 후에 바로 그것을 인정하고 판단하기란 쉽지가 않다. 그것은 법학자보다는 오히려 과학자들이 양쪽을 보면서 판단하는 것이 정확할 것이다. 그것을 발견한 방법을 살펴서 합리성이 있고 적절한 방법에서 발견한 것이 확인되면 인정할 수 있었을 것이다.

임현술 교수가 주장한 유리섬유가 지방종과 암의 원인이 된 것이라는 주장은 인정이 안 되었다. 지방종과 암에 대한 확증이 없었다. 그러나 다른 곳보다 유병률이 높았다는 것은 사실이다.

결국 임현술 교수의 주장보다 서울대 권위가 더 강했던 것 같다. 조○○ 교수가 서울대 교수였다는 측면이. 어쨌든 조○○ 교수는 유리섬유를 발견하지 못했다.

임현술 교수는 지방종에서 유리섬유를 발견했다. 그런데 시간이 지나면 증거는 없어진다. 여러 가지 요소가 있을 수 있다. 임현술 교수가 사건 초기에 조사를 해서 유리섬유가 활성화될 때 봤고 또 그런 방법으로 연구를 했으며 유리섬유를 볼 수 있는 훌륭한 노하우까지 갖추고 있었다.

그런데 조○○ 교수는 전공이 연탄가스이다. 유리섬유는 전공이 아니다. 시간이 지나면 시료의 증거가 소멸된다. 회사는 유리섬유 생산을 중단했다. 그렇기 때문에 법조계에서는 환경사건 같은 특수한 사건에는 보통 법관은 한계가 있다는 이야기가 나왔다. 환경문제는 어쩌다 나오고 과학에서도 특수한 분야에 해당한다. 그래서 그 하나를 위해 미리 준비해 놓는 것은 쉽지 않은 일이다.

결정적으로 중요한 부분을 볼 때, 우리 변호사들은 가급적 냉정하게 보려고 한다. 과학이라는 것은 다르다. 과학적인 방법에서 수긍이 되려면 사례가 축적되어 있어야 한다. 이것은 첫 사례였기 때문에 쉽지가 않았다. 대량으로 이런 사건이 나오거나 피해가 심각하거나 하면 회사는 빨리 해결해버리려고 한다. 그런데 지방종 자체는 인체에 해가 없는 것이어서 더 어려운 점이 있었다.

나는 임현술 교수가 맞다는 확신을 갖고 사건에 임했다. 법관도 이런 사건을 처음 접하는 것이었고 환경부에서도 그렇게 역학조사를 하는 경우는 드물다. 사건이 발생하면 국가가 조기에 대처하고 종합적으로 규명하는 시스템이 없었기 때문에 조○○ 교수팀에서 결과가 안 나오면 더욱 힘든 재판이었다. 환경은 피해를 당한 즉시 요인이 줄어들기 때문에 더욱 힘들다.

6년간 소송이 이어진 것은 임현술 교수의 열정과 동국대 의대팀의 끈기 있는 연구가 있었기 때문이다. 이 사건을 맡으면서 나도 많이 배웠다. 양쪽의 분석방법에 대해 충분히 들을 수 있었다. 좋은 경험이었다. 이 사건은 인과관계를 갖고 치열하게 공방을 벌인 유일한 경우다. 그렇다, 아니다를 가지고 싸운 것이다.

그러나 가장 결정적인 것은 서울대의 권위에 눌린 것이다. 심지어 법원까지도(2006년).

고잔동 사건
활동 경과, 평가,
논문 소개 및 용어설명

고잔동 유리섬유 피해 8년간의 활동 경과

1974. 9   한국인슈로산업(주), 유리섬유 공장 가동 시작(유리를 재료로 유리솜을 뽑아내어 파이프 커버 등 보온용 유리솜을 만드는 공장으로 연간 약 630만 톤 정도의 유리섬유를 생산. 가동 이래 불량품을 주거지역과 인접한 공터에 계속 매립하여 왔으며 일부는 야적. 폐기물 발생량은 연간 60여 톤으로 1994년 당시 부지 내에 보관 중이던 폐기물은 약 500톤에 달했음. 한국인슈로 공장은 인근 지역에 비해 약 10m 정도 고지대에 위치하며 주거지역과의 사이에는 축대를 마주하고 옆에는 유수지가 있었음).

1974. 12~   마을 우물(바가지우물)에서 기름이 솟기 시작하여 주민들이 우물의 기름을 떠다가 곤로 연료로 사용하기 시작. 우물을 먹을 수 없게 되자, 각 집마다 지하수를 파서 식수로 사용하였고 그후 20년간 계속 지하수를 식수로 이용함.

1993.   고잔 주민 몇 집에서 싱크대가 막혀서 보니 하얀 덩어리가 발견됨. 주민들은 수질에 문제가 있다고 생각. 한 주민이 이상한 혹이 있다고 하자 너도나도 같은 혹이 있다고 호소.

1993. 7   월간 『환경운동』 창간호에 「저수지에 생긴 일」이라는 제목으로 기사가 나감(한국인슈로 바로 옆 연못의 환경오염 심각).

1994. 초   한국화약이 문제의 연못을 동아자동차에 매도, 동아자동차에서 건물을 짓기 위해 기반공사를 하던 중 불법 매립한 유리섬유가 나오기 시작.

1994.   『인천일보』 이훈기 기자를 비롯 각 언론사에서 연일 기

사 보도.

1994. 10. 22. 국립환경연구원에서 1차 조사 실시.-지하수 2건에 대한 음용수 수질기준과 휘발성 유기화학물질을 검사한 결과, 음용에 부적합하다는 결과가 나옴.

1995. 1. 10.   MBC 뉴스데스크 카메라 출동에서 「인천직할시 고잔동 마을 주민들 괴질환 공포」(박장호 기자)란 제목으로 방송됨.

1995. 1. 18~1. 21   국립환경연구원 2차 조사 실시-지하수 12개 중 10개가 식수로서 불가하다고 나옴. 이후 남동구청이 지역 주민들에게 공동수도 설치했다가 각 가정에 수도를 보급함.

1995. 1   동국대 의과대학 예방의학교실팀 역학조사 실시결과 발표-지하수 시료 33개 채취하여 분석한 결과 29개에서 유리섬유로 보이는 섬유상 물질 발견.

1995. 3   국립환경연구원에서 수질검사 실시-30개 소 중 1개 소에서만 유리섬유 검출했다고 발표하였고, 이에 피해주민들은 3월 23일 중앙환경분쟁조정위원회 재정신청 청구.

1995. 10   동국대 의과대학 예방의학교실과 평화의원 공동으로 역학 및 환경조사 실시-「유리섬유에 장기간 폭로된 지역주민의 건강 장해에 관한 역학조사」 발표.-동국대 의대 등(한국역학회지 별책 제17권 제1호)

1995. 5~11   국립환경연구원이 연구용역을 서울대 의과대학 역학조사팀에게 의뢰 실시(인천시 용역).

1995. 12. 22 「인천시 고잔동 주민의 유리섬유 건강피해에 관한 역학조사」 최종결과 발표회-서울대학교 의과대학

1996. 3. 28   환경분쟁조정위원회 피해보상 결정-유리섬유 폐기물
　　　　　　　야적 및 관리부실로 주민들에게 생활상 불편 등 정신적 고통을 주
　　　　　　　었다는 이유로 주민들에게 손해배상 결정.

1996. 4   피해 주민들 판결 불복, 인천지방법원에 항소

1999. 8. 18   인천지방법원 판결 '원고 일부 승소 판결-공기중 비산
　　　　　　　에 의한 유리섬유로 인해 피부병 등 건강 장해를 야기하고 생활방
　　　　　　　해 등 고통을 가한 점을 인정함. 그러나 수질오염으로 인한 피해는
　　　　　　　극히 일부만 인정하고 질병 가능성의 인관관계는 인정하지 않음'.

1999. 8   피해 주민들 서울고등법원에 항소.

2002. 7. 22   서울고등법원 1차 조정에 갈음하는 판결.

2002. 7   한국인슈로와 피해주민 간의 조정 실시.

2002. 10. 30 최종 판결-유리섬유가 대기 비산과 지하로 유출됨으로
　　　　　　　써 피해 주민들에게 위장장애, 피부질환, 괴종양 등 생활 피해를
　　　　　　　일으켰으므로 손해배상을 하도록 판결.

논의되기 시작하는 평가

2005. 1   장창곡, 임현술 저.『환경보건역학』.
인천 고잔동 유리섬유 사건이 환경오염의 사례로 언급됨.

2005.   『유리섬유 폐기물에서 조류인플루엔자까지』.
저자의 저서에서 짧게 폐유리섬유에 의하여 지방종이 발생한 사실
을 언급함.

2010. 2   대한예방의학회 편.『예방의학과 공중보건학』. 인천 고
잔동 유리섬유 사건이 수록되었다. 검독위원으로 조○○ 교수가
있었다.

※ 인천 고잔동 유리섬유 사건
석면의 유해성이 알려지면서 유리를 만드는 물질로부터 제조되는 인조광물섬유
의 한 종류인 유리섬유는 석면의 대체품으로 널리 사용되고 있다. 유리섬유의 급
성영향으로 유리섬유 제조공장 근로자들에서 피부, 눈과 상기도 자극증상 등이
보고되어 왔으나 발암성과 같은 만성영향은 명확하게 밝혀져 있지 않다. 유리섬
유는 주로 호흡기를 통하여 흡입되므로 건강영향에 관한 연구 역시 호흡기에 관
한 연구들이 대부분이며 소화기를 통해 장기간 노출되었을 때 나타날 수 있는 건
강영향에 대한 보고는 매우 드물다.
인천광역시 남쪽 외곽에 위치한 한 보온재 공장은 1974년부터 유리섬유를 원료
로 하는 보온재를 생산해 왔는데, 유리섬유가 포함된 폐기물 약 700톤 이상을 공
장 인근에 매립하였고, 인근에는 지역 주민의 거주지와 식수원인 우물이 있었다.
공장이 가동되고 20년이 지난 1995년에 공장 인근 지역에 거주하는 주민 152명
중 12명에서 과거 및 조사 당시에 피하 지방종이 있었으며 공장에 가까운 지역 5
개 가구원 21명 중 9명에서 지방종이 관찰되어 유리섬유에 오염된 지하수를 식

수로 장기간 사용함에 따른 지방종의 집단발생에 관한 의문이 제기되었다.
주민들을 대상으로 노출수준 및 유입경로, 건강영향에 관한 역학조사를 실시한
결과, 공장에 인접한 주민의 지방종 유병률이 유의하게 높고, 지하수와 지방종 조
직 속에서 발견된 섬유상 물질에 근거하여 유리섬유에 이물질로 포함되어 있던
규산마그네슘이 지하수를 오염시키고 이 물을 식수로 장기간 사용한 주민들의 체
내에 축적되면서 이물질에 대한 조직반응으로 지방종이 발생되었을 가능성이 제
시되었다. 한편 피부질환, 소화기 질환, 호흡기 질환 등의 발생이 유리섬유 노출
군에서 증가하였다는 가설을 입증할 수 있는 증거가 미약하며, 유리섬유 노출과
결과 간의 인과적 조건인 시간적 선후관계, 관련성의 강도, 양-반응관계, 기존
연구와의 일치성 등이 충족되지 않아 매립된 유리섬유에 의한 지하수 오염이 이
를 음용수로 사용한 주민들에게 건강 장해를 유발하였다는 가설을 확인할 수 없
다는 추론도 함께 개진되었다. 사건 이후 정부는 이 지역의 지하수를 이용하는 음
용시설을 폐쇄하고 상수도를 보급하였고 매립된 폐유리섬유를 모두 수거하였다.

이 글의 저자는 자신이 원래 그렇게 쓰지 않았는데 반박이 너무 강하게
기술되어 있다고 하였다. 조○○ 교수가 검독위원으로 있어 당연하다. 나
는 예방의학 교과서에 기술된 것만도 기쁘게 생각한다고 응답하였다. 현
재까지도 이렇게 기술되어 있지만 신경 쓰지 않는다. 사실은 언젠간 이길
것이니까. 세월이 오래 걸릴수록 더 가치가 있으니까.

2014. 10   대한직업환경의학회 편. 『직업환경의학』
      1994년 인천 고잔동 지역 주민이 폐유리섬유에 오염된 지하수를
장기간 마신 후 지방종이 발생했다는 내용이 기술되어 있다. 기쁘다. 이
분야 전문 교과서에서 인정을 받은 것이다.

2016. 3   (사)한국화경보건학회 지음. 『환경보건학』

이 저서에도 유리섬유 피해로 인근 주민에서 지방종양 11명, 위암
/식도암 4명, 기타 질환 5명이 보고됨. 1996년 회사를 상대로 손
해배상을 청구하여, 호흡장애와 피부질환에 대해 일부 승소하였
고, 이후 8년간의 소송 끝에 피해가 인정되었다고 기술되어 있다.

용어설명

광학 현미경(optical microscope)

일반적으로 현미경이라고 지칭하는 것. 요약표본에 빛을 비추어 그 표본을 통과한 빛이 대물렌즈에 의해 확대된 실상을 맺고, 이것을 접안렌즈를 통해 재확대된 상을 관찰할 수 있도록 고안된 장치를 말한다. 다양한 종류가 있는데 보통 현미경, 자외선 현미경, 적외선 현미경, 형광 현미경, 암시야 현미경, 위상차 현미경, 편광 현미경, 간섭 현미경 등이 있다.

위상차 현미경(phase contrast microscope)

피검체의 광학적 두께의 차를 명암의 차로 바꾸어 식별하게 한 현미경. 보통의 현미경에서는 세포와 같이 무색 투명으로 굴절률 또는 두께만 다른 물체(위상 물체)는 그 부분을 통하는 빛과 그것의 주위를 통하는 빛과의 사이에는 위상의 차밖에 없으므로 명확하게 볼 수 없다. 이 위상차를 특별한 방법에 의해 명암의 차로 보이게 한 것이 위상차 현미경이다.

편광 현미경(polarization microscope)

요약광물의 광학적 성질을 조사하기 위한 특수 현미경으로 얇게 연마한 시료 편에 편광을 통과시켜 그 광학적 성질을 조사하기 위한 특수한 현미경이다. 이 현미경으로 시료의 미소부분을 확대하거나 광물의 결정, 결정형의 판별 등을 조사할 수 있다.

전자 현미경(electron microscope)

전자 현미경은 파장이 짧은 전자파를 이용하여 광학 현미경에서 불가능한 고배율, 고분해능의 상을 관찰할 수 있다.

전자 현미경에는 투과전자 현미경(transmission electron microscope, TEM)과 주사전자 현미경(scanning electron microscope, SEM)이 있다. 투과전자 현미경은 보통형 전자 현미경 또는 결상형 전자 현미경이라고도 부르며, 조사계, 결상계, 관찰계로 구성되어 있다. 조사계에서는 전자원인 필라멘트(filament)로부터 열전자가 방출되어 고전압으로 가속되어 전자렌즈로 집속된다. 집속된 전자선은 시료를 투과하여 대물렌즈와 투사렌즈(전자렌즈)로 확대된다. 전자선은 볼 수 없기 때문에 관찰계에서 형광판을 이용하여 영상화하고 사진으로 기록한다. 주사전자 현미경은 전자원(전자총)으로부터 발사한 전자선을 전자렌즈로 좁게 집속시켜 시료 상을 2차원적으로 주사하면서 조사하여 시료 표면에서 방출되는 2차 전자를 검출하여 시료 표면의 요철을 영상화한다.

고잔동 건강 장해 관련 논문 및 발표 소개

동국의대 연구진 연구

1. 임현술, 정해관, 김지용, 정회경, 성열오, 백남원. 「승용차 내장제에 의해 발생한 유리섬유에 의한 건강 장해 1례」. 대한산업의학회지 1994;6(2):439~446.

2. 임현술. 「"사람 몸이 유리섬유 폐기장이더군요"」. 환경운동, 1995. 4, 140~141

3. 임현술, 정해관, 김지용, 정회경, 김정란, 홍윤철, 임종한, 백남원. 「유리섬유에 장기간 폭로된 지역 주민의 양성 피하 종양 발생에 관한 역학조사」. 한국역학회지 1995;17(1):76~93.

4. Cheong HK, Lim HS, Kim JR, Sakai K, Hisanaga N. 「Development of benign lipoma among inhabitants with long-term exposure to glass fiber」. 1996. 9. 16. International Commission on Occupational Health

5. Kim JR, Lim HS, Cheong HK, Sakai K, Hisanaga N. 「Development of lipomas with long-term exposure to glass fiber」. 1996. 10. 20~25. XXI International Congress of the International Academy of Pathology. 12th World Congress of Academy and Environmental pathology

6. 김지용, 김정란, 정해관, 임현술, 백남원. 「시료 채취 조건 및 검사방법에 따른 지하수 내 섬유상 물질 검출 양상에 관한 연구」. 한국산업위생학회지 1997;7(2):209~222.

7. 임현술, 정해관, 김지용, 김정란, 윤임중. 「유리섬유에 폭로된 근로자의 건강 장해에 관한 역학조사」. 대한보건협회지 1997;23(2):128~143.

8. 임현술, 정해관, 김수근, 김정란. 「유리섬유에 의한 피부질환 및 임상적 진단」. 대한산업의학회지 1999;11(2):181~195.

9. 김정란, 임현술, 정해관, 김지용, 사카이 기요시, 히사나가 나오미. 「활석을 포함한 지방종: 병리학적 및 물리화학적 연구」. 대한병리학회지 1999;33(11):1024~1032.

10. 임현술, 정해관, 김지용, 김정란, 사카이 기요시, 히사나가 나오미. 「유리섬유 폐기물에 노출된 주민에서 발생한 지방종」. 한국역학회지 1999;21(2):159~175.

11. 임현술. 『유리섬유 폐기물에서 조류인플루엔자까지』. 글을읽다. 2005.12.5.

서울대 연구진 연구

1. 조수헌, 홍재웅 등. 「인천시 고잔동 주민의 유리섬유 건강피해에 관한 역학조사」. 학술연구용역 최종보고서. 국립환경연구원. 1995.5.25.~1995. 12. 9.

2. 이민재, 조수헌, 장자준. 「쥐에서 유리섬유의 피하삽입에 의한 경시적 병리조직학적 변화」. 예방의학회지 1997;30(1):69~76.

3. 조수헌, 주영수, 김경렬, 이강근, 홍국선, 은희철, 송동빈, 홍재웅, 권호장, 하미나, 한상환, 성주헌, 강종원. 「인천시 고잔동에서 제기된 유리섬유에 의한 건강피해 역학조사」. 예방의학회지 1997;30(1):77~102.

4. 이미숙, 이민재, 조수헌, 장자준. 「유리섬유의 장기적 경구투여가 흰쥐의 생체에 미치는 영향」. 한국실험동물학회지 1999;15(2):139~145.

5. Cho SH, Sung J, Kim J, Ju YS, Han M, Jung KW. Fifteen Years After

「the Gozan-Dong Glass Fiber Outbreak, Incheon in 1995」. J Prev Med & Public Health 2011;11(4):185~189.